Die

Gesetze der Lebensdauer.

Nebst

Untersuchungen über Dauer, Fruchtbarkeit der Ehen, über Tödtlichkeit der Krankheiten, Verhältnifs der Geschlechter bei der Geburt, über Einflufs der Witterung u. s. w.

und

einem Anhang,

enthaltend die Berechnung der Leibrenten, Lebensversicherungen, Wittwenpensionen und Tontinen.

Von

Ludwig Moser,

der Philosophie und Medizin Doctor, ordentlichem Professor der Physik an der Königsberger Universität.

Ein Lehrbuch.

Mit zwei Steindrucktafeln.

Berlin, 1839:

Verlag von Veit und Comp.

Vorrede.

Der Mangel an einem eigentlichen Lehrbuch, der mir klar wurde, als ich vor einiger Zeit in den Fall kam, über den Gegenstand dieses Werkes akademische Vorlesungen zu halten, bestimmte mich zunächst zur Herausgabe desselben. Freilich wird durch den Mangel allein das Erscheinen eines Werkes nicht besonders gut motivirt; denn wie es fehlte, so überflüssig möchte es erachtet werden, nachdem es vorhanden ist. Inzwischen verhält sich die Sache hier doch nicht so; es ist vielmehr unverkennbar, dafs die Literatur der Mortalität deutliche Spuren jenes Mangels an sich trage. Ein grofser Theil der Autoren hält ängstlich an die Methoden, welche von den berühmten Begründern dieser Sphäre geschaffen, und meistens in vereinzelten Abhandlungen niedergelegt worden. Man bleibt auf dem einmal gebahnten Wege, auf welchen man sich oft nicht ohne Schwierigkeit hingefunden, unbekümmert, wohin der Weg führe, und ob zu dem gewünschten Ziele. Nun ereignet es sich gar nicht so selten, dafs man dasjenige für bewiesen und unumstöfslich richtig halte, welches angeeignet zu werden eine gewisse Anstrengung nöthig machte.

Ein Lehrbuch, welches den Gegenstand in seiner Einfachheit darstellte, wäre das gründlichste Mittel, dieser etwas gedrückten Lage aufzuhelfen. Es könnte die freie, unverkümmerte Aussicht über die Sphäre verschaffen, ein deutlicheres Bewufstsein über die eigentlichen Probleme erwecken, und den verschiedenen Methoden, welche zu deren Lösung vorgeschlagen und zur Anwendung gebracht worden, ihren Rang anweisen. Dadurch würden sich unfehlbar dem Gegenstand neue Kräfte zuwenden, die oft nur des Impulses der Verständigung bedürfen, um rege zu werden. — Ich würde meine Arbeit für hinlänglich belohnt halten, wenn man urtheilte, dafs sie dieser Tendenz nicht ganz fremd geblieben sei.

Sie hat freilich noch anderen zu genügen. Denn zu dem Mangel an einem Lehrbuch hat sich ein Uebelstand anderer Art gesellt, der zum Theil wenigstens aus jenem folgt. Der Gegenstand der Mortalität ist nie rein und für sich behandelt worden, sondern stets mit Rücksicht auf gewisse practische Anwendungen.

Als im siebenzehnten Jahrhundert die Hazardspiele die Wahrscheinlichkeitsrechnung hervorgerufen hatten, da wurden die Lehren dieser Rechnung auf die Dauer des menschlichen Lebens angewandt, den Spielen ein neues Feld zu eröffnen. Der Schöpfer dieses Gebietes, der berühmte *Edm. Halley*, scheint damit keinen andern Zweck verbunden zu haben, wie das fast schon der Titel seiner ersten Abhandlung lehrt. Wie ihm, kam es auch *Déparcieux* hauptsächlich auf die genauere Rechnung von Renten, Tontinen u. s. w. an. *Süfsmilch* ist es, dem das grofse Verdienst gebührt, das Problem der Mortalität der niedern Region dieser Anwendungen enthoben zu haben. Er behauptete, dafs der Sterblichkeit des Geschlechts Naturgesetze, nach der Sprache seiner Zeit: göttliche Ordnungen zu Grunde lägen; er beschied sich dabei freilich, in jeder Zahl, welche mangelhafte Beobachtungen und keine besseren Methoden an die Hand gaben, den Fingerzeig auf ein göttliches Regiment zu erkennen und zu verehren; allein immer war durch ihn der Schritt geschehen, der die Wissenschaft einer bedeutungsvolleren Existenz entgegenführen konnte. Wir sind jetzt von der Wahrheit der Süfsmilch'schen Ansicht so sehr durchdrungen, dafs es schwer fallen dürfte, ihre damalige Kühnheit ganz zu würdigen; daher wird es nicht überflüssig sein, sie durch eine Betrachtung fühlbar zu machen. Gesetzt es träte in unseren Zeiten Jemand mit der Behauptung hervor, die Krankheiten, ihre Tödtlichkeit seien bestimmten Gesetzen dieser oder jener Art unterworfen, und er bewiese es, wenn auch nur so vorläufig, als Süfsmilch für die allgemeine Sterblichkeit! Es scheint uns nun so zufällig, dafs ein Mensch von einer gewissen Krankheit befallen werde, ob er ihr unterliege, ihr entgehe; wir wissen häufig solch äufserliche, unwesentliche Ursachen anzugeben, wenn einer oder der andere dieser

Fälle wirklich eingetreten, dafs es innerhalb des Gesichtkreises, den wir zu überschauen gewöhnt sind, ans Wunderbare zu gränzen scheint, wenn inmitten so vieler Willkührlichkeiten eine Regel sich Bahn bräche und feste Herrschaft zu gewinnen vermöchte. Bis zu einer solchen Einsicht sind wir für jetzt noch nicht gelangt; die wenigen Gesichtspunkte, welche in dem vorliegenden Werke über die numerischen Verhältnisse der Krankheiten aufgefunden worden, sind, fürchte ich, nicht umfassend genug, um die Zweifel an Gesetzmäfsigkeit überhaupt auf diesem Felde zu beschwichtigen, Zweifel, welche bedeutend, weitverbreitet sein müssen, da es ohne sie unerklärlich bliebe, warum für die Zahlenverhältnisse der Krankheiten überall so wenig geschehen ist. Inzwischen kann man aus diesem Stadium der Zweifel mindestens abnehmen, wie wesentlich das Verdienst Süfsmilch's gewesen ist, als er die ähnlichen in einem ähnlichen Fall, bei der allgemeinen Sterblichkeit des menschlichen Geschlechts, wirksam zurückwies.

Er befreite die Sphäre der Mortalität von einer Art Anwendung, deren sie fähig ist, und lud ihr dafür eine andere auf; sie erhielt durch ihn eine stark politische Färbung, staatsökonomische Rücksichten wurden eng mit ihr verflochten. „Ist es mir, einem Theologen, unanständig, frägt er, dafs ich die wahre Politik und Klugheit in der Regierungskunst aus dem ersten Grundgesetz und Befehl des Schöpfers: Seid fruchtbar und mehret euch, und erfüllet die Erde und machet sie euch unterthan, herzuleiten mich bemüht, und dafs ich gezeigt habe, dafs kein Regent glücklich regieren könne, der nicht dieses göttliche Gesetz allezeit vor Augen hat und vernünftig befolgt?"

Seit jener Zeit sind die Untersuchungen über die Lebensdauer dieser practischen Richtung nicht ungetreu geworden; vielmehr haben sie sich mit derselben mehr und mehr befreundet, und haben eben dadurch meistens ein ganz fremdartiges Gepräge empfangen. Die einfachen, natürlichen Aufgaben sind verschoben, ihre Lösungen sind Mittel geworden, da wo sie, für die Wissenschaft mindestens, immer hätten letzter Zweck bleiben sollen. „Die Sterblichkeit ist der treueste Spiegel des Glücks, der Wohlfahrt der Völker und aller ihrer Wechselfälle." Und so bedarf man dann ihrer Gesetze auch häufig nur zur Lösung sozialer Fragen dieser Art. Sie mögen immerhin dazu tauglich sein, so wird man doch von einem Spiegel kein Bild hinnehmen dürfen, ohne vorher untersucht zu haben, wie der Spiegel beschaffen sei. Er kann ja hohl sein, kann die Gegenstände so oder so verzerren, kann sie mit der nemlichen Farbe verfälschen, die er selbst besitzt. Oder es handelt sich darum, die Fruchtbarkeit zu bestimmen; dann, statt der Aufgabe direct entgegen zu treten, untersucht man jetzt vielmehr, ob, mit *Sadler* zu reden, die Todeslampe an Hymens Fackel, oder Hymens Fackel an der Todeslampe angezündet werde. Wie dürftig erscheint dagegen die eigentliche Aufgabe, von einer Ehe die durchschnittliche Zahl von Kindern anzugeben, und wie leicht geschieht es, daſs man ihr, inmitten von bedeutenden Fragen der Staatsökonomie, eine geringe Aufmerksamkeit schenke. Und doch bleibt es ein gewagtes Unternehmen, ein Gebäude mit Materialien aufzuführen, die man nicht geprüft, und auf einem Grunde, dessen man sich nicht versichert hat.

Dieſs letztere könnte man unbedenklich der sogenannten antipopulationistischen Theorie unserer Zeit, und einem ihrer berühmtesten und geistreichsten Verfechter, *Francis d'Ivernois*, entgegensetzen, der auf dieser Theorie fuſsend, an Preuſsen und seine Regierung mehrfache Herausforderungen gestellt hat. „Comment voir d'un oeil indifférent ce qui se passe en Prusse, où la population s'accroît avec tant de rapidité," ruft er noch vor Kurzem aus. Sir Francis gehört, wie man diesen Worten schon entnimmt, der weit verbreiteten neueren Schule an, welche behauptet, daſs die Lebensdauer eines Kindes sich umgekehrt verhalte, wie die Fruchtbarkeit seiner Mutter. Die neuere Schule hat mehrere dergleichen Sätze, die, wissenschaftlich genommen, in der Luft stehen, und dahin gerathen sind, weil man die practischen Consequenzen zu sehr beeilte, um der Untersuchung die gehörige Muſse zu gönnen. Es läuft nun gerade kein directer Weg aus der Schreibestube in die Gesetzgebung, und in so fern kann man es den Sachen selbst überlassen, sich mit der Zeit ihr Recht zu verschaffen. Allein vergessen darf man andererseits auch wieder nicht, daſs es Schleichwege gebe, die eben dahin, nur allmähliger, durch die Ansichten eines Volkes zu seinen Sitten und Gewohnheiten führen.

In diesem Betracht ist der Vortheil eines Lehrbuches entschieden. Es mufs seiner Anlage nach frei von solchen Tendenzen und Anwendungen bleiben, die Rücksichten auf das Heil der Völker sind ihm gänzlich fremd. Es würde auch seiner Natur zuwider sein, wenn es den Gegenstand des Studiums nicht in seiner Nacktheit liefse, sondern etwa auf Mittel dächte, das moderne Gespenst der Uebervölkerung zu beschwören, oder zu der Moral von der prudential virtue — man versteht nach dem obigen Ausruf wohl, von welcher sozialen Tugend die Rede ist — einen Commentar lieferte. In seinen Schranken bleibend, wird freilich, zumal in unseren Zeiten, der Vortheil eines solchen Werkes ihm leicht zum Nachtheil ausgelegt werden; man wird ihm vorwerfen, dafs es aufserhalb der Interessen der Zeit bleibe, zu deren Beförderung nichts beitrage, dafs ihm die practische Nützlichkeit abgehe u. s. w. Allein dieser so häufig wissenschaftlichen Untersuchungen gemachte Vorwurf, und überhaupt das ganze Geschrei nach fruchtbaren Resultaten in den Wissenschaften, wie es von aufserhalb her erschallt, ist doch so wenig artikulirt, dafs es sicherlich nicht verdient, wenn ihm Gehör geschenkt wird. Die Interessen der Wissenschaft, und bestimmter gesagt, die Interessen des menschlichen Geistes an den Wissenschaften, liegen nun einmal nicht in diesen oder jenen practischen Anwendungen, in diesem oder jenem Bedürfnifs, das man befriedigt sehen möchte, und defshalb hilft es nichts, dergleichen Tendenzen überall unterschieben zu wollen. Die das beabsichtigten, wären mit der Organisation des menschlichen Geistes wohl nicht näher bekannt, und eben so wenig würden sie über ihre eigene Stellung, aufserhalb der Wissenschaft, klar sein. Wenn sie in der Verfassung sind, die geistige Thätigkeit auf Förderung ihrer mehr oder minder materiellen Zwecke zu dirigiren, wer hat sie so weit gehoben, solche Zwecke auch nur hegen zu können? Dieselben Wissenschaften, die man mit der Unterscheidung von abstracten und practischen Untersuchungen zu confundiren droht, sie schufen ihnen diese Zwecke, und nun haben sie gut Früchte fordern, nachdem der Baum gepflanzt worden, der sie tragen kann. Und warum doch immer Früchte? Wenn in seinem Schatten ein Paar Pflanzen gedeihten, wenn er beitrüge, den Boden festzulegen, auf dem er wurzelt, ja wenn er nur dastünde, Zeugnifs abzulegen von der tüchtigen und sorgsamen Hand dessen, der ihn pflegte? Glück genug, dafs, der die Bäume pflanzt, seine reine Freude am Schaffen und Erziehen haben mufs, und gerade nicht auf den Dank derer harret, die seine Früchte brechen!

Von seinen Relationen nach Aufsen abgeschnitten, legt der Gegenstand selbst zwei Aufgaben vor, die man als seine fundamentalen ansehen kann. Die eine davon ist: von einer bestimmten Anzahl Geborener angeben zu können, wie viele die höheren Alter erreichen werden — eine Aufgabe, die trotz aller Untersuchungen, nunmehr seit fast 150 Jahren, nichts weniger als gelöst ist. In dem vorliegenden Werke habe ich die Data angegeben, welche die Beobachtungen zu liefern haben, und die Methode, nach welcher sie benutzt werden müssen, um eine definitive Lösung der Aufgabe herbeizuführen. Es dürfte unserer Zeit, welche allen folgenden solch brauchbare Resultate über numerische Verhältnisse nach verschiedenen Richtungen hinterläſst, wohl anstehen, wenn es ihr mit einer so wichtigen Frage, wie die Sterblichkeit, gleichfalls gelänge. Ein bedeutender Schritt hierfür ist, wie ich hoffe, durch das mathematische Gesetz gegeben, welches, in dem successiven Absterben der Menschen zu finden, mir geglückt ist. Ich denke dasselbe von so verschiedenen Seiten her bestätigt zu haben, daſs wohl nicht leicht ein Zweifel an seiner Richtigkeit begründet erscheinen dürfte. Inzwischen wird es nicht überflüssig sein, in einem raschen Ueberblick dasjenige anzugeben, was durch dieses Gesetz bereits festgesetzt worden, im Gegensatz zu dem, was künftigen Untersuchungen überlassen bleiben muſs.

Die bloſse Kenntniſs eines Gesetzes über irgend welche Zahlenverhältnisse ist niemals allein ausreichend; man bedarf stets einer oder mehrerer Beobachtungen, um gewisse Grössen zu erlangen, welche das Gesetz unbestimmt lässt. Man mag z. B. wohl die Gesetze des freien Falls der Körper aufgefunden haben, so weiſs man darum doch nicht, wie viel Zeit ein solcher bedarf, von einer gegebenen Höhe herabzufallen; vielmehr ist es nöthig, daſs die Beobachtung eine Zahl an die Hand gebe, etwa welchen Raum der Körper in der ersten Sekunde des Falls durchlaufen.

Faſst man das Phänomen der Schwere allgemeiner, will man die Gesetze darüber auf alle Orte der Erde ausdehnen, für jeden numerisch bestimmen, so bedarf es mehrerer Beobachtungen ähnlicher Art, um, wie es mathematisch ausgedrückt wird, die Constanten der Formel zu bestimmen. Auf gleiche Weise verhält es sich mit der Sterblichkeit. Die Zahl der Sterbefälle bis zu einem gewissen Alter, wenn dasselbe die ersten 30 Jahre nach der Geburt nicht überschreitet, findet sich proportional der vierten Wurzel aus diesem Alter. Dieſs ist das Gesetz, dem zu seiner vollen Bestimmtheit eine einzige Beobachtung fehlt, etwa die, wie viele von einer gegebenen Zahl 20jähriger Personen im Laufe eines Jahres sterben. Hieraus geht demnach hervor, daſs die sämmtlichen Alter innerhalb 30, mit Bezug auf die Sterblichkeit, nothwendig zusammenhängen, so daſs, wenn nur die Sterblichkeit in irgend einem dieser Jahre beobachtet worden, sie eben dadurch in dem ganzen Cyclus von Jahren bekannt sei. Die Sterblichkeit der Kinder im ersten Jahre, in den ersten Tagen nach der Geburt, ihr wahrscheinliches Leben, ja was interessant genug ist, die Zahl der Todtgeborenen ist mit groſser Annäherung gegeben, sobald man, wie gesagt, nur weiſs, wie viele 20jährige, von einer bestimmten Anzahl derselben, in einem Jahre sterben. Für diese Behauptung werden in dem Werke hinreichende Beweise beigebracht, und damit ist eine wesentliche Frage sogleich beantwortet, diejenige, ob die unverhältnifsmäfsig grofse Sterblichkeit der Kinder unmittelbar nach der Geburt eine nothwendige Erscheinung sei. Sie ist um so wesentlicher, als aus den Versuchen, welche von mehreren Seiten her gemacht worden sind, ein mathematisches Gesetz für die Sterblichkeit zu finden, genau das Umgekehrte zu schliefsen wäre. Alle jene Formeln, welche die Sterblichkeit in den späteren Jahren hinlänglich gut darstellen, lassen eine sehr kleine in den ersten Stadien des Lebens finden, und wollte man sie gegentheils so einrichten, dafs sie sich in diesem Zeitraum den Beobachtungen anschlössen, so würden sie die Sterblichkeit in den späteren Jahren ausserordentlich übertreiben. Den Anforderungen beider Stadien sind sie zu genügen unvermögend. Das jedoch bewirkt das oben angegebene Gesetz, und lehrt somit, dafs die grofse Sterblichkeit der Kinder, und die geringe in dem Jünglingsalter auf eine nothwendige Weise zusammen gehören.

Ueber die Jahre 30 hinaus treten dem bezeichneten Gliede neue hinzu, welche anfangs noch ganz unmerklich, mit den Jahren einen bedeutenderen Einflufs gewinnen und die Sterblichkeit vergröfsern. Hierdurch werden neue Data nöthig, welche die Beobachtungen zu liefern haben, und eben dadurch wird der Stand der Untersuchung mifslicher. Denn je höher hinauf, desto unsicherer werden die Beobachtungen, desto mehr werden sie durch die bedeutenden Fluctuationen, denen die Bevölkerungen in einem langen Zeitraume stets unterworfen sind, modifizirt. Indem ich mich jedoch an die von *Brune* berechneten Erfahrungen der Berliner allgem. Wittwenanstalt hielt, wobei jene Fluctuationen und die Unsicherheit der Altersangaben fortfallen, ist es mir gelungen, die Form der weiteren Glieder aufzufinden, und mit Hülfe derselben die Beobachtungen auf eine, zum Theil überraschend genaue Weise, darzustellen. Diese Form entspricht in einer gesetzmäfsigen, wiewohl etwas eigenthümlichen Art, der Form des ersten Gliedes.

Das ist die jetzige Lage dieser Aufgabe; sie ist inzwischen so lange noch nicht vollkommen befriedigend, als die Sterblichkeit der höheren und höchsten Alter nicht aus den Beobachtungen über indistincte Bevölkerungen abgeleitet ist. In dem hiervon handelnden Abschnitt habe ich einige Bemerkungen mitgetheilt, die plausibel erscheinen, wenn sie sich auch nicht beweisen lassen, und die darauf hinauskommen, dafs das eigentliche, vollständige mathematische Gesetz der Sterblichkeit eine unendliche Reihe sein möchte, deren erstes Glied die erwähnte vierte Wurzel aus dem Lebensalter, deren weitere Glieder in der Art fortschreiten, wie sie sich aus den Erfahrungen der Berliner Wittwenanstalt herausgestellt hat. In diesem Falle steht zu hoffen, dafs zwischen den auf einander folgenden Zahlencoeffizienten irgend eine Beziehung statt fände, welche es möglich mache, den einen aus dem andern zu berechnen, und dadurch die Beobachtungen später mehr und mehr entbehren zn können. Um hierüber zu entscheiden, bedürfte es jedoch vorerst sehr genauer Beobachtungen, und zwar hauptsächlich über die Alter 40 bis 60. Aber es müssen zugleich unzweideutige Beobachtungen sein, wie wir sie in dem Werke näher angegeben haben, nicht solche wie die gewöhnlichen, über eine Anzahl von Personen, die zu gleicher Zeit in diesen Altern lebten oder starben, mit denen man nichts anzufangen vermag.

Die zweite Aufgabe, die man als fundamental für unser Gebiet ansehen kann, ist die der Fruchtbarkeit. Man hat die Lösung derselben inmitten von Zuständen gesucht, die auf die mannichfaltigste Weise veränderlich sind, auf eine Weise, von der gar keine Rechnung getragen werden kann, und so ergeben die bisherigen Untersuchungen zum Resultat nicht viel mehr, als dafs auf eine Ehe ungefähr vier Kinder kommen. Und das ist etwas, was allenfalls vor aller Untersuchung zu haben gewesen wäre. Denn da die Menschen in dem Alter heirathen, wo beiläufig die Hälfte der Geborenen schon wieder gestorben, so müssen begreiflich etwa vier Kinder aus einer Ehe hervorgehen, wenn diese bei ihrer künftigen Verheirathung wiederum ein Ehepaar liefern sollen. Ueber eine genauere Kenntnifs lassen die Untersuchungen bis jetzt noch ungewifs, und so darf es auch nicht befremden, wenn ihre Resultate so grofse Unterschiede zeigen, dafs man sie für Widersprüche erklären mufs. Die Fruchtbarkeit der Ehen Frankreichs wird zu 4,1 und nach den Beobachtungen von 1817—26 zu 3,9 angegeben; in den letzten Jahren 1835—36 betrug sie, zufolge den veröffentlichten Angaben, nur 3,3! Noch mifslicher sieht es hierüber in den einzelnen Departements dieses Reiches aus. In dem des Niederrheins brachte 1819—26 eine Ehe 5,2 Kinder hervor, die unehelichen ausgeschlossen; in dem des Lot und der Garonne nur 3. Die Fruchtbarkeit wird wohl einfachen und bestimmten Gesetzen unterliegen, die von Departement zu Departement schwerlich so variiren, wie man es hier sieht; aber es werden Umstände vorhanden sein, die berücksichtigt werden müssen, wenn man bis zu diesen Gesetzen gelangen will, und welche, wenn man sie nicht erwägt und entfernt, einen scheinbar ganz regellosen Zustand hervortreten lassen. Aufser den Fluctuationen der Bevölkerung schien mir das Alter der Eheleute der erheblichste dieser Umstände zu sein, und ich habe daher ausführlicher auf beide Rücksicht genommen. Sollte man einst in den Besitz der nöthigen Beobachtungen gelangen, dann reichen vielleicht einige theoretische Ueberlegungen, auf die allgemeinen Sterblichkeitsgesetze basirt, aus, um für die Zahl der Kinder in den verschiedenen Ehen das numerische Gesetz zu erlangen. Bis dahin kann man diesen wichtigen Gegenstand nur auf das dringendste denen ans Herz legen, welche in der Lage sind, dieses Gebiet mit Material zu bereichern, und kann dabei nur wünschen, dafs sie zu dessen Erledigung das Terrain ihrer Beobachtungen nicht zu grofs wählen. Wenn es sich um Grundgesetze unserer Sphäre handelt, sind die Massenbeobachtungen weniger günstig, als man gewöhnlich anzunehmen geneigt ist. Selbst davon abgesehen, dafs sie schwer zu übersehen und zu controlliren, liefern sie in der Regel nur das Resultat des Durcheinandergreifens sehr verschiedenartiger Umstände, wobei allerdings viele von den zufälligen vernichtet werden, allein wobei doch den einfachen Gesetzen oft nicht minder Gefahr droht. Diese letzteren können ganz wohl der Art gedacht werden, dafs, wenn sie z. B. für einzelne Provinzen eines Landes gelten, von der einen auf die andere sich nur in den Constanten unterscheiden, sie für das Land, im Durchschnitt genommen, nicht mehr gelten, mindestens in ihrer einfachen Form nicht mehr. —

Die besprochenen Punkte werden es, so hoffe ich, erweisen, dafs ein Lehrbuch über den Gegenstand an der Zeit sei; denn es kann nicht meine Absicht sein, die verschiedenen Untersuchungen hier sämmtlich gleichsam die Revue passiren zu lassen. Nur darf ich wohl nicht erst hinzusetzen, wie sehr ich fühle, dafs es ein Anderes sei, von einem Mangel deutlich durchdrungen zu sein, und ein Anderes, etwas für seine Beseitigung gethan zu haben. Darüber wünsche ich mir billige Richter, solche, welche auch mit der Oekonomie eines Lehrbuchs näher bekannt sind. Diese ist nach den Wissenschaften, nach dem Zweck, den man beabsichtigt, verschieden, und überall so einfach nicht; besonders wenn der Gegenstand gerade derjenigen Consequenz nicht fähig ist, die den Naturwissenschaften niemals, und im Grunde nur rein mathematischen Disziplinen zusteht. So, um nur eines anzuführen, wird man bei dem Durchlesen des Werkes finden, dafs die elementaren Gegenstände zuweilen mit einer, mehr oder minder grofsen Ausführlichkeit abgehandelt worden, während schwierigere Punkte mitunter nur so weit angedeutet wurden, dafs man sich mit den Resultaten begnügen mufs. Das konnte nicht wohl anders sein; denn jene elementaren Gegenstände müssen ein Gemeingut Vieler werden, und machen daher eine genauere Entwickelung wünschenswerth; die schwierigeren interessiren in der Regel nur einige Männer von Fach, und verbieten sie eben defshalb. Soll ein Werk für die Einen brauchbar, für die Anderen nicht ganz überflüssig sein, so wird man ihm diesen Mangel an Homogeneität in der Darstellung schon zu gute halten müssen, und diese Gesinnung nimmt namentlich die Einleitung und der Anhang in Anspruch, die ich hinzugefügt, weil so der Gegenstand sich besser zu akademischen Vorlesungen eignen dürfte.

Ich erlaube mir zum Schusse noch eine Bemerkung allgemeiner Art. Es giebt zu unsern Zeiten noch der Leute genug, welche das möglichst geringe Gewicht auf Zahlen, und auf alle darauf gebauten Schlüsse legen, die sie für wesenlose Schatten, für Nester ausgeflogener Wahrheiten halten. Und da sie nicht läugnen können, dafs mittelst dieser Schatten doch manches Bild gezeichnet worden, so sieht man sie häufig auf Seiten derer, die behaupten, mit Zahlen lasse sich alles finden, alles beweisen. Wenn eine solche Wendung, wie in diesem Falle stets, ironisch gemeint sein soll, so kann man in demselben Tone erwiedern, dafs die Leichtigkeit, aus Zahlen zu viel oder gar alles zu machen, doch noch durch diejenige übertroffen werde, aus Zahlen gar nichts zu machen. Viel über diese ersten Eröffnungen hinaus werden die beiden Parteien hier schwerlich gelangen, und daher kein Wort weiter. Aber in einem anderen Betracht und mit Männern anderer Art sind noch einige zu wechseln. Man erstaunt nemlich oft, wenn bei so verwickelten Erscheinungen, wie diejenigen der Mortalitätssphäre sämmtlich sind, aus den Zahlen einfache Gesetze hervorgehen; man wird dann wohl geneigt, an irgend dunkele, verborgene Kräfte zu denken, die in dem Gewirre von Ursachen noch Maafs und Ziel zu erhalten vermögen. Es ist nicht unwesentlich zu untersuchen, wo eigentlich dieses Dunkel liegt, und nachzuweisen, dafs es zuletzt auf das geringe Maafs unmittelbarer Anschauung zurückkömmt, welches dem menschlichen Geiste in Verhältnissen der Zahlen zugemessen worden. Ein einfaches, nahe liegendes Beispiel wird das erläutern. Man frage den ersten besten, wie oft er erwarte, dafs unter 6000 Würfen mit einem richtig geformten Würfel irgend eine seiner Zahlen fallen werde. Es wird Niemand anstehen zu behaupten, daſs jede der sechs Zahlen nahe tausendmal erscheinen werde, wie das ganz in der Ordnung ist. Frägt man aber weiter, warum gerade dieſs Resultat erwartet werde, so wird die beste Antwort darauf hinauskommen, weil man für das Gegentheil keinen Grund absehe. Das heiſst, man sieht so wenig für das eine wie für das andere einen Grund ab, für das eine nur noch weniger als für das Andere, und so bleibt man bei diesem.

Es hat keine Schwierigkeit anzugeben, woher hier der Mangel einer positiven Beurtheilung rühre. Wir sind unfähig, unter mehreren Dingen die Zahl der Versetzungen unmittelbar angeben zu können, und namentlich ganz auſser Stande, die Anzahl möglicher Fälle unter 6000 Würfen auch nur irgend zu übersehen. Vermöchten wir das, so leuchtete uns das wahrscheinlichste Resultat unmittelbar entgegen. Die mathematische Betrachtung ersetzt diesen Mangel; sie zählt die möglichen Fälle der einzelnen Ereignisse in der That ab, und weiset nach, wie eine Gruppe von ihnen so überwiegend häufiger ist, daſs sie für die wahrscheinlichste gehalten werden muſs. Gehörig verallgemeinert liefert diese Betrachtung den in der Wahrscheinlichkeitsrechnung berühmten Satz des Bernoulli, dessen Beweis, wenn auch nicht gerade schwierig, doch auch so einfach nicht ist. Alle Stufen nun, die zurückgelegt werden müssen, bis dieser Satz für uns bewiesen ist, sind eben so viele Zeugnisse für den Mangel directer Anschauungen, der unserm Geiste in Bezug auf Zahlenverhältnisse eigenthümlich ist. Er mufs gradatim fortschreiten, und bedarf oft der Zwischenstufen, welche ganze Wissenschaften, durch Jahrhunderte herangereift, gewähren, um zu irgend einer Wahrheit sich zu erheben; er steht in Begriff directer Einsichten, wenn wir nicht irren, den Sinnen bei Weitem nach. Von dem angegebenen Beispiel aus, kann man einen Schlufs auf solche Erscheinungen machen, deren Ursachen mannigfach verwickelt sind, und bei denen die einzelnen Combinationen abzuzählen nicht mehr möglich ist, wie z. B. bei den Ursachen des Todes. Wenn aus einem solchen Gewirre ein einfaches Resultat hervorgeht, so darf das Befremden hierüber so grofs nicht sein, um zu Annahmen ungewöhnlicher Art zu verleiten. Die Einfachheit des Endresultats lehrt blofs, dafs das Gewirre nur anscheinend ist, dafs gewisse Combinationen jener Ursachen unter einer hinlänglich grofsen Zahl von Fällen überwiegend häufig seien, zu überwiegend, als dafs die Summe der übrigen dagegen in Betracht kommen könne. —

Königsberg, den 16. April 1839.

Inhaltsverzeichnifs.

Pag.

Einleitung.

Vorkenntnisse aus der Wahrscheinlichkeitsrechnung.

Lebenswahrscheinlichkeit.

Anhang.

Druckfehler.

a) im Texte.

Pag. 12 Reihe 22 v. o. statt $\frac{999}{1000}$ lies $\frac{9999}{10000}$
» 15 » 7 v. u. st. zwei gleiche l. zwei gegebene gleiche
» 16 » 9 v. o. st. dieselbe Zahl l. dieselbe gegebene Zahl
» 17 » 4 v. o. st. $6 \cdot (\frac{1}{6})^8$ lies $6(\frac{1}{6})^3$
» 38 » 15 v. o. st. $+\frac{1}{8} \cdot \frac{1}{p^4}$ lies $-\frac{1}{8} \cdot \frac{1}{p^4}$
» 43 » 11 v. o. st. $\frac{1}{1000} \cdot c$ lies $\frac{1}{10000} \cdot c$
» 51 » 8 und 12 v. o. st. $\frac{w}{w}$ lies $\frac{w}{w_1}$
» 66 » 3 v. o. st. 32ten l. 31ten
» 122 » 7 v. o. st. 10000 l. 9 bis 10000
» 123 » 13 v. o. st. Städte l. Stände
» 135 » 11 v. u. st. pag. 229 l. 299
» 136 » 1 v. u. st. VIII. l. XVIII.
» 146 » 9 v. o. st. die Nenner l. den Nenner
» 182 fehlt der Fall ad 3., nemlich die Wittwenzahl

$$P \cdot w_{20}^{20+n} \left\{ 1 - w_{30}^{30+n} \right\}$$

» 199 Reihe 3 v. u. st. E l. sie
» 218 » 9 v. o. st. 431 l. 413
» 260 » 7 v. u. st. 10,9 l. 10,1
» 311 » 16 v. u. st. 0,1988 l. 0,1987
» 344 » 13 v. u. l. $1{,}000128\,R_m + 0{,}4935$
» 12 v. u. l. $1{,}000205\,R_m + 0{,}4919$
» 354 » 1 v. o. l. 16,794 und 0,086
» 376 » 15 v. o. st. $\frac{r-1}{r}$ l. $\frac{1-r}{r}$

b) in den Tafeln.

» 70 beim Jahre 40 statt 26,9 lies 25,9
» 100 » » 83 st. 520 l. 530
» 107 bei Provinz Brandenburg st. 27,38 l. 37,38
» 108 bei Regierungsbezirk Aachen st. 25,70 l. 26,70

Pag. 152. Die Altersklassen vom 30ten Jahre ab sind: 30—45, 45—60, 60—70, 70—80, 80—90, 91—95, 96—100
» 189 Reihe 13 v. u. st. 43,8 l. 43,7
» 191 » 5 v. o. st. 54 l. 154
» 8 v. o. st. 900 l. 910
» 195 beim Jahre 50 st. 19,54 l. 19,44
» 200 » » 17—20 st. 334 l. 354
» 208 bei Preufsen st. 4,38 l. 4,23
» 209 bei: Städte von Westphalen st. 217,1 l. 217,4
» 222 Reihe 4 v. u. st. 1,077 l. 1,075
» 269 bei: April st. 1,95 l. 0,95
» 297 beim Jahre 24 st. 552 l. 557
» 326 » » 56 st. 33,1 l. 43,1
» » 60 st. 4,4373 l. 4,4374

In der Columne mittleres Leben pag. 70 ist jede Zahl um 0,5 zu verkleinern.

Einleitung.

Vorkenntnisse

aus der

Wahrscheinlichkeitsrechnung.

Begriff der Wahrscheinlichkeit.

Ein Ereignifs, welches eintreten kann, aber nicht nothwendig eintritt, nennen wir ein mögliches, ein wahrscheinliches. Jedes Ereignifs ist freilich, nach dem, was wir glauben, ein nothwendiges; es hat Ursachen, denen es sein Entstehen verdankt, diese Ursachen folgen wieder aus anderen. Aber die Kette dieser Ursachen ist zu lang, oder es entgehen unserer Kenntnifs einzelne Glieder derselben, und wir wollen daher, oder wir sind gezwungen, das Endresultat dieser Ursachen, das fragliche Ereignifs, als ein unvermitteltes, als ein nur mögliches hinzunehmen. Ob irgend ein Mensch an einem gewissen Tage sterben werde, ist eine Frage, die im Grunde ganz bestimmt zu beantworten sein würde. Indem wir jedoch diese Frage auf das Gebiet der möglichen Zufälle, d. h. auf das der Wahrscheinlichkeit hinüberspielen, so erklären wir damit eigentlich, es sei nicht unsere Absicht, diefs Ereigniss nach seinen inneren Ursachen zu betrachten. Zum Theil vermögen wir es nicht, allein wenn wir es auch vermöchten, so wollen wir es nicht. Die Lebensfähigkeit dieses oder jenes Menschen interessirt uns im Allgemeinen gar nicht; was uns interessirt, ist eine Art Mensch, den man sehr passend den mittleren Menschen genannt hat. Ein solcher existirt nun zwar nicht, allein er repräsentirt uns das Gesetzmäfsige in den mannichfachen und scheinbar regellosen Erscheinungen des Lebens und Sterbens.

Wegen der Anwendung, welche wir von den Lehren der Wahrscheinlichkeitsrechnung auf die Sterblichkeit zu machen haben, ist es nöthig, diesen ihren Zweck, aus vielen verschiedenen Fällen ähnlicher Art den **mittleren** darzustellen, nicht aufser Augen zu lassen; denn hierdurch wird das Verhältniss bestimmt, in welchem die Wahrscheinlichkeit, die wir berechnen, zu der Wirklichkeit steht, die da eintritt. Man hat gesagt, zwischen beiden fände gar kein Zusammenhang statt; die Wahrscheinlichkeit berechne einem neugeborenen Kinde, dafs es 35 Jahre alt werden wird, während von 1000 Neugeborenen kaum 500 so alt werden, und im 36ten Jahre, wo sie alle sterben sollten, wenn die Wahrscheinlichkeit die Wirklichkeit darstellte, noch nicht acht sterben. Ferner, es sei ein Individuum, dessen Alter unbekannt geblieben, aus einer Bevölkerung gestorben, in welcher vor dem 32ten Jahre gerade so viele Menschen sterben als nachher, in welcher, wie man sich ausdrückt, die wahrscheinliche Lebensdauer 32 Jahre betrage: so ist genau so viel Grund vorhanden, jenes Individuum sei unter 32 Jahr alt gewesen, als dafs sein Lebensalter darüber hinaus betragen habe. Für beide Behauptungen sind die Gründe gleich stark, somit kann man weder die eine noch die andere geltend machen; man kann vielmehr innerhalb des Gebiets der Wahrscheinlichkeit darüber gar nichts behaupten. Nichts desto weniger hat das Individuum ein ganz bestimmtes Alter erreicht, das also nothwendig unter oder über 32 Jahre betrug.

Nach der Art, wie wir so eben den Begriff der Wahrscheinlichkeit angegeben haben, fallen diese Schwierigkeiten von selbst fort; sie lehrt nichts über einen speziellen Fall, sie prophezeit daher auch nicht (denn prophezeien heifst eben, etwas ganz Spezielles vorhersagen) sie lehrt nur dasjenige kennen, was im Mittel stattfinden wird. In dem ersten Beispiele heifst es folglich nicht, dieses oder jenes Kind werde 35 Jahre alt werden, sondern es heifst, wenn man eine hinlänglich grosse Zahl derselben betrachtet, eine so grofse, dafs die einzelnen Spezialitäten, als etwa eine ungewöhnlich robuste gegen eine zu gebrechliche Constitution, diese Art von Lebensumständen gegen jene, u. s. w. sich gegenseitig aufheben, so erhalte man einen Mittelzustand dieser Verhältnisse, ein mittleres Kind, und ein solches wird 35 Jahre alt. Wenn es ferner im zweiten Beispiel heifst, es sei kein Grund vorhanden, zwischen einem Lebensalter über oder unter 32 Jahren zu Gunsten eines Verstorbenen zu entscheiden, so bedeutet das nur, unter einer beträchtlichen Zahl von Todten werden gerade so viele jüngere als ältere sein, so dass der mittlere Zustand in dieser Beziehung als ein völlig unentschiedener sich darstellt.

Die Wahrscheinlichkeitsrechnung befindet sich im Grunde der Wirklichkeit gegenüber in keinem wesentlich andern Verhältnisse als die Naturwissenschaften. Diese letzteren entkleiden sämmtlich die Objecte ihrer Betrachtung von einer Menge Spezialitäten; sie folgen darin den Anforderungen des menschlichen Geistes, der in allen Erscheinungen ein Allgemeineres, welches er Gesetzmäfsigkeit nennt, sucht. Dieses Gesetzmäfsige jedoch kann nicht anders erlangt werden, als dafs auf diese oder jene Weise viele Eigenthümlichkeiten des Gegenstandes bei Seite gelegt werden, und damit treten denn alle diese Wissenschaften in ein gewisses, mehr oder weniger entschiedenes, Mifsverhältnifs zur Wirklichkeit. Die Wahrscheinlichkeitsrechnung führt diefs Prinzip des Verallgemeinerns blofs am consequentesten durch. Sie ignorirt im Grunde von ihren Objecten alles, mit Ausnahme ihrer quantitativen Verhältnisse; sie gewinnt ihnen dabei die allgemeinsten Gesetze ab, und diese Gesetze sind dann begreiflich am wenigsten fähig, auf einen einzelnen Fall angewandt zu werden.

Numerischer Werth für die Wahrscheinlichkeit eines einfachen Ereignisses.

Das Maafs für die Wahrscheinlichkeit tragen wir in uns, die Wissenschaft mufs dasselbe folglich als vorhanden annehmen, und kann ihm nur eine ihren Zwecken entsprechende

Form geben. Nach unserm Urtheil hängt der Werth der Wahrscheinlichkeit ab

1) von der Zahl der Fälle, in welchen das Ereignifs möglicherweise eintreten kann: von den möglichen Fällen.

2) von denen, wo es wirklich stattfindet, von den glücklichen Fällen (eine Bezeichnung, die von den Spielen hergenommen ist).

3) von den möglichen Fällen in der Art, dafs je mehr ihrer sind, desto kleiner dünkt uns die Wahrscheinlichkeit des Ereignisses, und zwar ist, nach dem Urtheil aller Menschen, die Wahrscheinlichkeit nur $\frac{1}{3}$ so grofs, wenn der möglichen Fälle dreimal so viele sind u. s. w., vorausgesetzt, dafs dabei die Zahl der glücklichen Fälle ungeändert bleibe.

4) von diesen letzteren in der Art, dafs je mehr ihrer sind, desto gröfser ist uns die Wahrscheinlichkeit des Ereignisses. Auch hierbei findet ein einfaches Verhältnifs statt: verdoppelt sich die Zahl der glücklichen Fälle, so verdoppelt sich auch die Wahrscheinlichkeit des Ereignisses u. s. f.

Diese Data findet die mathematische Betrachtung für das Maafs der Wahrscheinlichkeit vor, und giebt demzufolge für die Wahrscheinlichkeit eines Ereignisses den Ausdruck $\frac{G}{M}$, wo M die Anzahl der möglichen Fälle, G die der glücklichen bedeutet. Man sieht augenblicklich, dafs dieser Quotient den Bedingungen ad 1. bis 4. entspreche, und dafs derselbe die Wahrscheinlichkeit ausdrücke, ist also keine Behauptung der Mathematik, welche zu beweisen wäre, sondern eine blofse Uebertragung unsers Urtheils in eine mathematische Form. Aus $\frac{G}{M}$ folgt unmittelbar der Werth, den auf diesem Gebiete die Unmöglichkeit und gegentheils die Gewifsheit annehmen wird. Unmöglichkeit ist da vorhanden, wo gar kein glücklicher Fall stattfindet, wo G also $=0$ ist, dann aber ist auch $\frac{G}{M}=0$; somit repräsentirt Null die Unmöglichkeit des Eintreffens eines Ereignisses. Gewifsheit ist da vorhanden, wo nur glückliche Fälle stattfinden, wo der möglichen Fälle nicht mehr sind, als der glücklichen, wo $G = M$. Somit repräsentirt Eins die Sicherheit des Eintreffens. Zwischen diesen Extremen 0 und 1 liegt die Wahrscheinlichkeit als ein ächter Bruch, und kann weder negativ noch gröfser als eins werden.

Ueber den Ausdruck $\frac{G}{M}$ ist eine wesentliche Bemerkung zu machen. Er setzt nothwendig voraus, dafs alle Fälle, sowohl die möglichen als die glücklichen, gleicher Art seien, d. h. dafs kein Grund vorhanden sei, anzunehmen, irgend ein Fall, sei es von den G oder M, werde häufiger eintreten als die anderen. Irgend eine Zahl mit dem gewöhnlichen Würfel zu werfen, hat eine Wahrscheinlichkeit $= \frac{1}{6}$; ist derselbe jedoch nicht regelmäfsig geformt, fällt eine seiner Zahlen, z. B. die 5, häufiger als die übrigen, dann ist die Wahrscheinlichkeit für keine Zahl mehr $= \frac{1}{6}$; sie ist dann für 5 gröfser und für jede der anderen Zahlen kleiner als $\frac{1}{6}$. Man kann zu völlig falschen Folgerungen gelangen, wenn man diese nothwendige Bedingung der Gleichartigkeit der Fälle übersieht. Wenn man nach der Wahrscheinlichkeit frägt, mit zwei Würfeln so zu werfen, dafs die Summe der Augen 6 betrage, so könnte man meinen, hier seien 11 Fälle möglich, die Summe der geworfenen Augen mufs eine der Zahlen 2, 3, 4, ... 12 betragen, darunter sei ein einziger, der das gewünschte Ereignifs herbeiführt, folglich sei dessen Wahrscheinlichkeit $\frac{1}{11}$. Das aber wäre nicht richtig, und zwar defshalb nicht, weil die Fälle, in welchen 2, 3, 4, ... 12 geworfen wird, für gleich möglich genommen worden sind, was keinesweges der Fall ist. Die Summe 2 kann nur auf die einzige Weise hervorgebracht werden, dafs beide Würfel 1 zeigen; dagegen kann die Summe 3 oder 11, wie man leicht sieht, auf zwei Arten, die Summe 4 oder 10 auf drei, die Summe 5 oder 9 auf vier, 6 oder 8 auf fünf und endlich die Summe 7 auf sechs verschiedene Arten geworfen werden. Daher giebt es gleich möglicher

Fälle 36 und darunter sind 5 glückliche, so dafs die Wahrscheinlichkeit, die Summe 6 zu erhalten, $= \frac{5}{36}$ ist. Ein zweites Beispiel dieser Art wäre, wenn man die sämmtlichen Karten eines Spiels nach zweien Haufen legte, und die Wahrscheinlichkeit des Falls berechnen wollte, dafs alle vier Damen auf einen und denselben Haufen fallen. Man könnte hier glauben, es seien fünf Fälle möglich, keine Dame oder 1, 2, 3, 4 auf der gewünschten Seite; nur das letzte Ereignifs ist das geforderte, und daher sei die Wahrscheinlichkeit dafür $= \frac{1}{5}$. Aber die Fälle 0, 1, . . 4 sind nicht gleich möglich; während 0 nur auf eine Weise entstehen kann, so wird der Fall einer Dame auf vier verschiedene Weisen hervorzubringen sein, da das Spiel vier Damen hat; der Fall 2 Damen kann auf sechs, der Fall 3 auf vier und endlich der Fall 4 Damen wiederum nur auf eine Weise hervorgebracht werden. Es giebt somit 16 gleich möglicher Fälle, und die gesuchte Wahrscheinlichkeit ist $\frac{1}{16}$, nicht $\frac{1}{5}$.

Wenn man die gleiche Möglichkeit der Fälle unberücksichtigt läfst, so fehlt man gegen den Begriff, den wir über das Maafs der Wahrscheinlichkeit in uns tragen, man fehlt also gegen die obigen Bedingungen und zwar gegen die beiden letzteren derselben. Denn wenn man, ohne auf ein spezielles Beispiel einzugehn, diese Art fehlerhafter Betrachtung auf den allgemeinen Ausdruck $\frac{G}{M}$ anwenden wollte, so würde es consequent heifsen müssen, das Ereignifs findet entweder statt oder nicht; ein Mensch erreicht entweder das folgende Jahr oder er erreicht es nicht; das sind zwei Fälle, von denen einer der glückliche ist. Also wäre die Wahrscheinlichkeit jedes Ereignisses $= \frac{1}{2}$, sie läge stets in der Mitte zwischen Unmöglichkeit und Gewifsheit, es gäbe gar keine Grade der Wahrscheinlichkeit, und das läuft unseren Begriffen geradezu entgegen.

Wenn man von der Wahrscheinlichkeitsrechnung eine Anwendung auf die Spiele macht, so ist von dem Bruche

$\frac{G}{M}$ sowohl der Zähler als der Nenner bekannt, und man kann seinen Werth daher a priori angeben. Bei der Anwendung dieser Rechnung auf die Phänomene der Natur ist im Gegentheil weder G noch M direct gegeben, und man hat nichts als eine grofse Anzahl von Beobachtungen über die möglichen und glücklichen Ereignisse. Will man in einem gewöhnlichen Lottospiel mit 90 Nummern eine bestimmte Zahl gezogen haben, so weifs man a priori, es sind 89 Gründe vorhanden, diese Zahl nicht zu erhalten, und nur einer, dafs sie gezogen werde. Will man jedoch wissen, wie wahrscheinlich es sei, dafs ein neugeborenes Kind ein Jahr alt werde, so kennt man die Gründe, welche diesem Ereignisse entgegenstehen, gar nicht; das Kind kann an jedem Tage des ersten Jahres und an jedem Tage mit verschiedener Wahrscheinlichkeit sterben. Man weifs nichts, als dafs von 10000 Geborenen 8000 ein Jahr alt geworden, 2000 also in diesem Zeitraum gestorben sind. Hieraus schliefst man nun rückwärts auf die Wahrscheinlichkeiten, und sagt ein Neugeborener habe eine Wahrscheinlichkeit $= \frac{8000}{10000}$ oder $\frac{4}{5}$, ein Jahr alt zu werden, und eine Wahrscheinlichkeit $= \frac{1}{5}$, vorher zu sterben. Dieser Schluss scheint sehr natürlich, inzwischen haben wir ihn, da er das Folgende zu nahe betrifft, etwas genauer zu untersuchen.

Für diefs Verfahren spricht der berühmte Satz des Jacob Bernoulli, den dieser Gelehrte für den wichtigsten der Wahrscheinlichkeitsrechnung hielt, und mit grofsem Scharfsinn bewiesen hat. Nehmen wir an, man wäre ungewifs, ob eine Münze, die man zum Behuf eines Spiels werfen will, regelmäfsig geformt sei, so wird man ohne Zweifel den Weg der Erfahrung einschlagen, die Münze sehr oft werfen, um zu sehen, ob beide Seiten gleich oft, oder doch nahe gleich oft, nach oben liegen, oder ob nicht vielmehr die eine ein Bestreben hätte häufiger zu fallen, wodurch eine Ungleichheit angedeutet würde; je geringer diese Ungleichheit, desto mehr Proben werden wir für nöthig halten, ihren Betrag mit einiger Schärfe kennen zu lernen. Das heifst gerade den in Rede stehenden Satz des Bernoulli anwenden, der ungefähr so lautet: Wenn man über mehrere Ereignisse, die eine gewisse Wahrscheinlichkeit haben, eine grofse Zahl von Fällen beobachtet hat, so wird die verschiedene Zahl von Fällen, in welchen die einzelnen Ereignisse eingetreten sind, sich nahe verhalten wie ihre Wahrscheinlichkeiten, und immer näher und näher, je gröfser die Menge der Beobachtungen ist. Hat man also einen gewöhnlichen Würfel sehr oft hinter einander, z. B. 6000mal geworfen, so wird zufolge dieses Satzes jede seiner Zahlen ungefähr 1000mal zum Vorschein gekommen sein. Also kann man auch umgekehrt aus den brofsen Beobachtungen rückwärts auf den Körper schliefsen, mit dem sie geworfen wurden. Man wird schliefsen, der Körper habe 6 Seiten gehabt, sei regelmäfsig geformt gewesen, so dafs die Wahrscheinlichkeit für jede Zahl $\frac{1}{6}$ betrug. Dasselbe Verfahren wenden wir bei den Phänomenen der Natur an, in so fern sie Gegenstand der Wahrscheinlichkeitsrechnung werden; wir gebrauchen demnach den Bernoulli'schen Satz, und berechnen die Wahrscheinlichkeit aus den eingetroffenen Ereignissen. Inzwischen läfst sich dieser Gebrauch bei den natürlichen Ereignissen nicht geradezu rechtfertigen. Es giebt nemlich einen Fall, in welchem der erwähnte Satz nicht stattfindet, wenn die Zahl der Seiten, oder überhaupt die Zahl der möglichen Fälle unendlich grofs ist, und dieser Fall könnte gerade derjenige der Natur sein. Dafs dann jener Satz nicht gelte, kann man, ohne dafs es nöthig wäre in weitere Discussionen einzugehen, schon so einsehen, dafs, wenn nur die Zahl der möglichen Ereignisse irgend beträchtlich ist, schon begreiflich eine überaus grofse Anzahl von Beobachtungen nöthig sein würde, um von dem Satze mit irgend einer Sicherheit Gebrauch machen zu können. Was versichert uns nun, dafs bei den Phänomenen der Natur keine unbeschränkte Zahl von Fällen möglich sei? Nichts als die feste Ueberzeugung, die wir haben, dafs bei jenen Erscheinungen nicht uuendlich viele Möglichkeiten vorhanden sind, dafs sie bestimmten Gesetzen gehorchen, welche durch Beobachtungen sich kund geben. Ohne diese Ueberzeugung wäre es nicht erlaubt, in dem vorher angeführten Beispiel zu sagen, ein Neugeborener habe die Wahrscheinlichkeit $\frac{4}{5}$, ein Jahr alt zu werden, und diesen Werth auf künftig Geborene anzuwenden. Zwar könnte man meinen, dafs, weil von 10000 Geborenen 8000 ein Jahr alt geworden, so seien von 5 derselben 4 am Leben geblieben, das Verhältnifs $\frac{4}{5}$ sei folglich ein reines Factum, habe an und für sich Gültigkeit, und empfange sie nicht erst durch unsere Ueberzeugung von der innern Gesetzmäfsigkeit der Natur. Aber um sogenannte reine Facta ist es uns in keiner Wissenschaft zu thun; sie führen keinen Schritt weiter; man braucht ein Factum, so viel es angeht, nur rein darzustellen, um sich davon zu überzeugen. Das unsrige würde lauten: In diesem Lande, zu dieser Zeit, bei diesem Clima, diesen Institutionen u. s. w., u. s. w. sind von 10000 Kindern 8000 ein Jahr alt geworden. So beabsichtigen wir nicht, die Data der Beobachtungen über Naturphänomene zu beschränken.

Es giebt in der Sphäre der Wahrscheinlichkeitsrechnung Untersuchungen eigenthümlicher Art, durch welche der Grad der Zuverlässigkeit ermittelt werden soll, welcher den Wahrscheinlichkeiten, in so fern sie a posteriori, d. h. aus den beobachteten Ereignissen bestimmt worden, zukommt. Wir können diese Untersuchungen hier nicht reproduziren, sondern nur das Wesentliche derselben an einem, für unsern spätern Gegenstand wichtigen, Beispiel nachweisen. Sehr zahlreiche Beobachtungen haben bekanntlich das numerische Uebergewicht des männlichen Geschlechts bei der Geburt nachgewiesen; der berühmte Laplace untersucht nun, [1]) wie wahrscheinlich es sei, dafs der gröfseren Zahl von Knabengeburten eine Ursache zum Grunde liege. Für den

---

[1]) Théorie analytique des Probabilités. 3me ed. Paris 1820. pag. 377.

entgegengesetzten Fall findet dieser Gelehrte nur eine Wahrscheinlichkeit = 5, dividirt durch die ungemein grofse Zahl 1 mit 73 Nullen.

Nun hat bereits Jacob Bernoulli [1]) darauf aufmerksam gemacht, dafs, da wir Menschen in den wenigsten Dingen zu einer absoluten Gewifsheit gelangen können, wir nothwendig eine relative, die er moralische Gewifsheit nennt, als äquivalent mit ihr setzen müssen. Er ist der Ansicht, dafs man über die Grenzen dieser moralischen Sicherheit überein kommen müfste, und dafs man z. B. ein Factum für sicher erkläre, welches unter 100 oder 1000 Wiederholungen 99 oder 999mal eingetreten, dessen Wahrscheinlichkeit also $\frac{99}{100}$ oder $\frac{999}{1000}$ beträgt. Buffon und Condorcet haben die Mortalitätsverhältnisse benutzt, diese Gröfse zu ermitteln. Buffon nimmt an, dafs kein gesunder und sonst vernünftiger Mensch die Furcht habe, im Laufe des Tages zu sterben; die Wahrscheinlichkeit des Falls beträgt etwa $\frac{1}{10000}$. Somit ist ein Ereignifs, welches bei 10000 Versuchen sich nur einmal einstellte, kein solches, dem wir einen Einflufs auf uns zuschreiben, und daher wäre eine Wahrscheinlichkeit von $\frac{1}{10000}$ für so gut als keine anzusehen, und gegentheils $\frac{999}{1000}$ als eine moralische Sicherheit. Hiergegen hat Condorcet mit Recht bemerkt, [2]) dafs die Furchtlosigkeit in diesem Falle nicht allein von der geringen Wahrscheinlichkeit der Gefahr herrühre, sondern zum Theil auf Rechnung der Gewohnheit, zum Theil auf das Bewufstsein von der Unvermeidlichkeit der Gefahr komme. Condorcet selbst geht bei der Bestimmung des Werthes der moralischen Sicherheit von der Furcht aus, welche ein Mensch hat, im Laufe der Woche an einer plötzlich tödtlichen Krankheit zu sterben; er bemerkt, dafs dieselbe bei einem Menschen im 47ten Lebensjahre nicht gröfser als im

---

[1]) Ars conjectandi. Basiliae 1713. Pars IV. Caput II, 9.

[2]) Essai sur l'application de l'Analyse à la Probabilité des décisions. Paris 1785. pag. 225.

37ten sei. Nichts desto weniger hat der erstere eine gröſsere Wahrscheinlichkeit dazu; denn wenn man annimmt, daſs der $\frac{1}{10}^{te}$ Theil der Menschen an solchen Krankheiten sterbe, so ist jene Wahrscheinlichkeit im 37ten Jahre etwa $\frac{1}{30160}$, und im 47ten $\frac{1}{24960}$. Daraus ist klar, daſs ein Unterschied von $\frac{1}{24960} - \frac{1}{30160}$ oder $\frac{1}{144768}$ in dem Werthe der Wahrscheinlichkeit für Nichts zu achten ist, und daher wäre $\frac{144767}{144768}$ der moralischen Sicherheit gleich. Von verschiedenen Gesichtspunkten ausgehend kann man diese Gröſse berechnen. Z. B. aus dem, daſs in der gewöhnlichen Lotterie von 90 Nummern Niemand auf eine Quinterne gesetzt hat, wodurch die Wahrscheinlichkeit dieses Ereignisses oder $\frac{1}{43949268}$ für 0 erklärt worden ist. Inzwischen gehen diese Bestimmungen von Behauptungen aus, die sich nicht recht verifiziren lassen, oder, wie die letztere, zu ungewiſs sind. Wir werden im Abschnitt über die moralische Hoffnung eine Methode angeben, wodurch die fragliche Gröſse auf $\frac{1}{82304}$ festgesetzt wird, und jedenfalls sicherer zu finden sein wird.

Allein welchen dieser Werthe für die moralische Sicherheit oder, wie man sie auch nennen kann, für die Ueberzeugung, man auch annimmt, und welche Wahrscheinlichkeit man also für gleichbedeutend mit 0 erachten wollte, so steht doch die Wahrscheinlichkeit, daſs bei der Geburt die Zahl der Mädchen überwiege, der Null unvergleichlich näher, da sie, wie vorher bemerkt worden, ein Bruch sein soll, dessen Nenner aus 74 Ziffern besteht. Man könnte daher meinen, Laplace habe die moralische Unmöglichkeit dieses Ereignisses mehr als hinlänglich erwiesen. Das hat jedoch Laplace weder beabsichtigt, noch würde es zu erreichen sein; vielmehr kann die Unmöglichkeit eines Naturereignisses nicht angenommen werden, es seien denn Gründe dafür, aus dem Wesen der Sache selbst geschöpft, vorhanden. Wenn in allen Ländern, wie es scheint, ohne Ausnahme, die männlichen Geburten zahlreicher ausfallen als die weiblichen, so heiſst das nur, es müssen Umstände vorhanden sein, welche diese Ungleichheit hervorbringen, und dann kann es auch andere geben, welche, falls sie eintreten, die umgekehrte Erscheinung hervorbrächten. Folgt man der Untersuchung bei Laplace genau, so sieht man auch, dafs dieselbe zu keinem anderen Resultate führe; sie lehrt im Grunde nur, dafs es so gut als gewifs sei, dafs von 1745 bis 1784, wo zu Paris 393386 Knaben und 377555 Mädchen geboren wurden, Ursachen geherrscht haben, welche der Erzeugung eines Knaben etwas günstiger gewesen sind, als der eines Mädchen. Ohne Rechnung würden die Naturforscher der Meinung gewesen sein, das sei völlig gewifs. Statt also unser Urtheil zu erweitern, hat die Rechnung es, wenn auch nur wenig, eingeschränkt; nach ihr kann die entgegengesetzte Ansicht, dafs dabei blinder Zufall sein Spiel gehabt habe, nicht ganz ignorirt werden, ob sie gleich nur eine überaus geringe Wahrscheinlichkeit für sich hat.

Ueberhaupt wird man überall den Satz bestätigt finden, dafs, wenn bei ähnlichen Untersuchungen, wie die besprochene, für die Wahrscheinlichkeit irgend eines Phänomens ein Bruch gefunden wird, der überaus nahe der Eins gleich ist, das natürliche Urtheil nicht anstehen wird, diesem Phänomen eine absolute Sicherheit, also seiner Wahrscheinlichkeit den vollen Werth 1 zuzuschreiben. Dieser Satz giebt, wie wir glauben, ein leichtes Mittel, dergleichen analytische Untersuchungen zu prüfen, um sich zu überzeugen, dafs man deren Bedeutung richtig aufgefafst habe. Daraus ginge also z. B. schon hervor, Laplace habe nicht bewiesen, das Vorherrschen männlicher Geburten sei ein Naturgesetz, weil kein umsichtiger Naturforscher einen solchen Schlufs, auch aus der längsten Beobachtungsreihe nicht, ziehen würde. Es könnte zwar scheinen, als habe dieser berühmte Gelehrte das beabsichtigt, weil er im Verlauf der Untersuchung die kleine Stadt Vitteaux anführt, wo auf 203 Knaben 212 Mädchen, also der letzteren mehr geboren wurden, und dabei die Meinung ausspricht, diese Ausnahme sei die Wirkung eines Zufalls, durch welchen man nicht verhindert werden könne, anzunehmen, in jener Stadt sei die Wahrscheinlichkeit für die Geburt eines Knaben eben so gut gröfser als an allen übrigen Orten. Allein diese Meinung können wir nicht theilen; es ist nicht bewiesen, dafs, wenn irgendwo mehr Mädchen geboren worden, diefs auf Rechnung eines Zufalls komme; vielmehr werden im Abschnitt über das Geschlechtsverhältnifs bei der Geburt, die Bedingungen angegeben werden, unter welchen das Uebergewicht weiblicher Geburten sogar nothwendig wird.

Ich habe diesen Fall über die gröfsere Zahl männlicher Geborenen ganz in abstracto betrachtet, um selbst in dieser Allgemeinheit zu zeigen, welcher grofse Unterschied zwischen der Wahrscheinlichkeit a priori, wie man sie bei den Spielen berechnet, und denen a posteriori, aus vorhandenen Betrachtungen über Ereignisse der Natur bestehe, und wie vorsichtig man zu Werke zu gehen habe, wenn man der letzteren dieselbe Gültigkeit zuschreiben will, als der ersteren.

Numerischer Werth für die Wahrscheinlichkeit zweier und mehrerer Ereignisse.

Ist die Wahrscheinlichkeit eines Ereignisses $= w$, die eines andern $= w_1$, so wird die Wahrscheinlichkeit, dafs beide zusammen eintreten, dem Product der einzelnen Wahrscheinlichkeit gleich, diese Wahrscheinlichkeit ist ww_1. Sollen drei Ereignisse, deren einzelne Wahrscheinlichkeiten w, w_1, w_2 sind, zusammen eintreten, so ist die Wahrscheinlichkeit dieses Falls ww_1w_2 u. s. f. Wenn man z. B. mit 2 Würfeln zwei gleiche Zahlen werfen will, so ist es klar, dafs hier überhaupt 36 Fälle möglich sind; denn jede Zahl des einen Würfels kann mit jeder der 6 Zahlen des andern fallen. Unter diesen 36 Fällen ist ein glücklicher, daher ist dessen Wahrscheinlichkeit $\frac{1}{36} = \frac{1}{6} \cdot \frac{1}{6}$, d. h. dem Product aus den einzelnen Wahrscheinlichkeiten gleich. Wenn auch dieser Beweis sich nur auf einen ganz speziellen Fall erstreckt, so sieht man doch, dafs der allgemeine Beweis auf dieselbe Art geführt werden kann.

Dasselbe gilt, wenn die zwei oder mehrere Ereignisse hinter einander eintreten sollen; dafür ist die Wahrscheinlichkeit ebenfalls ww_1 ww_1w_2 u.s.w. Soll daher ein und dasselbe Ereignifs n Male hinter einander eintreffen, so hat dieser Fall die Wahrscheinlichkeit w^n. Die Wahrscheinlichkeit z. B., dafs man mit einem Würfel 7mal hinter einander eine und dieselbe Zahl werfe, ist $(\frac{1}{6})^7 = \frac{1}{279936}$, d. h. unter 279936 Würfen wäre dieser Fall nur einmal zu erwarten, und er ist so unwahrscheinlich, dafs er nach Condorcet einer moralischen Unmöglichkeit gleich käme.

Wenn es sich darum handelt, mehrere Male hinter einander nicht ein und dieselbe Zahl, sondern verschiedene, vorher bestimmte Zahlen zu werfen, so kömmt Folgendes in Betracht. Man verlangt z. B. mit einem Würfel die Zahlen 1 und 3 zu erhalten; verlangt man sie in einer bestimmten Reihefolge, also entweder zuerst 1 dann 3, oder umgekehrt, dann ist die Wahrscheinlichkeit dieses Ereignisses noch immer $(\frac{1}{6})^2$, und wenn n verschiedene Zahlen, aber in einer festgesetzten Ordnung fallen sollen, $(\frac{1}{6})^n$. Ist jedoch die Aufeinanderfolge der beiden Zahlen 1 und 3 gleichgültig, dann ist die Wahrscheinlichkeit dieses Ereignisses $= 2 \cdot (\frac{1}{6})^n$, das doppelte der früheren, weil der glücklichen Fälle dann offenbar zwei sind. Will man hinter einander die Zahlen 1, 2, 5 in beliebiger Ordnung erhalten, dann ist die Wahrscheinlichkeit dafür $2 \cdot 3 \cdot (\frac{1}{6})^3$, d. h. 6mal so grofs, als wenn eine bestimmte Ordnung festgesetzt worden wäre. Denn in drei Würfen sind überhaupt 6^3 oder 216 Fälle möglich, unter diesen ist der Fall 1, 2, 5, dessen Wahrscheinlichkeit demnach $\frac{1}{6^3}$ ist. Käme es jedoch nur darauf an, dafs diese Zahlen überhaupt geworfen werden, so sind folgende Fälle glücklich

1 2 5
1 5 2

2 1 5
2 5 1
5 1 2
5 2 1

daher ist die Wahrscheinlichkeit dann $6 \cdot (\frac{1}{6})^3$. Aus diesem speziellen Beispiel entnimmt man leicht die allgemeine Regel, nach welcher in solchen Fällen verfahren werden mufs. Man bestimmt zuerst die Wahrscheinlichkeit des zusammengesetzten Ereignisses unter der Voraussetzung einer vorher bestimmten Ordnung, und multiplizirt diese Wahrscheinlichkeit mit der Zahl der Versetzungen, welche diese Ordnung erleiden kann.

Dieselbe Art von Aufgaben läfst sich auch bei Ereignissen stellen, die zusammen eintreten sollen. Man verlangt z. B. die Wahrscheinlichkeit, mit 2 Würfeln in einem einzigen Wurfe die Zahlen 1 und 3 zu erhalten. Hat man vorher den Würfel angegeben, welcher die eine dieser Zahlen zeigen soll, so ist die Wahrscheinlichkeit des Ereignisses $= (\frac{1}{6})^2$. Ist es aber gleichgültig, ob dieser oder der andere Würfel die Zahl 1 zeige, dann ist die Wahrscheinlichkeit $2 \cdot (\frac{1}{6})^2$, weil unter derselben Anzahl möglicher Fälle jetzt offenbar zwei glückliche sind.

Es werde das eine Ereignifs mit A, das andere mit B bezeichnet; man setze voraus, eines von beiden müsse nothwendig eintreten, es gebe also bei den Versuchen kein drittes mögliches Ereignifs; ferner sei die Wahrscheinlichkeit des Ereignisses $A = w$, die des andern $= w_1$. Sollen nun zwei Ereignisse dieser Art, gleichgültig ob hinter einander oder zusammen, herbeigeführt werden, so sind folgende 4 Fälle allein möglich

AA AB BB
BA

Das Ereignifs AA hat die Wahrscheinlichkeit w^2, das Ereignifs BB eine $= w_1{}^2$, die beiden Ereignisse AB und BA eine $= w w_1$. Sieht man dabei von der Ordnung der Buchstaben ab, so ist die Wahrscheinlichkeit des Falls, wo A und B eintreffen, $=2ww_1$. Somit ergeben sich die drei Wahrscheinlichkeiten

$$w^2 \quad 2ww_1 \quad w_1^2$$

Allein diese Werthe würde man erhalten haben, wenn man $w+w_1$ in die 2te Potenz erhoben hätte, wodurch man erhält $w^2+2ww_1+w_1^2$.

Sollen von den beiden Ereignissen A und B drei herbeigeführt werden, so sind folgende Fälle möglich

AAA AAB ABB BBB
ABA BAB
BAA BBA

Das Ereignifs AAA hat die Wahrscheinlichkeit w^3, dasjenige BBB eine $=w_1^3$. Sieht man bei den mittleren Gruppen von der Aufeinanderfolge der Buchstaben ab, so hat die erstere die Wahrscheinlichkeit $3w^2w_1$, die zweite $=3ww_1^2$. Somit sind die Wahrscheinlichkeiten der 4 Fälle

$$w^3 \quad 3w^2w_1 \quad 3ww_1^2 \quad w_1^3$$

Allein diese Werthe würde man erhalten, wenn $w+w_1$ in die 3te Potenz erhoben wird, wobei man erhält

$$w^3+3w^2w_1+3ww_1^2+w_1^3$$

Daraus kann man nun weiter schliefsen, dafs, wenn $w+w_1$ in die 4te Potenz erhoben wird, wobei man erhält:

$$w^4+4w^3w_1+6w^2w_1^2+4ww_1^3+w_1^4$$

die Wahrscheinlichkeit der Fälle AAAA und BBBB resp. sein werde . . . . w^4 u. w_1^4

die Wahrscheinlichkeit des Falles, wo 3mal A und 1mal B eintrifft . . . . $4w^3w_1$

die Wahrscheinlichkeit des Falles, wo 2mal A und 2mal B eintrifft . . . . $6w^2w_1^2$

die Wahrscheinlichkeit des Falles, wo 1mal A und 3mal B eintrifft . . . . $4ww_1^3$

Und überhaupt, wenn $(w+w_1)^n$ auf die bekannte Art als Binomium entwickelt wird:

$$(w+w_1)^n = w^n + \frac{n}{1} \cdot w^{n-1} w_1 + \frac{n \cdot n-1}{1 \cdot 2} w^{n-2} w_1^2 + \ldots$$

so wird die Wahrscheinlichkeit des Falls, wo unter n Wiederholungen, das Ereignifs A $n-2$mal und das Ereignifs B 2mal eintrifft, gleich sein $\frac{n \cdot n-1}{1 \cdot 2} w^{n-2} w_1{}^2$ u. s. f. Hierbei ist, wir wiederholen es, vorausgesetzt, dafs die Aufeinanderfolge der Ereignisse ganz gleichbedeutend sei. Ist hingegen irgend eine bestimmte Ordnung festgesetzt, dann fallen in der Binomialreihe die Coeffizienten n, $\frac{n \cdot n-1}{1 \cdot 2}$, u. s. w. fort, und die Producte w^n, $w^{n-1} w_1$, $w^{n-2} w_1{}^2 \ldots$, geben für sich schon den Werth der fraglichen Wahrscheinlichkeiten.

Um von der Art, die Wahrscheinlichkeit eines zusammengesetzten Ereignisses zu berechnen, eine Anwendung auf die Aufgaben der Mortalität zu machen, wollen wir annehmen, ein neugeborenes Kind habe die Wahrscheinlichkeit $w_0{}^1$ ein Jahr alt zu werden, ein 1jahriges Kind habe die Wahrscheinlichkeit $w_1{}^2$ zwei Jahre alt zu werden u. s. w., so ist die Wahrscheinlichkeit, dafs ein 0jähriges Kind drei Jahr alt werde, $w_0{}^1 \cdot w_1{}^2 \cdot w_2{}^3$. Offenbar setzt sich das fragliche Ereignifs aus dreien einzelnen zusammen, und seine Wahrscheinlichkeit ist daher, dem Vorigen zufolge, einem Product aus den drei einzelnen Wahrscheinlichkeiten gleich. Diefs liefse sich auch so einsehen. Es seien N Kinder geboren, so müssen davon $Nw_0{}^1$ ein Jahr alt werden, weil die Zahl der einjährigen dividirt durch die Zahl der Geborenen die Wahrscheinlichkeit $w_0{}^1$ ergiebt. Von diesen $Nw_0{}^1$ einjährigen müssen aus derselben Ursache $Nw_0{}^1 w_1{}^2$ zwei Jahr alt werden, und $Nw_0{}^1 w_1{}^2 w_2{}^3$ drei Jahr. Somit werden von N geborenen Kindern $Nw_0{}^1 w_1{}^2 w_2{}^3$ drei Jahr, und daher ist die Wahrscheinlichkeit eines neugeborenen Kindes, drei Jahr alt zu werden, $= w_0{}^1 w_1{}^2 w_2{}^3$.

Bezeichnet man die Wahrscheinlichkeit eines Neugeborenen zehn Jahr alt zu werden, mit $w_0{}^{10}$, die Wahrscheinlichkeit innerhalb dieses Zeitraums zu sterben, mit v, so hat das Ereignifs, dafs von zwei Neugeborenen beide noch nach 10

Jahren am Leben sind, die Wahrscheinlichkeit $w_0^{10} \cdot w_0^{10}$. Die Wahrscheinlichkeit, dafs dann nur eins noch am Leben sei, kann auf zwei verschiedene Arten berechnet werden. Soll ein bestimmtes der beiden Kinder am Leben sein, das andere aber gestorben, so ist die Wahrscheinlichkeit dafür $w_0^{10} \cdot v$. Ist es aber gleichgültig, welches derselben lebe und welches sterbe, so erhält man für die Wahrscheinlichkeit das doppelte, nemlich $2 \cdot w_0^{10} \cdot v$. Wenn die beiden Individuen nicht in gleichem Alter stehen, so wird die Wahrscheinlichkeit, dafs beide nach einer gewissen Reihe von Jahren noch am Leben sind, oder ein bestimmtes unter ihnen gestorben sei, ganz auf dieselbe Weise berechnet. Der Fall jedoch, wo es gleichgültig gelassen wird, welches Individuum sterbe, hat dann nicht die doppelte Wahrscheinlichkeit desjenigen Falls, wo keine Bestimmung darüber stattgefunden hat. Wir werden hierauf später zurückkommen.

Der Satz, dass die Wahrscheinlichkeit des $n$maligen Eintreffens eines Ereignisses, dessen Wahrscheinlichkeit w ist, durch w^n angegeben werde, dafs also diese Wahrscheinlichkeit einer solchen öfteren Wiederholung im Allgemeinen sehr rasch abnehme, könnte den Anfänger zu der Meinung verleiten, es werde dadurch behauptet, dafs, wenn ein Ereignifs bereits mehrere Male eingetreten, es sehr unwahrscheinlich sei, dasselbe noch einmal eintreten zu sehen, so dafs, wenn z. B. die Zahl 5 mittelst eines Würfels bereits mehrere Male geworfen worden, eine geringe Wahrscheinlichkeit vorhanden sei, sie in einem neuen Wurf zu erlangen. Diefs aber ist unserm Urtheil und der Annahme der Wahrscheinlichkeitsrechnung gänzlich zuwider. Zwischen vergangenen und zukünftigen Fällen findet keinerlei Art von Zusammenhang statt, und nachdem noch so oft eine Zahl geworfen worden, ist die Wahrscheinlichkeit, dafs sie wiederum falle, eben so grofs, als wenn kein vorhergehender Wurf stattgefunden hätte, sie ist stets $= \frac{1}{6}$. Nur wenn man auf das öfter wiederholte Erscheinen derselben Zahl, ehe noch eine geworfen worden, speculirt, so speculirt man auf einen sehr unwahrscheinlichen Fall.

Inzwischen ist die Wahrscheinlichkeitsrechnung in Bezug auf das wiederholte Eintreffen eines Ereignisses von einer Seite her mit der Erfahrung nicht übereinstimmend. Wenn es sich um ein an und für sich unwahrscheinliches Ereignifs handelt, so ist die Wahrscheinlichkeit, dafs dasselbe einer bestimmten Person mehrere Male zustofse, nach der Rechnung sehr gering. Diefs ist nun der Erfahrung gemäfs anders, welche häufig lehrt, dafs dergleichen seltene Ereignisse einem und demselben Individuum gerade öfter als einmal zuzustofsen pflegen. Der Grund davon ist der, dafs solche Ereignisse ihre bestimmten Ursachen haben, und dafs ihr Eintreffen häufig andeutet, bei dieser Person seien jene Ursachen vorhanden, wodurch dann eine Wiederholung zu vermuthen steht. So ist z. B. die Geburt eines Zwillings ein unwahrscheinlicher Fall, da, bei einer zu erwartenden Geburt, 80 gegen Eins beiläufig zu wetten ist, dafs sie keinen Zwilling liefern werde. Ist inzwischen der Fall in einer Ehe eingetreten, dann sollte man meinen, wäre eine Wiederholung desselben dadurch wahrscheinlicher als $\frac{1}{81}$, und werde immer wahrscheinlicher, je öfter eine Mehrgeburt bereits erfolgt ist. Hiervon jedoch kann man keinen Einwand gegen die Lehren der Wahrscheinlichkeit machen, die es nie mit einem besondern Fall zu thun haben, auch von den Ursachen der Erscheinung absehen, und sich nur an deren allgemeinen, mittleren Charakter halten.

Das Vorige betraf die Wahrscheinlichkeit mehrerer Ereignisse, die zugleich oder eines nach dem andern eintreten sollen. Frägt man jedoch nach der Wahrscheinlichkeit, dafs von zweien oder mehreren Ereignissen bei einem einmaligen Versuch das eine oder das andere eintreffe, so ist diese Wahrscheinlichkeit gleich der Summe der einzelnen Wahrscheinlichkeiten. Der Beweis hiervon ist ebenfalls mit der Betrachtung eines speziellen Falls geliefert.

Es seien in einer Urne 7 weifse, 6 schwarze und 3 rothe Kugeln: so ist die Wahrscheinlichkeit, eine schwarze zu ziehen $= \frac{6}{16}$, eine rothe zu ziehen $= \frac{3}{16}$, die Wahrscheinlichkeit, eine schwarze oder rothe zu ziehen $\frac{9}{16} = \frac{6}{16} + \frac{3}{16}$; denn hier sind offenbar 9 glückliche Fälle unter 16 möglichen.

Wenn zwei Ereignisse sich ausschliefsend gegen einander verhalten, d. h. wenn eines von beiden nothwendig eintreten mufs, so ist die Summe der Wahrscheinlichkeiten beider der Einheit gleich. Denn addirt man zwei Wahrscheinlichkeiten, so erhält man, dem Gesagten zufolge, die Wahrscheinlichkeit, dafs das eine oder andere Ereignifs eintrete. Das aber ist bei zwei sich ausschliessenden Ereignissen gewifs, daher ist diese Summe dann $= 1$. Man wirft z. B. mit einem Würfel die Zahl 3, oder eine der übrigen fünf Zahlen; diese beiden Ereignisse sind ausschliefsender Art gegen einander. Nun ist die Wahrscheinlichkeit 3 zu werfen, $= \frac{1}{6}$, die Wahrscheinlichkeit eine der übrigen Zahlen zu werfen, $= \frac{5}{6}$, und die Summe beider $= 1$.

Frägt man nach der Wahrscheinlichkeit, dafs von dreien Ereignissen eines eintreffe, so ist dieselbe gleich der Summe der drei Wahrscheinlichkeiten, und diese Summe ist $= 1$, wenn eines der drei nothwendig eintritt. Aus der beschriebenen Urne entweder eine weifse oder rothe oder schwarze Kugel zu ziehen, hat eine Wahrscheinlichkeit

$$= \frac{7}{16} + \frac{3}{16} + \frac{6}{16} = 1.$$

Am Ende eines gewissen Zeitraums noch zu leben oder bis dahin gestorben zu sein, sind zwei sich ausschliefsende Ereignisse. Ist daher die Wahrscheinlichkeit nach Verlauf von 10 Jahren noch zu leben $= w$, so ist die Wahrscheinlichkeit nach 10 Jahren gestorben zu sein $= 1 - w$, damit die Summe beider eins betrage. Hierdurch ist die Aufgabe zu lösen, die im Vorigen angedeutet worden, und wo nach der Wahrscheinlichkeit gefragt wurde, dafs von zwei Personen verschiedenen Alters eine nach einer gewissen Reihe von Jahren noch am Leben sei, gleichgültig welche von ihnen. Es sei die eine Person 30 Jahre alt, und die Wahrscheinlichkeit, dafs sie das 40te Jahr erreiche, betrage w_{30}^{40}; die andere sei 55 und die Wahrscheinlichkeit, dafs sie nach zehn Jahren noch am Leben sei, also 65 Jahre erreiche, sei w_{55}^{65}. So ist die Wahrscheinlichkeit für die erstere innerhalb 10 Jahren zu sterben $1-w_{30}^{40}$, für die zweite $1-w_{55}^{65}$. Die Wahrscheinlichkeit, dafs die erstere am Leben bleibe, die zweite sterbe, ist $w_{30}^{40}(1-w_{55}^{65})$; die Wahrscheinlichkeit, dafs die zweite lebe, die erstere sterbe, ist $w_{55}^{65}(1-w_{30}^{40})$, und die Wahrscheinlichkeit, dafs eines oder das andere dieser zusammengesetzten Ereignisse statthabe, ist die Summe beider Wahrscheinlichkeiten, d. h. $=w_{30}^{40}[1-w_{55}^{65}]+w_{55}^{65}[1-w_{30}^{40}]$.

So wie man die Wahrscheinlichkeit berechnet, dafs von mehreren Ereignissen bei einer einmaligen Probe eines oder das andere eintreffe, so kann man auch die Wahrscheinlichkeit finden, dafs bei mehreren Proben ein gewisses Ereignifs mindestens einmal stattfinden werde. Es sei z. B. eine Urne mit gleich vielen weifsen und schwarzen Kugeln; man frägt, wie wahrscheinlich es sei, in zwei auf einander folgenden Zügen mindestens eine weifse Kugel gezogen zu haben? Dafs man beim ersten Zuge eine weifse erhalte, hat die Wahrscheinlichkeit $\frac{1}{2}$; dafs man beim zweiten Zuge eine weifse ziehe, ist ein zusammengesetztes Ereignifs. Man wird diefs besser einsehen, wenn man sich ein Spiel denkt, wo einer der Spieler sich verpflichtet, in zwei Zügen eine weifse Kugel zu erhalten; dann wird die Wahrscheinlichkeit, dafs der zweite Zug sie ihm gewähre, davon abhängen, ob er überhaupt zu einem zweiten Zuge kömmt. Gewährte der erste bereits eine weifse, so ist die Parthie vollendet. Nun leuchtet es ein, dafs die Wahrscheinlichkeit zum zweiten Zuge zu gelangen $\frac{1}{2}$ ist, da es eben so wahrscheinlich ist, der erste Zug habe eine weifse als eine schwarze geliefert; die Wahrscheinlichkeit eine weifse zu ziehen ist $\frac{1}{2}$. Daher ist die Wahrscheinlichkeit gerade im 2ten Zuge weifs zu erhalten, $\frac{1}{2} \cdot \frac{1}{2}$, und folglich die gesammte Wahrscheinlichkeit des Spielers $\frac{1}{2} + \frac{1}{4} = \frac{3}{4}$. Diefs ist auch so einzusehen. Werden die weifsen Kugeln mit *a*, die scharzen mit *s* bezeichnet, so sind in zwei Zügen folgende Fälle möglich:

a a
a s
s a
s s

von diesen vier Fällen liefern drei mindestens eine weifse Kugel, welches Ereignifs also die Wahrscheinlichkeit $\frac{3}{4}$ hat. Man mufs sich hier durch den ersten Fall *a*, *a* nicht täuschen lassen. Er würde freilich nicht gespielt werden, da *a* beim ersten Zuge die Parthie schon beendet. Allein dieser Fall ist doch einer der vier, welche bei zwei Zügen möglich sind, und er mufs daher bei der Berechnung der Wahrscheinlichkeit berücksichtigt werden.

Auf dieselbe Weise wird die Aufgabe gelöset, wenn die Zahl der weifsen und schwarzen Kugeln nicht gleich ist, wenn vielmehr von den ersteren z. B. 5, von den schwarzen 10 sich in der Urne befinden. Die Wahrscheinlichkeit im ersten Zuge weifs zu erhalten, ist dann $\frac{1}{3}$; die Wahrscheinlichkeit, dafs es zum zweiten Zuge komme, ist $= \frac{2}{3}$, d. h. gleich der Wahrscheinlichkeit, dafs im ersten Zuge eine schwarze gezogen worden, wovon offenbar das Stattfinden des zweiten Zuges abhängt. Die Wahrscheinlichkeit im zweiten Zuge weifs zu ziehen, ist $\frac{2}{3} \cdot \frac{1}{3}$, und diese Wahrscheinlichkeit zu der ersteren hinzugefügt giebt $\frac{5}{9}$ für die Wahrscheinlichkeit, in zwei Zügen mindestens einmal weifs gezogen zu haben.

Ist allgemein e die Wahrscheinlichkeit des einen Ereignisses (a), f diejenige des andern (b), so ist also die Wahrscheinlichkeit, in zwei Proben mindestens einmal (a) zu erhalten, $= e + fe$. Die Wahrscheinlichkeit, dafs dasselbe in drei Proben stattfinde, ist auf dieselbe Art $= e + ef + ef^2$, und dafs in n Proben mindestens einmal (a) erlangt werde, ist

$$e[1+f+f^2+f^3+\ldots+f^{n-1}]=e\cdot\left(\frac{1-f^n}{1-f}\right)$$

Nun ist $e+f=1$, da die beiden Ereignisse (a) und (b) ausschliefsender Art sind; also ist $1-f=e$. Daher reduzirt sich der letzte Werth auf $1-f^n$. Wenn n sehr grofs ist, so kommt dieser Werth der Einheit sehr nahe, und in der That ist es nahe gewifs, dafs unter vielen Proben einmal das eine der beiden Ereignisse eintreffe. Allein auch nur nahe gewifs, denn der Fall, wo bei n Proben immer das andere Ereignifs eintrete, ist zwar im Allgemeinen sehr unwahrscheinlich, aber doch nicht unmöglich; vielmehr ist die Wahrscheinlichkeit dieses Falles gerade f^n.

Es werde die Wahrscheinlichkeit gesucht, dafs ein neugeborenes Kind im ersten, zweiten oder dritten Jahr sterbe. Nach der schon gebrauchten Bezeichnung ist $1-w_0{}^1$ die Wahrscheinlichkeit, dafs dasselbe im ersten Jahr sterbe; die Wahrscheinlichkeit, dafs es im zweiten Jahr sterbe, ist ein zusammengesetztes Ereignifs, es mufs das erste Jahr durchleben, um im zweiten sterben zu können. Die Wahrscheinlichkeit dieses Ereignisses ist demnach $w_0{}^1[1-w_1{}^2]$. Damit es im dritten Jahr sterbe, mufs es die beiden ersten Jahre durchlebt haben, wofür die Wahrscheinlichkeit $w_0{}^1w_1{}^2$ ist; im dritten Jahr zu sterben, hat eine Wahrscheinlichkeit $1-w_2{}^3$, daher ist die Wahrscheinlichkeit, dafs ein neugeborenes Kind in seinem dritten Lebensjahre sterbe, $w_0{}^1w_1{}^2[1-w_2{}^3]$. Folglich giebt

$$(1-w_0{}^1)+w_0{}^1(1-w_1{}^2)+w_0{}^1w_1{}^2(1-w_2{}^3)$$

die Wahrscheinlichkeit, dafs das 0jährige Kind nach Verlauf von drei Jahren todt sei. Dieser Ausdruck reduzirt sich auf $1-w_0{}^1w_1{}^2w_2{}^3$, und giebt dann mit der Wahrscheinlichkeit, welche das Kind hat nach 3 Jahren noch zu leben, d. h., wie wir vorher fanden, mit $w_0{}^1w_1{}^2w_2{}^3$ zusammen die Summe 1, wie diefs nothwendig ist.

Es ist im Obigen ermittelt worden, dafs, wenn man n Proben über zwei sich ausschliefsende Ereignisse (a) und

(b) anstellt, deren Wahrscheinlichkeiten w und w_1 sind, die Wahrscheinlichkeiten aller möglichen Fälle durch die einzelnen Glieder des Binomium $w^n + nw^{n-1} + w_1 \frac{n \cdot n-1}{1 \cdot 2} w^{n-2} w_1^{\,2}$ u. s. f. ausgedrückt werde. Nun aber ist es gewifs, dafs einer dieser Fälle nothwendig eintreten mufs; denn es tritt entweder alle n Male das Ereignifs (a) ein, oder nur $n-1$ Male dagegen (b) einmal, oder $n-2$ Male und (b) zweimal u. s. w. Addirt man also die Wahrscheinlichkeiten aller dieser Fälle, so mufs man erhalten

$$w^n + n w^{n-1} w_1 + \frac{n \cdot n-1}{1 \cdot 2} w^{n-2} w_1^{\,2} + \ldots = 1$$

Diefs findet in der That statt; denn der Ausdruck links ist $(w + w_1)^n$, und da $w + w_1$, als die Summe zweier einander ausschliefsenden Ereignisse $=1$ ist, so ist es auch die $n$te Potenz dieser Summe.

Mathematische Hoffnung.

Wenn man eine gewisse Summe C zu erwarten hat, vorausgesetzt, dafs irgend ein Ereignifs eintreffe, dessen Wahrscheinlichkeit $= w$ ist, dann hängt der Betrag, auf den man Rechnung machen darf, sowohl von C als w ab; je gröfser einer dieser Werthe, um so gröfser das zu Hoffende, man nimmt den Werth einer solchen Summe gleich $C \cdot w$ an, und nennt diefs Product die mathematische Hoffnung. Bei den gewöhnlichen Spielen verlangen wir, damit sie auf Billigkeit gegründet seien, dafs zwischen den Hoffnungen beider Spieler eine Gleichheit bestehe, und zwar verlangen wir zu dem Ende, dafs die Summen, welche jeder von ihnen einsetzt, sich verhalten wie die Wahrscheinlichkeit, welche der Spieler zu gewinnen hat. In einem gewöhnlichen Würfelspiel z. B., wo A auf eine bestimmte Zahl setzt, während für B die übrigen fünf spielen, verlangen wir, dafs B fünfmal so viel setze als A.

Ist also w die Wahrscheinlichkeit, welche A zu gewinnen hat und C sein Einsatz, ferner w_1 die Wahrscheinlichkeit, welche B zu gewinnen hat und C_1 sein Einsatz: so verlangen wir, es soll $\frac{C}{C_1} = \frac{w}{w_1}$ oder $Cw_1 = C_1 w$ sein. Wir sehen dabei die Producte Cw_1 und $C_1 w$, d. h. die Summen multiplizirt in die Wahrscheinlichkeit sie zu gewinnen, als die Hoffnungen der Spieler an, und in der That, da C_1 der Einsatz des Spielers B ist, so ist eben diese Gröfse zugleich die Summe, welche A mit der Wahrscheinlichkeit w gewinnt.

Den Begriff der mathematischen Hoffnung tragen wir im Grunde in uns; es ist also ein vorgefundener Begriff, dessen Bedeutung und Gränzen nur schärfer aufzufassen sind. Zu dem Ende wollen wir annehmen, ein Spieler habe die Wahrscheinlichkeit $\frac{1}{6}$, eine Summe von 60 Thalern zu gewinnen, so wäre seine mathematische Hoffnung gleich $60 \cdot \frac{1}{6}$ oder 10 Thalern gleich. Diese Hoffnung jedoch hat nicht denselben Werth, als 10 Thaler, die man gewifs erhält; vielmehr, wenn das Spiel nun vor sich gegangen, so ist es entweder gewonnen oder verloren worden, und in beiden Fällen hat der Spieler nicht 10 Thaler empfangen, sondern gar nichts, wenn er verloren, oder 60, wenn er gewonnen hat. Die Summen, welche durch die mathematische Hoffnung ausgedrückt werden, sind daher gewissermaafsen ideale Summen, mit denen es sich gerade so verhält, wie mit der Wahrscheinlichkeit eines Factums. Eine reelle Bedeutung erhält diese Summe erst dann, wenn eine grofse Zahl von Spielen gespielt wird; dann stellt die mathematische Hoffnung den mittleren Gewinn des Spielers dar. Ist das Spiel z. B. 6000mal wiederholt worden, so wird die Zahl der Fälle, wo der Spieler gewonnen, zufolge des Bernoullischen Satzes nahe 1000 betragen; er hat also dann in 6000 Spielen nahe 60000 Thaler, d. h. in einem Spiele nahe 10 Thaler gewonnen. Es ergiebt sich hieraus, dafs die Regel $Cw_1 = C_1 w$, wonach wir die Spiele einrichten, nur dann eine Regel der Billigkeit genannt werden kann, wenn das Spiel sehr oft fortgesetzt wird.

Man sieht diefs auch leicht so ein, wenn man die Bedingungen des Spiels absichtlich in der Art stellt, um häufige Wiederholungen desselben gleichsam unmöglich zu machen. Diefs kann auf zwei Arten geschehen: erstens wenn der Einsatz sehr beträchtlich ist, so dafs, wenn der Spieler ihn ein oder einige wenige Male verloren hat, die Fortsetzung des Spiels ihm unmöglich wird. In einem solchen Falle nun ist nach unserm Urtheil das Spiel nicht erlaubt, obgleich es nach den Regeln der Billigkeit, d. h. nach dem Werthe der mathematischen Hoffnung angeordnet ist. Es fällt keinem vernünftigen Menschen ein, sein ganzes Vermögen oder einen beträchtlichen Theil desselben auf einen einzigen Wurf zu setzen, wenn auch der Mitspieler ihm für das Wagestück das mathematische Aequivalent bietet. Auf eine zweite Art kann man die häufigen Wiederholungen eines Spiels erschweren und fast unmöglich machen, wenn nemlich die Zahl der glücklichen Fälle gegen die möglichen Fälle in einem zu geringen Verhältnifs steht. Wenn z. B. in einer Urne 1000 oder 10000 weifse Kugeln auf eine einzige schwarze sich befinden, so wird auf diese schwarze Niemand eine irgend beträchtliche Summe setzen, wenn auch der Mitspieler das 1000 oder 10000 malige setzt. Eine kleine Summe wird im Leben wohl häufig auf ein sehr unwahrscheinliches Ereignifs gewagt, allein man pflegt sie dann für weggeworfen zu halten. Könnte das Spiel so oft wiederholt werden, dafs nach dem Bernoulli'schen Satze zu erwarten stände, die Zahl der Fälle, wo die schwarze Kugel gezogen, verhielte sich zu denen, wo eine weifse erschien, wie $\frac{1}{1000}$ oder $\frac{1}{10000}$, dann würde man auf dieses Spiel eingehen. Allein man lehnt es ab, und mit Recht, wegen der überaus grofsen Zahl von Wiederholungen, welche nöthig wären, diefs Verhältnifs zwischen den schwarzen und weifsen Kugeln herbeizuführen.

Diese beiden einzelnen Arten, wo die ideale mathematische Hoffnung keine Realität als mittleren Fall unter vielen erhalten kann, finden sich in einem merkwürdigen Spiele vereinigt, welches Nicolas Bernoulli erdacht, und das in der Wahrscheinlichkeitsrechnung unter dem Namen des Peterburger Problems grofses Aufsehn erregt hat. Zwei Spieler A und B kommen über folgendes Spiel überein: A wird eine Münze in die Höhe werfen, fällt die Bildseite nach oben, so will er einen Thaler erhalten, fällt die Schriftseite, so spielt A weiter. Erlangt er beim zweiten Wurf das Bild, so will er zwei Thaler haben, beim dritten Wurf vier, beim vierten acht Thaler u. s. w. Das Spiel soll so lange fortgesetzt werden, bis A einmal gewonnen hat, dann ist es beendet. Es frägt sich, wie viel hat A zu setzen, damit ihm B das angegebene Spiel bewilligen könne. Er wird natürlich so viel einzusetzen haben, als er möglicherweise gewinnen kann, d. h. so viel als seine mathematische Hoffnung beträgt, welche daher zu berechnen ist.

A hat die Wahrscheinlichkeit $\frac{1}{2}$, einen Thaler beim ersten Wurf zu gewinnen; also beträgt seine mathematische Hoffnung auf diesen Wurf $\frac{1}{2}$ Thaler. Er kann im zweiten Wurf 2 gewinnen; damit diefs geschehe, mufs er beim ersten Wurf verloren, beim zweiten gewonnen haben; für diefs zusammengesetzte Ereignifs ist die Wahrscheinlichkeit $\frac{1}{2} \cdot \frac{1}{2}$, also ist seine mathematische Hoffnung beim zweiten Wurf $2 \cdot \frac{1}{2} \cdot \frac{1}{2} = \frac{1}{2}$. A kann ferner im dritten Wurf 4 Thaler gewinnen, nur mufs er dann die beiden ersten verloren, den dritten gewonnen haben, wofür die Wahrscheinlichkeit $\frac{1}{2} \cdot \frac{1}{2} \cdot \frac{1}{2}$ ist; also beträgt seine mathematische Hoffnung für den dritten Wurf $4 \cdot \frac{1}{2} \cdot \frac{1}{2} \cdot \frac{1}{2}$ oder wiederum $\frac{1}{2}$ Thaler. Man sieht leicht, dafs für jeden Wurf der Werth der mathematischen Hoffnung des Spielers A $\frac{1}{2}$ Thaler beträgt, und da der Würfe möglicherweise unendlich viele nöthig sein dürften, bevor die Bildseite fällt, so ist die gesammte mathematische Hoffnung, welche A in dem Spiele hat,

$$\frac{1}{2} + \frac{1}{2} + \frac{1}{2} + \ldots \text{ in infin.}$$

So viel hat also A einzusetzen. Allein der Werth dieser Reihe ist unendlich; daher hätte A eine unendlich grofse Summe einzusetzen, damit B auf die vorliegenden Bedingungen mit ihm spielen könne. Nichts desto weniger wird A auf ein solches Spiel nicht 20 Thaler einsetzen! Stöfst man sich an dem Einsatz: unendlich, so entgeht man ihm, wenn man den Gewinnst des Spielers A bei irgend einem glücklichen Wurf so bestimmt, dafs seine gesammte mathematische Hoffnung keine unendlich grofse, sondern nur eine sehr beträchtliche Summe betrage, und doch wird sich A wohl hüten, sie in einem solchen Spiel zu wagen. Ueber diesen Widerspruch zwischen dem Resultat der Rechnung und unserm natürlichen Urtheil ist zu bemerken, dafs daraus kein Vorwurf für die Rechnung erwächst; denn die Rechnung hat nichts gethan, als den Begriff der mathematischen Hoffnung, den sie vorgefunden, auf einen speziellen Fall anwenden. Stimmt dabei das Ergebnifs mit dem gewöhnlichen Urtheil nicht überein so heifst diefs nur, es sei nicht erlaubt, jenen Begriff auf einen solchen Fall anzuwenden, und wir haben bereits angegeben, wefshalb nicht. Die mathematische Hoffnung hat nur dann eine Bedeutung, wenn die Zahl der Wiederholungen grofs genug ist, um die Summe, welche sie angiebt, als eine mittlere ansehen zu können; auf einen einzigen Fall kann man sie nicht anwenden. Man darf z. B. nicht sagen, ein Mann, der 1000 Thaler im Vermögen besitzt und aufserdem für 800 Thaler erwartet, die eben so wahrscheinlich ankommen, als nicht ankommen können, sei 1400 Thaler reich; eben so wenig als man sagen kann, ein bestimmtes, so eben geborenes Kind werde 35 Jahre alt werden, weil die mittlere Lebensdauer der Bevölkerung, zu der es gehört, 35 Jahre beträgt. Die mathematische Hoffnung setzt sich aus der Wahrscheinlichkeit w zusammen, und sie theilt daher das Wesen dieser Gröfse, auf einen bestimmten Fall nicht angewandt werden zu können.

Die Assekuranzen sind auf dem Prinzip der mathematischen Hoffnung gegründet; die Institute, welche dergleichen eingehen, berechnen die mathematische Hoffnung des Versicherten, sie berechnen auch die ihrige, und setzen beide einander gleich. Von Seiten des Instituts ist diese Art der Berechnung ganz in der Ordnung. Wenn sie von einem Versicherten die Summe C mit der Wahrscheinlichkeit w erwarten, so ist in der That dasjenige, was sie erhalten, Cw, weil anzunehmen ist, dafs das Institut so viele Versicherungen dieser Art eingehe, um Cw als den mittleren Fall jeder einzelnen Versicherung ansehen zu können. Anders verhält es sich mit dem Versicherten; er wird von dem Institut als ein mittlerer Fall, bei Lebensversicherungen z. B. als ein mittlerer Mensch betrachtet, während er ein reeller ist, der entweder länger oder kürzer lebt, als das Institut angenommen. Er hat also von der Versicherung entweder Vortheil oder Nachtheil, und der Fall, wo er durch dieselbe gerade so viel erhält, als seine Leistung betrug, ist sogar ein sehr unwahrscheinlicher.

Die moralische Hoffnung.

Im vorigen Abschnitt ist nachgewiesen worden, dafs die sogenannte mathematische Hoffnung oder das Product Cw nicht den Maafsstab abgebe, wonach wir das Loos eines Individuums beurtheilen, welches eine einmalige Summe C mit der Wahrscheinlichkeit w erwartet; man brauchte nur C sehr grofs oder w sehr klein anzunehmen, um sich zu überzeugen, dafs diese Art die Hoffnung zu berechnen zu Folgerungen führe, die nach unserem Urtheil falsch sind. Wir wollen nunmehr im Folgenden die Aufgabe behandeln, wie in der Wirklichkeit das Loos eines Individuums zu bestimmen sei, das sich der Chance eines einmaligen Ereignisses hingiebt. Da der Ausdruck Cw hierzu nicht tauglich ist, wenn C eine beträchtliche Summe; da wir ferner die Gröfse oder Kleinheit einer Summe nicht an und für sich, sondern nach dem Vermögen beurtheilen, aus dem sie genommen oder dem sie hinzugefügt werden soll: so ist es klar, dafs, um das Loos des Individuums zu bestimmen, wir auf das anderweitige Vermögen desselben zu rücksichtigen haben werden. Von diesem Gesichtspunkte aus hat der berühmte Daniel Bernoulli die Frage in einer meisterhaften Abhandlung: *de mensura sortis*, behandelt, [1]) und ist dabei zu so interessanten Folgerungen gelangt, dafs wir nicht anstehen, sie hier mitzutheilen.

Wenn wir von einer Summe, z. B. von 100 Thalern hören, die Jemand gewagt, oder zu einem milden Zweck beigesteuert hat, so sind wir nicht im Stande, die Wichtigkeit, welche eine solche Summe für die betreffende Person hat, zu ermessen; denn 100 Thaler würden für einen reichen

---

[1]) Commentarii Academ. scient. imperialis. Petropoli 1738. Tom. V. pag. 175.

Mann von einer geringen und für einen Armen von sehr beträchtlicher Wichtigkeit sein. Vielmehr, wenn wir erfahren, dafs einer, der 10000 Thaler im Vermögen besitzt, 100 davon zu einem wohlthätigen Zweck überlassen hat, so sind wir der Meinung, er habe verhältnifsmäfsig nicht mehr gethan, als ein anderer, der nur 10 Thaler gab, aber auch nur 1000 besitzt. Daraus folgt, dafs wir die Wichtigkeit der Summen nach dem Vermögen beurtheilen, dem sie entnommen worden, und zwar in der Art, dafs wir dieselbe geradezu proportional ihrem numerischen Belauf und umgekehrt proportional dem Totalvermögen erachten; je gröfser das letztere, um so kleiner ist uns die Wichtigkeit einer Summe, welche gewagt, gewonnen oder verloren, verschenkt u. s. w. wird. Ist daher c das Vermögen eines Mannes, g die Summe, welche zu einem jener Zwecke bestimmt worden, so ist $\frac{g}{c}$ die Wichtigkeit derselben. Dieser Ausdruck ist wiederum nichts, als die einfachste Art, unserem natürlichen Urtheil eine mathematische Form zu geben; er ist vorläufig eine Hypothese, welche gerechtfertigt wird, wenn wir im Stande sind, Folgerungen daraus zu ziehen, die mit unseren sonstigen Ansichten übereinstimmen. Wir wollen noch bemerken, dafs eigentlich die Summe g nur proportional $\frac{g}{c}$, also eigentlich $= a \cdot \frac{g}{c}$ ist, wo a einen constanten Werth bedeutet, der zu verschiedenen Zeiten, in verschiedenen Ländern verschieden sein kann, den wir hier aber übersehen, da er auf das Folgende von keinem weiteren Einflufs ist.

Gesetzt es besitze Jemand y im Vermögen, so kann man annehmen, er habe diefs Vermögen, welches anfangs nur c betrug, nach und nach bis zu diesem Betrage vermehrt. Wir wollen voraussetzen, diefs sei in der Art geschehen, dafs jede der successiven Vermehrungen γ betragen habe, und dafs γ eine sehr kleine Gröfse sei; das Vermögen wurde also successive $c+\gamma$, $c+2\gamma$, $c+3\gamma$, ... $c+n\gamma$, wo dann

$c+n\gamma=y$ ist. Es ist nun leicht die Wichtigkeit, welche das Vermögen y für ihn hat, zu berechnen. Da das anfängliche Vermögen c betrug, so ist nach dem so eben Festgesetzten die Wichtigkeit des ersten Zuwachses $\frac{\gamma}{c}$, die Wichtigkeit des zweiten Zuwachses ist, da das Vermögen nunmehr $c+\gamma$ beträgt, $=\frac{\gamma}{c+\gamma}$ u. s. w. Offenbar ist die Wichtigkeit des Endvermögens y gleich der Summe der Wichtigkeiten der einzelnen Vermehrungen, d. h. gleich

$$\frac{\gamma}{c}+\frac{\gamma}{c+\gamma}+\frac{\gamma}{c+2\gamma}+\frac{\gamma}{c+3\gamma}+\ldots\frac{\gamma}{c+(n-1)\gamma}$$

Hier ist $c+(n-1)\gamma=y-\gamma$, wofür man bei der vorausgesetzten Kleinheit von γ auch y setzen kann.

Wir setzen hier einen idealen Fall voraus; in der Wirklichkeit wird ein Vermögen nicht durch sehr kleine und gleiche Vermehrungen gebildet, allein der wirkliche Fall läfst sich auf diesen supponirten, wie wir sehen werden, zurückführen. Bleiben wir also zuerst bei der Voraussetzung, γ sei unendlich klein, dann ist der Werth der Reihe $log\left(\frac{y}{c}\right)$ (in der That ist derselbe dann nichts anders als das Integral von $\frac{dx}{x}$ genommen zwischen den Gränzen c und y). Das heifst also die Wichtigkeit, oder, wie man das auch nennen kann, der moralische Werth eines Vermögens y, welches successive aus dem ursprünglichen Vermögen c entstand, ist dem natürlichen Logarithmus von y weniger dem Logarithmus des ursprünglichen Vermögens c gleich.

Dieser merkwürdige Ausdruck führt zu Folgerungen, welche noch näher bestimmen werden, was unter moralischer Wichtigkeit zu verstehen ist. Er lehrt, dafs der Werth eines Vermögens desto gröfser sei, je gröfser dessen Belauf, dafs er aber auch gröfser werde, je kleiner das anfängliche

Vermögen betrug. Wenn also das Vermögen zweier Personen 10000 Thaler beträgt, welches der eine, von einem geringen Vermögen ausgehend, nach und nach erworben, der andere von einem bedeutenderen, so ist der moralische Werth dieser 10000 für den Ersteren gröfser. Das ist auch unser natürliches Urtheil. Hieraus schon ergiebt sich der bestimmtere Begriff, der mit den Worten moralischer Werth oder Wichtigkeit zu verbinden ist; es wird darunter die Vergröfserungsfähigkeit des Vermögens verstanden. Diese Fähigkeit kann Null sein, wenn das ursprüngliche Vermögen nicht vermehrt worden, wenn $y = c$ ist; dann wird auch $log \frac{y}{c} = 0$, und das bedeutendste Vermögen hat in diesem Fall den moralischen Werth $= 0$. Hat das Vermögen sich nicht nur nicht vergröfsert, sondern vermindert, so ist statt der Vergröfserungsfähigkeit eine Verminderungsfähigkeit vorhanden, y ist in diesem Falle kleiner als c, und daher wird $log \frac{y}{c}$ dann negativ. Hieraus ist es klar, dafs die Wichtigkeit eines Vermögens (von D. Bernoulli emolumentum, von den Franzosen valeur morale genannt) in der That nichts sei, als das Maafs für die Vergröfserungsfähigkeit desselben.

Wenn y oder c der Null gleich wären, so würde $log\left(\frac{y}{c}\right)$ keine bestimmte Bedeutung mehr haben; allein Bernoulli hat mit Recht behauptet, dafs das Vermögen keines Menschen, selbst wenn er bettelt oder von Geld lebt, welches er borgte, für Null erachtet werden könnte. Denn selbst auch, wenn kein Vermögen nachweisbar ist, so ist dasselbe doch der Subsistenz gleich, welche dem Individuum durch seine Thätigkeit, seine Industrie erwächst, eine Subsistenz, die erst mit dem Tode aufhört. Man kann daher sagen, dafs Jemand nur dann völlig ohne Vermögen gewesen sei, wenn er verhungerte.

Es ist bis jetzt angenommen worden, dafs die successive Vermehrung des Vermögens unendlich klein sei; wenn diefs nicht der Fall ist, wenn γ irgend eine endliche Gröfse bezeichnet, so ist $\frac{\gamma}{c}+\frac{\gamma}{c+\gamma}+\frac{\gamma}{c+2\gamma}+\ldots\frac{\gamma}{y}$ nicht gleich $\log\frac{y}{c}$, vielmehr ist von diesem Logarithmus dann eine gewisse Gröfse abzuziehen, die wir hier jedoch nicht näher zu kennen brauchen. Es genügt zu bemerken, dafs dann also die moralische Wichtigkeit des Vermögens kleiner wird als $\log\frac{y}{c}$. Unser Urtheil stimmt diesem Resultat vollkommen bei; wir legen einem mühsam und allmählig erworbenen Vermögen mehr Werth bei, als einem plötzlicher erlangten; wir haben über das letztere die Ansicht: wie gewonnen, so zerronnen. Einer genauen Rechnung läfst sich im Allgemeinen der Werth eines Vermögens nicht unterwerfen, da γ unbekannt ist, und wir werden defshalb im Folgenden jedem Vermögen den höchsten moralischen Werth, nemlich $\log\frac{y}{c}$ zuschreiben.

Zum Behuf der Anwendungen wollen wir das bisherige Resultat so aussprechen: Wenn der moralische Werth des Vermögens sich unter der Form $\log\frac{y}{c}$ darstellt, und wenn c das frühere Vermögen bedeutet, bevor dasselbe gewissen Chancen, z. B. einem Spiele unterworfen worden, dann ist y das Vermögen zur Zeit, wo es, oder ein Theil davon, diesen Chancen unterliegt.

Nehmen wir an, in einem Spiele habe Jemand die Wahrscheinlichkeit w, eine Summe h zu gewinnen, so hat er die Wahrscheinlichkeit $1-w$ eine Summe h_1, die er eingesetzt, zu verlieren, und zufolge der Regel des Spiels mufs sein

$$hw=h_1(1-w)$$

Das Loos des Spielers, nachdem er beschlossen, sich auf das Spiel einzulassen, ist dann offenbar $hw-h_1(1-w)=0$, d. h. mathematisch genommen, hat sich das Vermögen, falls das Spiel nur gerecht ist, in nichts verändert. Statt der eigentlichen Summen h und h_1, wollen wir jedoch nunmehr deren moralische Werthe einführen, und dabei annehmen, das anderweitige Vermögen des Spielers betrage c. Wird das Spiel gewonnen, so ist das Vermögen des Spielers $c+h$, dessen moralischer Werth dem Obigen zufolge $log\left(\frac{c+h}{c}\right)$ ist; die Wahrscheinlichkeit dieses Falls ist w. Verliert er das Spiel, so ist der moralische Werth seines Vermögens $log\left(\frac{c-h_1}{c}\right)$ und diesem Falle entspricht die Wahrscheinlichkeit $1-w$. Daher ist das Loos des Spielers, moralisch genommen,

$$w\ log\frac{c+h}{c}+(1-w)\ log\left(\frac{c-h_1}{c}\right).$$

Dafür kann man schreiben $log\left[\frac{(c+h)^w\cdot(c-h_1)^{1-w}}{c}\right]$, und da hier der moralische Werth eines Vermögens dem Logarithmus eines Bruchs gleicht, dessen Nenner das ursprüngliche Vermögen c ist, so giebt dessen Zähler, dem so eben Angeführten zufolge, den numerischen Betrag des Vermögens, nachdem es den Zufälligkeiten des Spiels blofsgestellt worden. Somit ist $(c+h)^w\cdot(c-h_1)^{1-w}$ das nunmehrige Vermögen des Spielers, und hieraus entnimmt man, auf welche Weise der wirkliche Betrag eines Vermögens, welches gewissen Zufälligkeiten unterworfen ist, nach den Prinzipien der moralischen Hoffnung berechnet werden mufs.

Nehmen wir einen einfachen Fall des Spiels, wo $w=\frac{1}{2}$, also auch $1-w=\frac{1}{2}$ ist, wo also z. B. für den einen Spieler drei Seiten eines Würfels, für den andern die drei übrigen spielen, so müssen die Einsätze beider gleich sein, $h_1=h$, und daher wird der letzte Ausdruck

$$(c+h)^{\frac{1}{2}}\cdot(c-h_1)^{\frac{1}{2}}=\sqrt{c^2-h^2}$$

Nun aber ist $\sqrt{c^2-h^2}$ jedenfalls kleiner als c: es wird nur dann $=c$, wenn $h=0$ ist, d. h. wenn kein Einsatz, also auch kein Spiel stattfindet. Daher gelangen wir zu dem interessanten Resultat, dafs, sobald sich Jemand in ein solches (oder auch in ein anderes nach den Regeln der Billigkeit entworfenes) Spiel einläfst, sein Vermögen dadurch verschlechtert wird. Hierbei ist immer der Zeitpunkt zu verstehen, ehe das Spiel entschieden ist; nachdem diefs stattgefunden, ist die Wirklichkeit des Gewinnstes oder Verlustes an die Stelle der Möglichkeit getreten.

An diesem einfachen Beispiel läfst es sich ferner zeigen, dafs, wenn zwei ungleich vermögende Leute gleiche Summen wagen, das Vermögen beider sich verschlechtert, allein das des Aermeren von beiden um mehr. Statt den Einsatz $= h$ anzunehmen, wollen wir voraussetzen, es werde der $p$te Theil des Vermögens, also $\frac{c}{p}$ eingesetzt, dann ist

$$\sqrt{c^2-h^2}=c\sqrt{1-\frac{1}{p^2}}=c\left[1-\frac{1}{2}\cdot\frac{1}{p^2}+\frac{1}{8}\cdot\frac{1}{p^4}-\ldots\right]$$

wobei vorausgesetzt ist, dafs p keine kleine Gröfse sei. Mit Uebergehung der Glieder, welche in $\frac{1}{p^4}$, $\frac{1}{p^6}$ u. s. w. multiplizirt sind, wird also dann des Vermögen $c\left[1-\frac{1}{2}\cdot\frac{1}{p^2}\right]$; d. h. es wird durch das Spiel im Verhältnifs von $1-\frac{1}{2p^2}$ verschlechtert, und diese Verschlechterung ist um so bedeutender, je kleiner p oder je gröfser $\frac{1}{p}$. Diefs ist aber der Fall bei dem Aermeren; irgend eine Summe, die er wagt, macht einen gröfseren Theil seines Vermögens aus, als dieselbe Summe bei dem Reichen: daher sein Vermögen durch ein Wagnifs mehr verschlechtert wird. Hat z. B. Jemand 100 Thaler im Vermögen und wagt 50 auf ein Ereignifs, dessen Wahrscheinlichkeit $\frac{1}{2}$, so beträgt sein Vermögen $(150)^{\frac{1}{2}}\cdot(50)^{\frac{1}{2}} = 86{,}6$ Thaler; besitzt er jedoch 1000, so wird es unter denselben Bedingungen $(1050)^{\frac{1}{2}}\cdot(950)^{\frac{1}{2}} = 998{,}7$ Thaler. Im ersten Falle sind dadurch, dafs man sich auf das Spiel einläfst, 13,4 Thaler verloren, im zweiten Falle nur 1,3.

Dieselbe Folgerungen ergeben sich, wenn die Wahrscheinlichkeiten zu gewinnen und zu verlieren nicht, wie bisher angenommen worden, gleich, sondern verschieden sind. Gesetzt Jemand, der 100 Thaler besitzt, wagt 50 auf eine Zahl des Würfels, und gewänne demgemäfs 250, wenn sie fällt; so ist sein Vermögen $(350)^{\frac{1}{6}} \cdot (50)^{\frac{5}{6}} = 69{,}15$ Thaler. Besäfse er jedoch 1000 Thaler, so würde sein Vermögen $(1250)^{\frac{1}{6}} \cdot (950)^{\frac{5}{6}}$ oder 994,5 werden. Setzt Jemand 50 Thaler auf eine Nummer unter hundert, und gewinnt er, wenn sie gezogen wird, der gewöhnlichen Billigkeit des Spiels zufolge $99 \cdot 50$ oder 4950 Thaler, so wird sein Vermögen von 100 auf 52,36 und von 1000 auf 967,6 heruntergesetzt. Wenn Jemand sein ganzes Vermögen auf ein Ereignifs wagt, dasselbe mag noch so unwahrscheinlich sein, so wird sein Vermögen dadurch der Null gleich.

Diese Resultate sind mit unserm sonstigen Urtheil in vollkommenem Einklang. Sie zeigen, dafs, wenn die Wahrscheinlichkeit zu gewinnen sehr klein ist, es beinahe darauf hinausläuft, als sei gar keine Aussicht dazu vorhanden, als sei der Verlust schon so gut als gewifs, besonders wenn das Vermögen kein beträchtliches ist. Denn wenn Jemand 100 besitzt und 50 Thaler mit der Wahrscheinlichkeit $\frac{99}{100}$ verlieren, dagegen 4950 mit der Wahrscheinlichkeit $\frac{1}{100}$ gewinnen kann, so ist sein Vermögen nur noch 52,4 Thaler; es ist also um 47,6, d. h. beinahe um das verringert, was überhaupt verloren werden kann. Nach der mathematischen Hoffnung dagegen wäre ein solches Spiel erlaubt, da es auf Billigkeit gegründet ist.

Streng genommen ist also das Wagen von Summen, sobald man den Werth des Geldes in Anschlag bringt, nicht erlaubt. Allein in der Praxis giebt es Summen, die man unerheblich nennt, und wenn durch das Risico dem Vermögen keine andere Beeinträchtigung als um dergleichen kleine Summen geschieht, so wird dasselbe gestattet werden können. Wir haben schon im vorigen Abschnitt darauf aufmerksam gemacht, dafs auch die mathematische Hoffnung gröfsere Summen aufs Spiel zu setzen verbietet; sie führt also zu demselben Resultat als die moralische Hoffnung, allein nach der ersteren kann man die Gränze nicht angeben, welche die aufs Spiel zu setzende Summe nicht überschreiten darf, welches nach der letzteren keine Schwierigkeit darbietet. Wir werden daher im Folgenden untersuchen, wie viel in einem gegebenen Spiel höchstens gewagt werden darf, damit der Verlust, den das Vermögen durch das Eingehen des Spiels erleidet, eine nur unbeträchtliche Gröfse sei. Hierüber gilt folgender Satz:

Ein Spiel ist dann erlaubt, wenn das Quadrat des von beiden Seiten eingesetzten Geldes, dividirt durch das doppelte Quadrat des Vermögens und multiplizirt in die beiden Wahrscheinlichkeiten des Spiels, eine Summe ist, welche vernachlässigt werden kann.

Es seien w und w_1 die beiden Wahrscheinlichkeiten des Spiels, h und h_1 die beiden Einsätze, c das Vermögen, so mufs also $\frac{ww_1(h+h_1)^2}{2c^2}$ gegen 1, oder $ww_1(h+h_1)^2$ gegen $2c^2$ eine zu vernachlässigende Gröfse sein.

Wie wir bereits gesehen haben, wird das Vermögen des Spielers während des Spiels $(c+h)^w(c-h_1)^{w_1}$.

$$(c+h)^w = c^w + wc^{w-1}h + \frac{ww-1}{1\cdot 2}c^{w-2}h^2 + \ldots$$

$$(c-h_1)^{w_1} = c^{w_1} - w_1c^{w_1-1}h_1 + \frac{w_1w_1-1}{1\cdot 2}c^{w_1-2}h_1{}^2 - \ldots$$

Multiplizirt man beide Reihen, und berücksichtigt, dafs $w+w_1=1$, ferner $w(w-1)=w_1(w_1-1)=-ww_1$ ist, so ergiebt sich

$$c+(wh-w_1h_1)-\frac{ww_1(h+h_1)^2}{2c}+\ldots$$

als das Vermögen des Spielers. Damit das Spiel erlaubt sei, soll dieser Werth sich von c nur um eine zu vernachlässigende Gröfse unterscheiden. Diefs nun ist der Fall, wenn 1) $wh - w_1 h_1 = 0$

2) $\frac{w w_1 (h + h_1)^2}{2c}$ eine so kleine Gröfse ist, dafs sie gegen c nicht in Anschlag kömmt.

Die Bedingung ad 1. ist die gewöhnliche Regel des Spiels, und die ad 2. diejenige, die bewiesen werden sollte. Wir haben in der Entwicklung von $(c+h)^w$ und $(c-h_1)^{w_1}$ die folgenden Glieder, welche in $\frac{1}{c^2}$, $\frac{1}{c^3}$ u. s. w. multiplizirt sind, vernachlässigt, welches dann erlaubt ist, wenn $\frac{h}{c}$ und $\frac{h_1}{c}$ hinlänglich kleiner sind als 1.

Der Bedingung ad 2. kann man auch folgende Form geben. Da $wh - w_1 h_1 = 0$, so ist auch das Quadrat dieser Differenz $= 0$, d. h.

$$w^2 h^2 + w_1{}^2 h_1{}^2 = 2 w w_1 h h_1$$

ferner ist identisch

$$w w_1 h^2 + w w_1 h_1{}^2 = w w_1 h^2 + w w_1 h_1{}^2$$

durch Addiren erhält man

$$w(w + w_1) h^2 + w_1 (w + w^1) h_1{}^2 = w w_1 (h + h_1)^2$$

$$\text{oder} \quad w h^2 + w_1 h_1{}^2 = w w_1 (h + h_1)^2$$

Daher ist die zweite Bedingung des Spiels die, dafs $\frac{1}{2c}(wh^2 + w_1 h_1{}^2)$ gegen c verschwinden müsse. Wenn mehrere Summen h, h_1, h_2 ... mit den Wahrscheinlichkeiten w, w_1, w_2 ... auf dem Spiele stehen, so ist dasselbe auf ähnliche Weise nur dann erlaubt, wenn

$$\frac{1}{2c}[wh^2 + w_1 h_1{}^2 + w_2 h_2{}^2 + \ldots]$$

gegen das Vermögen c verschwindet.

Hieraus findet man nun leicht den höchsten Einsatz, der in einem bestimmten Spiel zu wagen sein wird. Es sei δc eine Summe, klein genug, um sie gegen das Vermögen c vernachlässigen zu können (z. B. $\frac{1}{100}$ Thaler, wenn das

Vermögen 100 Thaler grofs ist, wonach also $\delta = \frac{1}{10000}$ sein würde), so soll nach dem Vorhergehenden

$$\frac{1}{2c}[wh^2 + w_1 h_1{}^2] = \delta c \text{ sein,}$$

d. h. die Einsätze sind so zu wählen, dafs der Ausdruck links höchstens den Werth δc habe. Man hat also

$$wh^2 + w_1 h_1{}^2 = 2\delta c^2$$

und nach der Regel des Spiels

$$wh - w_1 h_1 = 0$$

Die letzte Gleichung giebt $h_1{}^2 = \frac{w^2 h^2}{w_1{}^2}$, und diesen Werth in die erste eingesetzt, liefert

$$h^2 = \frac{2c^2 \delta w_1}{ww_1 + w^2} = \frac{2c^2 \delta w_1}{w} \quad \text{d. h.} \quad h = c\sqrt{\frac{2\delta w_1}{w}}$$

$$\text{eben so } h_1{}^2 = \frac{2c^2 \delta w}{w_1} \qquad h_1 = c\sqrt{\frac{2\delta w}{w_1}}$$

Die gefundenen Werthe h, h_1 sind die gröfsten Einsätze, die man ins Spiel legen darf. Es handele sich z. B. von einem gewöhnlichen Würfelspiel, so ist $w = \frac{1}{6}$, $w_1 = \frac{5}{6}$, $\frac{w}{w_1} = \frac{1}{5}$. Besitzt nun Jemand 100 Thaler, und spielt er auf eine Zahl des Würfels, so darf er nicht mehr einsetzen als 0,632 Thaler; sein Mitspieler setzt dann das Fünffache, 3,162 Thaler. Das Vermögen des ersteren wird durch das Eingehen des Spiels 99,99 Thaler, und beinahe eben so grofs wird auch dasjenige des Mitspielers, vorausgesetzt, dafs auch er 100 Thaler besitzt. Würde dagegen für den ersten Spieler nur eine Nummer unter 1000 spielen, so dürfte er nur 0,0447 Thaler einsetzen; sein Mitspieler setzt dann das 999fache, oder 44,699. Dabei verschlechtert sich stets das Vermögen etwas mehr, wenn für den Spieler die gröfsere der beiden Wahrscheinlichkeiten spielt, und daher auch von ihm der höhere Einsatz zu zahlen ist.

Für ein gewisses Verhältnifs der Wahrscheinlichkeiten w und w_1 kann der Einsatz dem Gesammtvermögen, weniger einer Summe, die man wegwerfen kann, gleich sein, und in diesem Falle erklärt die Theorie offenbar die Furcht vor dem Verlust des Spiels für so gut als nicht vorhanden, und die entsprechende Wahrscheinlichkeit für eine moralische Unmöglichkeit. Um diese Wahrscheinlichkeit zu finden, wollen wir in dem Ausdruck für das Vermögen, vor entschiedenem Spiele, in $(c+h)^w(c-h_1)^w$, die gewöhnliche Regel des Spiels einführen, und für h schreibe $\frac{w_1 h_1}{w}$. Hierdurch wird das Vermögen: $\left[c+\frac{w_1 h_1}{w}\right]^w \left[c-h_1\right]^{w_1}$.

Es sei nun der Einsatz des Spielers h_1 seinem ganzen Vermögen c, weniger $\frac{1}{1000}\cdot c$ gleich, so wird das Vermögen während des Spiels

$$c\left[1+\frac{w_1}{w}0{,}9999\right]^w \left[0{,}0001\right]^{w_1} =$$

$$\left[0{,}0001+\frac{0{,}9999}{w}\right]^w \left[0{,}0001\right]^{1-w}, \text{ in so fern } w_1=1-w.$$

Ein solches Spiel ist dann erlaubt, wenn die Verschlechterung des Vermögens nur eine Summe beträgt, welche übersehen werden kann. Zu dem Ende mufs sein

$$c\left[0{,}0001+\frac{0{,}9999}{w}\right]^w \left[0{,}0001\right]^{1-w} = c\cdot 0{,}9999.$$

Hieraus hat man w zu bestimmen, und man findet durch Probiren $w=\frac{82303}{82304}$ und also $w_1=\frac{1}{82304}$. Das heifst also: Wenn unter 82304 Fällen nur ein unglücklicher ist, so ist es erlaubt, das ganze Vermögen weniger einer zu vernachlässigenden Gröfse einzusetzen. Daher ist $\frac{1}{82304}$ eine moralische Unmöglichkeit und $\frac{82303}{82304}$ die moralische Gewifsheit. Diefs gilt nur, insofern die zu vernachlässigende Summe zu $\frac{1}{10000}$tel des Vermögens angenommen wird, und zweitens nur in so fern, als die Annahme richtig ist, welche dieser ganzen Betrachtung zu Grunde liegt, dafs nemlich die Wichtigkeit der Summen umgekehrt proportional ist der ersten Potenz des Vermögens, von dem sie einen Theil ausmachen. Es wird nicht überflüssig sein, anzugeben, welche Veränderung die bisherigen Resultate erfahren müssen, wenn man für die erste Potenz das Quadrat oder die *n*te Potenz des Vermögens annehmen würde.

Es sei wiederum c das anfängliche Vermögen, welches durch unendlich kleine Vermehrungen γ nach und nach bis zum Betrage y vergröfsert worden; die Wichtigkeit des Zuwachses sei jedoch proportional $\frac{\gamma}{c^2}$: so ist der moralische Werh des Vermögens

$$\frac{\gamma}{c^2}+\frac{\gamma}{(c+\gamma)^2}+\frac{\gamma}{(c+2\gamma)^2}+\ldots\frac{\gamma}{(y-\gamma)^2}$$

Diese Summe ist $=\frac{1}{2}\left[\frac{1}{c}-\frac{1}{y}\right]$ (sie ist gleich dem Integral von $\frac{dx}{x^2}$ zwischen den Gränzen c und y). Was also nach der Bernoulli'schen Theorie $log\,\frac{y}{c}$ war, das wäre nunmehr $\frac{1}{c}-\frac{1}{y}$, und die Anmerkungen, die über den ersteren Ausdruck gemacht worden sind, gelten auch für den zweiten. Wenn daher der moralische Werth eines Vermögens, von dem ein Theil gewissen Chancen unterliegt, sich unter der Form $\frac{1}{c}-\frac{1}{y}$ darstellt, und wenn c das frühere Vermögen bedeutet, so ist y das Vermögen inmitten der Chancen. Hierdurch kann man den wirklichen Betrag des Vermögens aus seinem moralischen Werthe finden.

Es seien w und w_1 die Wahrscheinlichkeiten eines Spielers, h zu gewinnen und h_1 zu verlieren, so ist der moralische Werth seines Vermögens

$$w\left[\frac{1}{c}-\frac{1}{c+h}\right]+w_1\left[\frac{1}{c}-\frac{1}{c-h_1}\right],\text{ und da } w+w_1=1$$

$$\frac{1}{c}-\left[\frac{w}{c+h}+\frac{w_1}{c-h_1}\right]$$

Wird also die Gröſse $\frac{w}{c+h}+\frac{w_1}{c-h_1}$ in eins dividirt, so giebt sie dem Gesagten zufolge das Vermögen des Spielers. Nun ist

$$\frac{w}{c+h}=\frac{w}{c}\cdot\frac{1}{1+\frac{h}{c}}=\frac{w}{c}\left[1-\frac{h}{c}+\frac{h_2}{c_2}-\ldots\right]$$

vorausgesetzt, daſs der Einsatz h kleiner als das Vermögen ist, in welchem Falle allein diese Art der Entwickelung erlaubt ist,

$$\frac{w_1}{c-h}=\frac{w_1}{c}\cdot\frac{1}{1-\frac{h_1}{c}}=\frac{w_1}{c}\left[1+\frac{h_1}{c}+\frac{h_1^2}{c^2}+\ldots\right]$$

also $\frac{w}{c+h}+\frac{w_1}{c-h}=\frac{1}{c}-\frac{wh-w_1h_1}{c^2}+\frac{wh^2+w_1h_1^2}{c^3}-\ldots$

und diese letztere Reihe in eins dividirt giebt

$$c+(wh-w_1h_1)-\frac{wh^2+w_1h_1^2}{c}+\ldots$$

Damit das Spiel erlaubt sei, muſs das Vermögen sich nur um eine zu vernachlässigende Gröſse verschlechtern und daher muſs sein

1) $wh-w_1h_1=o$ (die gewöhnliche Spielregel, also das Glied der Entwicklung, welches von dem sonstigen Vermögen c ganz unabhängig ist)

2) $\frac{wh^2+w_1h_1^2}{c}=\delta c$

Wie man sieht, unterscheidet sich die Bedingung ad 2 von der ähnlichen, welche früher gefunden wurde, nur durch den Factor 2. Nach der eigentlichen Bernoulli'schen Annahme über die Wichtigkeit der Summen, muſs $\frac{wh_2+w_1h_1}{2c}=\delta c$ sein, hier aber $\frac{wh^2+w_1h_1^2}{c}=\delta c$. In einem gewöhnlichen Würfelspiel und mit einem Vermögen von 100 würden also nur 0,447 zu setzen erlaubt sein, wenn man auf eine Zahl spielt; d. h. der Einsatz müfste kleiner sein, als nach der Bernoulli'schen Theorie, wo er 0,632 betragen darf.

Würde man die Wichtigkeit der Summen umgekehrt proportional der $n$ten Potenz des Vermögens setzen, so würde der moralische Werth eines Vermögens y, welches nach und nach aus c gebildet worden, gleich sein

$$\frac{1}{n}\left[\frac{1}{c^{n-1}}-\frac{1}{y^{n-1}}\right]$$

und die Bedingungen des Spiels müssten sein

$$1)\ wh - w_1 h_1 = o$$

$$2)\ \frac{n \cdot n-1}{2c}\left[wh^2 + w_1 h_1{}^2\right] = \delta c$$

Wenn man eine Summe auf ein mögliches Ereignifs setzt, so räth die Klugheit, diese Summe, falls es angeht, auf mehrere Ereignisse dieser Art zu vertheilen. Sie räth um so mehr dazu, je gröfser die zu wagende Summe, und je kleiner das anderweitige Vermögen ist. Wenn z. B. ein Kaufmann Waaren über See zu erhalten hat, in Belauf von ng, und wenn die Summe ng in Bezug auf sein übriges Vermögen c bedeutend ist, so würden wir es nicht gut heifsen, falls er alle diese Waaren einem einzigen Schiffe anvertraute. Da bei diesem Urtheil auf das anderweitige, dem Risico nicht unterworfene, Vermögen Rücksicht genommen wird, so ist es schon zu vermuthen, dafs die mathematische Hoffnung dieses Urtheil nicht unterstützen wird, da die letztere es mit dem Werth der Summen gar nicht zu thun hat. In der That, es sei die Wahrscheinlichkeit, dafs ein Schiff ankomme $= w$, so ist die mathematische Hoffnung, falls die Waaren auf einem Schiffe verladen werden, ngw. Werden sie zu gleichen Theilen auf n Schiffe verladen, so dafs von jedem Schiffe eine Summe g mit der Wahrscheinlichkeit w erwartet wird, so beträgt die mathematische Hoffnung $gw+gw+gw+\ldots$ d. h. wiederum ngw. Somit wäre kein Grund vorhanden, die Waare zu vertheilen. Wenn wir jedoch die Wichtigkeit der Summen berücksichtigen, so wird es sich zeigen, dafs unser Urtheil richtig ist, und dafs der Vortheil der Vertheilung unter Umständen sehr bedeutend werden kann.

Nehmen wir an, der Kaufmann besitze c im Vermögen, und erwarte für $2mc$ Waaren, auf einem Schiffe verladen; so ist sein Vermögen $c+2mc$ wenn sie ankommen, wofür die Wahrscheinlichkeit w, und c wenn sie untergehen, wofür die Wahrscheinlichkeit w_1. Also beträgt sein Vermögen nach Bernoulli $(c+2mc)^w \cdot c^{w_1} = c(1+2m)^w \ldots\ldots (a)$

Werden dagegen die Waaren auf zwei Schiffen verladen, so sind drei Fälle möglich; die Schiffe kommen beide an, dafür ist die Wahrscheinlichkeit w^2, oder nur eines derselben, dafür ist die Wahrscheinlichkeit $2ww_1$, oder sie gehen endlich beide unter, welches eine Wahrscheinlichkeit w_1^2 hat. Daher wird das Vermögen des Kaufmanns in diesem Falle

$$(c+2mc)^{w^2}(c+mc)\cdot^{2ww^1}c^{w_1^2} = c(1+2m)^{w^2}(1+m)^{2ww_1} \ldots (b)$$

Nun ist aber (b) gröfser als (a); denn dividirt man (b) durch (a) so erhält man

$$(1+2m)^{w^2-w}(1+m)^{2ww_1} = (1+2m)^{ww_1}(1+m)^{2ww_1}$$

wo jeder der beiden Factoren, also auch ihr Product, gröfser als 1 ist. Beträgt z. B. die erwartete Waare den 4ten Theil des Vermögens, so dafs $m = \frac{1}{8}$, ist ferner $w = w_1 = \frac{1}{2}$; so ist $\frac{(b)}{(a)} = 1{,}1215$ d. h. das Vermögen ist beinahe $\frac{1}{8}$tel gröfser, wenn die Waare auf zwei Schiffen verladen sind, als wenn sie auf einem erwartet werden. Noch gröfser wird der Vortheil bei drei Schiffen u. s. w.

Ohne jedoch bei solchen speciellen Beispielen zu verweilen, wollen wir die Aufgabe allgemein behandeln.

Es erwartet ein Kaufmann, dessen Vermögen c ist, Waaren im Betrage von ngc. Diese Waaren werden zu gleichen Theilen auf n Schiffen verladen; es soll das Vermögen des Mannes berechnet werden.

Dasselbe beträgt $c+ngc$, wenn alle Schiffe ankommen, welches die Wahrscheinlichkeit w^n hat; es beträgt $c+(n-1)gc$, wenn nur eines untergeht, wofür die Wahrscheinlichkeit $n\cdot w^{n-1}w_1$ ist u. s. w. Man sieht das fragliche Vermögen wird sein

$$c[1+ng]^{w^n}[1+(n-1)g]^{n\cdot w^{n-1}w_1}[1+(n-2)g]^{\frac{n\cdot n-1}{1\cdot 2}w^{n-2}w_1^2}\ldots\ldots=c\cdot Q$$

Die Exponenten bilden die einzelnen Glieder des Binomiums

$$(w+w_1)^n=w^n+nw^{n-1}w_1+\frac{n\cdot n-1}{1\cdot 2}w^{n-2}w_1^2+\ldots$$

Nimmt man zu beiden Seiten die Logarithmen, so ergiebt sich

$$w^n\,log\,[1+ng]+n\cdot w^{n-1}w_1\,log\,[1+(n-1)g]+\frac{n\cdot n-1}{1\cdot 2}w^{n-2}w_1^2\,log\,[1+(n-2)g]+\ldots=log\,Q.$$

Nun ist $\quad w^n\,log\,[1+ng]=w^n ng-\frac{1}{2}w^n n^2g^2+\ldots$

$$nw^{n-1}w_1\,log\,[1+(n-1)g]=nw^{n-1}w_1(n-1)g-\frac{1}{2}n\cdot w^{n-1}w_1(n-1)^2g^2+\ldots$$

$$\frac{n\cdot n-1}{1\cdot 2}w^{n-2}w_1^2\,log\,[1+(n-2)g]=\frac{n\cdot n-1}{1\cdot 2}w^{n-2}w_1^2(n-2)g-\frac{1}{2}\cdot\frac{n\cdot n-1}{1\cdot 2}w^{n-2}w_1^2(n-2)^2g^2+\ldots$$

u. s. w. u. s. w.

Addirt man rechts die untereinander stehenden Glieder, und bemerkt man, dafs da $w+w_1=1$, auch $(w+w_1)^n$ oder $w^n+nw^{n-1}w_1+\frac{n\cdot n-1}{1\cdot 2}w^{n-2}w_1^2+\ldots=1$ ist, so erhält man

$$log\,Q=ng-ngw_1-\frac{n^2g^2}{2}\left(w^2+\frac{1}{n}ww_1\right)+\ldots$$

$$=ngw-\frac{n^2g^2}{2}\left(w^2+\frac{1}{n}ww_1\right)+\ldots$$

Bezeichnet man mit e die Basis der natürlichen Logarithmen, so ergiebt sich die gesuchte Gröfse

$$Q = e^{ngw - \frac{n^2g^2}{2}\left(w^2 + \frac{1}{n} ww_1\right)}$$

und nach der bekannten Entwicklung von e^x in einer Reihe

$$Q = 1 + ngw - \frac{n^2g^2}{2n} \cdot ww_1 + \ldots.$$

Das fragliche Vermögen Qc wird daher

$$c + ngcw - \frac{n^2g^2c \cdot ww_1}{2n} + \ldots$$

Setzt man den Werth der erwarteten Waare oder $ngc = p$, so ergiebt sich das Vermögen

$$c + pw - \frac{p^2ww_1}{2nc} + \ldots$$

Zufolge der mathematischen Hoffnung würde das Vermögen $c+pw$ gefunden; der erhaltene Werth zeigt jedoch, dafs streng genommen das Vermögen nur dann $c+pw$ betrage, wenn die Zahl der Schiffe unendlich grofs ist. Ist diefs nicht der Fall, so ist das Vermögen kleiner, und der Werth der erwarteten Waare unterscheidet sich um so mehr von der mathematischen Hoffnung pw, je geringer die Zahl der Schiffe ist, worauf die Verladung stattgefunden, und je gröfser p ist. Diefs stimmt ganz mit unserm sonstigen Urtheil überein. Die Nothwendigkeit, nicht allein auf n, sondern auch auf das Verhältnifs des erwarteten Vermögens zu dem vorhandenen Rücksicht zu nehmen, entsteht dadurch, dafs, wenn c nicht bedeutend ist, angenommen werden mufs, dafs öftere Wiederholungen solcher Chancen nicht möglich sind.

Wir wollen noch anführen, dafs wenn die moralische Wichtigkeit der Summe proportional $\frac{\gamma}{c^2}$ angenommen sein würde, wir für das fragliche Vermögen den Werth

$$c+pw-\frac{p^2ww_1}{nc}+\ldots$$

gefunden haben würden, der sich von dem vorigen wiederum nur durch einen Factor 2 im dritten Gliede unterscheidet. Unter denselben Umständen würde hier also das Vermögen kleiner anzuschlagen sein.

Dieselbe Art der Betrachtung läfst sich auch auf andere Ereignisse, als das Verladen auf einem Schiffe anwenden, z. B. auf die gewöhnlichen Spiele, wenn sie statt eines Males mehrere Male hinter einander gespielt werden sollen. Es möge der eine Spieler die Wahrscheinlichkeit w haben, eine Summe gc zu gewinnen, und die Wahrscheinlichkeit w_1, die Summe g_1c zu verlieren; dabei soll die übliche Regel gelten, und daher $wgc=w_1g_1c$ sein. Ist nun n die Zahl der Wiederholungen des Spiels, über welche man übereingekommen ist, so wird das Vermögen des Spielers $c+ngc$, wenn er alle n Spiele gewinnt, welches eine Wahrscheinlichkeit $=w^n$ hat; es wird $c+(n-1)gc-g_1c$, wenn er nur $n-1$ Spiele gewinnt, wofür die Wahrscheinlichkeit $nw^{n-1}w_1$ ist, u. s. f. Daher wird sein Vermögen

$$c[1+ng]^{w^n}[1+(n-1)g-g_1]^{n\cdot w^{n-1}w_1}$$
$$[1+(n-2)g-2g_1]^{\frac{n.n-1}{1.2}w^{n-2}w_1^2}\ldots\ldots.$$

Behandelt man diesen Ausdruck auf dieselbe Weise, wie den ähnlichen vorher, mit Berücksichtigung der üblichen Spielregel, so findet man das Vermögen des Spielers

$$c-\frac{n^2g^2c}{2n}\,\frac{w}{w_1}+\ldots$$

oder $$c-\frac{n^2g_1{}^2c}{2n}\,\frac{w_1}{w}+\ldots$$

Der Spieler wagt in allen n Spielen zusammen ng_1c; setzt man diese Summe $=t$, so wird sein Vermögen

$$c - \frac{t^2}{2nc} \cdot \frac{w_1}{w} + \ldots$$

und daher verschlechtert. Soll es sich nur um die zu vernachlässigende Gröfse δc verschlechtern, so mufs sein

$$\frac{t^2}{2nc} \cdot \frac{w_1}{w} = \delta c$$

wobei die folgenden Glieder der Reihe, welche in t^3, t^4 u. s. w. multiplizirt sind, als unbedeutend übergangen werden. Die letzte Gleichung giebt

$$t = c \sqrt{\frac{2n\delta w_1}{w}}$$

als höchsten erlaubten Einsatz.

Würde das Spiel nur einmal gespielt, n also $= 1$ sein, so erhielte man den bereits oben gefundenen Werth

$$t = c \sqrt{\frac{2\delta w_1}{w}}.$$

Es folgt hieraus, dafs die bei n Spielen zu wagende Summe im Verhältnifs von $\sqrt{n}$ gegen die bei einem einmaligen Spiele gröfser sein kann. Wenn also in einem Würfelspiel nur 0,632 nach dem Obigen einzusetzen sind, so könnten im Ganzen 6,32 in demselben Spiel gesetzt werden, wenn es nicht einmal, sondern 100 mal gespielt werden soll.

Wie bereits früher bemerkt worden ist, besteht das Wesen der Assekuranz-Gesellschaften darin, jede einzelne Gefahr als eine mittlere zu behandeln, und einem Individuum, dessen Vermögen zum Theil dieser Gefahr unterliegt, den Vortheil zu gewähren, dasselbe nach den Prinzipien der mathematischen Hoffnung, welche eben nichts als den mittleren Fall angiebt, sicher zu stellen. Jedes Vermögen, selbst wenn man es vollkommen in Händen hat, ist ein nur wahrscheinliches; es ist im Ganzen, oder doch zum Theil der Gefahr des Verbrennens z. B., ausgesetzt. Sei C der verbrennliche Theil, und w die Wahrscheinlichkeit des Feuers, so ist der mathematische Werth dieses Theils des Vermögens in der That nur $C(1-w)$, wo $1-w$ die Wahrscheinlichkeit bedeutet, dafs es nicht vom Feuer zerstört werde. Was über jede Wahrscheinlichkeit zu sagen ist, läfst sich auch hier anbringen. In der Wirklichkeit, d. h. in einem einzelnen Falle, ist das Vermögen bestimmt nicht $C(1-w)$, denn es wird entweder vom Feuer verzehrt oder davon verschont; im ersten Fall ist sein Werth 0 und im zweiten C. Ein dritter Fall aber ist nicht vorhanden. Der Ausdruck $C(1-w)$ gilt somit nur im Mittel aus vielen solcher Fälle. Die Feuerversicherungs-Anstalt nun macht ihn zu einem reellen, indem sie sich von dem Individuum den Betrag Cw zahlen läfst, und ihm dafür C garantirt. Hierdurch ist das Vermögen desselben unter jeden Umständen $C-Cw$ oder $C(1-w)$. Die Vorsicht räth zu diesen Versicherungen, besonders wenn C ein bedeutender Theil des Gesammtvermögens ist; sie wird darin freilich von der mathematischen Berechnung der Hoffnung nicht unterstützt, der zufolge es gleichgültig ist, ob man die Versicherung eingehe oder nicht. Allein wir werden auch hier wieder, wenn wir die Wichtigkeit der Summen in Betracht ziehen, finden, dafs diese Vorsicht im Rechten ist. Nehmen wir einen einfachen Fall dieser Art, der häufig vorkömmt.

Es hat Jemand nach einer gewissen Zeit von einem Dritten die Summe s zu erhalten, falls der letztere dann noch am Leben ist; er wird sie ihm dann etwa von seinem Gehalte zahlen. Um nun sicher zu gehen, versichert der Empfänger das Leben des Schuldners für die Summe s, und es frägt sich, ob er hierdurch Vortheil habe?

Ist w die Wahrscheinlichkeit, dafs der Schuldner nach der bestimmten Zeit noch lebe, so ist das Vermögen des Gläubigers, wenn er die Versicherung nicht eingeht, und sonst c besitzt, $=(c+s)^{w}c^{w_1}=c\left[1+\frac{s}{c}\right]^{w}$

Entwickelt man die Potenz, so wird das Vermögen

$$c\left[1+\frac{s}{c}w+\frac{w \cdot w-1}{1 \cdot 2}\frac{s^2}{c^2}+\ldots\right]=c+sw-ww_1\frac{s^2}{2c}+\ldots$$

Geht er dagegen die Versicherung ein, so hat er der Anstalt $s(1-w)$ zu zahlen, und hat dafür die Summe s sicher; also ist dann sein Vermögen, der Schuldner mag leben oder sterben,

$$c+s-s(1-w)=c+sw$$

d. h. es ist gröfser, als das vorige, wo er es auf den Zufall ankommen läfst. Im letztern Fall wäre sein Vermögen um $ww_1 \cdot \frac{s^2}{2c}-\ldots$ geringer, jedoch nur, wenn $\frac{s}{c}$ hinlänglich kleiner als 1 ist, um in der Entwicklung von $\left(1+\frac{s}{c}\right)^w$ das 4te Glied und alle folgenden übersehen zu können. Ist $\frac{s}{c}$ nicht so unbedeutend, so mufs man den unentwickelten Ausdruck $\left(1+\frac{s}{c}\right)^w$ berechnen.

Es besitze z. B. Jemand 1000 Thaler, und er erwarte nach einem Jahre 400 Thaler von einem Schuldner, der eine Wahrscheinlichkeit von 0,9 hat, dann noch am Leben zu sein. Nach der mathematischen Hoffnung, oder was dasselbe ist, wenn er versichert, beträgt sein Vermögen 1360 Thaler. Geht er aber die Versicherung nicht ein, so beträgt sein Vermögen nur 1353,7 Thaler. Für diesen Werth $\frac{s}{c}=\frac{4}{10}$ mufs man den Ausdruck $c\left(1+\frac{s}{c}\right)^w$ unentwickelt berechnen, denn die blofse Berücksichtigung des 3ten Gliedes $ww_1\frac{s^2}{2c}$ würde den Verlust in diesem Falle auf 7,2 Thaler finden lassen, der in der That nur 6,3 Thaler beträgt. Um so mehr wäre diefs nöthig, wenn unter denselben Umständen das sonstige Vermögen nur 500 Thaler betrüge.

Falls die Versicherung eingegangen worden, beträgt dann das Vermögen 860 Thaler, dem Zufall überlassen dagegen nur 848,6.

Der Nachtheil, den das Vermögen dadurch erleidet, dafs ein Theil desselben in Frage steht, ist, wie gezeigt worden, proportional $w w_1$; er ist daher am gröfsten, wenn dieses Product ein Maximum ist, welches dann stattfindet, wenn $w = w_1$, also $= \frac{1}{2}$ ist. In dem ersteren Beispiele würde bei solcher Wahrscheinlichkeit der fragliche Nachtheil 16,8, in dem zweiten 29,2 Thaler betragen.

Lebenswahrscheinlichkeit.

Aufgabe der Lebenswahrscheinlichkeit.

Die einfache Aufgabe dieser Sphäre ist, von einer gewissen Zahl Neugeborenen, etwa 1000 oder 10000, anzugeben, wie viele derselben die späteren Lebensjahre erreichen werden. So einfach die Aufgabe, so einfach könnte auch deren Lösung erscheinen; man hätte nur nöthig, diese Neugeborenen durch die verschiedenen Lebensalter zu verfolgen, bis sie sämmtlich ausgestorben. Allein diese Art der Lösung ist praktisch unmöglich. Wenn es schon die gröfste Schwierigkeit darbietet, von einer gröfseren Zahl von Individuen, selbst nur innerhalb weniger Jahre, mit Sicherheit zu erfahren, wie viele noch am Leben sind, wie viele derselben gestorben, in welchem Alter sie gewesen: so stehen vollends auf einander folgende Generationen nicht in derjenigen Verbindung, welche eine fortlaufende Reihe Beobachtungen solcher Art erlaubte. Aufserdem würde man bei so langwierigen Beobachtungen, von der Geburt eines Menschen bis zu dessen Tode sich erstreckend, in der Unmöglichkeit sein, den Gegenstand nach mannigfachen Richtungen zu verfolgen, und man würde am Ende einer fast hundertjährigen Untersuchung Resultate gewonnen haben, von denen man nicht einmal anzugeben vermöchte, ob zufällige Umstände ihnen nicht alle Allgemeinheit geraubt hätten.

Die wesentliche Anforderung an jede Methode ist demnach, dafs sie die Aufgabe mittelst Beobachtungen, welche in möglichst kurzer Zeit, in einigen Jahren etwa, anzustellen sind, löse. Dieser Anforderung genügen bis jetzt zwei

Methoden, die eine von Halley [1]), die andere von Euler [2]). Beide Methoden wenden sich an zwei spezielle Fälle, und sind vollkommen anwendbar, wenn gewisse Bedingungen erfüllt sind, auf welchen sie beruhen. Die Halley'sche Methode setzt eine Bevölkerung im Beharrungszustand voraus, wo nicht allein so viel geboren werden, als sterben, sondern wo in einer grofsen Reihe von Jahren vorher stets dieselbe Zahl Geburten stattgefunden hat; wo ferner in einem Jahre gerade so viele 30-, 40- u. s. w. jährige vorhanden sind, und von ihnen genau so viel sterben, als viele Jahre vorher. Euler setzt keine stationäre Bevölkerung voraus; vielmehr nimmt er an, dafs die Zahl der Einwohner sich von Jahr zu Jahr nach einem bestimmten Gesetze ändere.

Wir werden im Folgenden beide Methoden näher beschreiben, und bei Gelegenheit der Halley'schen den gröfsten Theil der Betrachtungen, zu denen der Gegenstand bis jetzt Veranlassung gegeben hat, mittheilen. Wir werden dann diejenige Methode angeben, welche die allgemeine Lösung der Aufgabe liefert, und welche unabhängig davon ist, ob eine Bevölkerung stationär, oder auf diese und jene Weise veränderlich ist.

[1]) Zuerst angewandt: Philosophical Transactions for 1693. London, pag. 596.

[2]) Récherches sur la Mortalité et la multiplication du genre humain: Histoire de l'Académie royale, Année 1760. Berlin 1767. pag. 144.

Methode des Halley bei einer stationären Bevölkerung.

Man sieht leicht ein, dafs, um zu erfahren, wie viele von 1000 Personen die darauf folgenden Lebensalter erreichen, es genügt, wenn man nur wüfste, wie viele dieser 1000 Kinder nach und nach gestorben sind. Es sei 100 das höchste Lebensjahr in einer Bevölkerung. Ist nun etwa die Zahl der im 100ten Jahre Gestorbenen 1,

der im 99ten Jahre Gestorbenen 4,

der im 98ten Jahre Gestorbenen 6,

so lebte zu Ende des 99ten Jahres einer, zu Ende des 98ten lebten fünf, zu Ende des 97ten eilf Personen, und vorausgesetzt, dafs alle Verstorbenen richtig und vollständig verzeichnet worden sind, so wüfste man also, wie viele in den genannten Lebensjahren gelebt haben. Man kann nun so fortschliefsen, indem man die Addition der Verstorbenen weiter fortsetzt, und erhält also aus dem Todtenregister die Zahl der Lebenden für jedes Lebensalter. Ja man erhält auf dieselbe Weise aus den blofsen Todtenregistern die Zahl der Geborenen. Denn wenn man z. B. gefunden hätte, dafs zu Ende des ersten Jahres 800 leben, und wenn die Todtenregister lehren, dafs innerhalb des ersten Jahres 200 gestorben sind, so lebten zu Anfang des ersten Jahres 1000. Das heifst aber nichts anders, als dafs 1000 Kinder geboren worden sind.

Bei diesen Schlüssen hat man im Grunde nichts gethan als die einfache Wahrheit anwenden, dafs alles, was stirbt, gelebt habe, so dafs, vorausgesetzt, dafs man alle Verstorbenen erfahre, man damit auch alle diejenigen kenne, welche gelebt haben.

Statt also von den Neugeborenen zu untersuchen, wie viele derselben die folgenden Lebensjahre erreichen, wäre es hinreichend, wenn man wüfste, wie viele davon im 1ten, 2ten, 3ten u. s. w. Jahre gestorben sind. Diefs würde immer noch ein 100 Jahre fortgesetztes Beobachten nöthig machen; inzwischen wenn man ein vollständiges Todtenregister über eine Bevölkerung im Beharrungszustand besitzt, so reichen die Beobachtungen eines einzigen Jahres zur Lösung der Aufgabe hin, so dafs, wenn man Beobachtungen, welche über mehrere Jahre sich erstrecken, wählte, diefs nur in der Absicht geschehen könnte, den Resultaten einen höheren Grad von Zuverlässigkeit zu geben.

In der That, die Gesammtzahl aller Verstorbenen eines Jahres betrage 1000, und darunter mögen 5 gewesen sein, welche ein Alter von 30 Jahren erreichten: so kann man daraus schliefsen, dafs wenn 1000 Kinder geboren werden, nach 30 Jahren 5 sterben werden, d. h. gerade dasjenige, was uns zu wissen nöthig ist. Da die Bevölkerung nemlich stationär ist, so werden so viele jährlich geboren, als da sterben, und weil die Zahl der letzteren 1000 beträgt, so werden auch 1000 Geburten jährlich stattfinden. Nun aber ist die Bevölkerung vor 30 Jahren in demselben stationären Zustand gewesen, unserer Voraussetzung nach; daher wurden auch damals 1000 des Jahres geboren. Die fünf 30jährigen, welche im vorliegenden Jahre gestorben sind, datiren aber von den Geburten vor dreifsig Jahren. Also kann man aus den während eines Jahres beobachteten Todten die Verhältnisse des Sterbens finden, wie sie sich bei einer gegebenen Menschenmenge nach und nach im Laufe der Jahre gestalten würden.

Mit dieser Art zu schliefsen mufs man sich in der Sphäre der Mortalität vertraut machen, wo sie oft angewandt wird. Wenn man z. B. weifs, dafs in einer Stadt während eines Jahres 200 Heirathen stattgefunden, und 800 Kinder geboren worden sind: so behauptet man, dafs auf jede Ehe im Durchschnitt vier Kinder kommen. Freilich haben die 200 neuen Ehepaare nicht in demselben Jahre 800 Kinder erzeugt; vielmehr rührt der gröfsere Theil derselben von den sogenannten stehenden Ehen her. Allein, wenn nur die Bevölkerung, und also auch die Zahl der Ehen stationär ist, und lange vorher es gewesen ist, so läfst sich voraussehen, dafs die 200 neuen Ehepaare im Laufe der Jahre diese Anzahl von Kindern hervorbringen werden.

Um das Folgende, namentlich die Construction der Mortalitätstafel, welche alles vereinigt, was über die Lebens- und Sterbeverhältnisse einer Bevölkerung interessirt, übersichtlich darstellen zu können, wollen wir im Kleinen arbeiten, und annehmen, die Menschen seien zu Ende des 5ten Jahres ausgestorben. Es mag nun ein Todtenregister aus einer Bevölkerung folgende Data geliefert haben:

a_0 Individuen, welche im ersten Jahre starben,
a_1 - - - zweiten - -
a_2 - - - dritten - -
a_3 - - - vierten - -
a_4 - - - fünften - -

so wird man diese Beobachtungen auf folgende Weise benutzen:

zwischen	gestorben.	Lebende.	Summe der Lebenden.
0—1 Jahr	a_0	$a_0+a_1+a_2+a_3+a_4$	$a_0+2a_1+3a_2+4a_3+5a_4$
1—2 -	a_1	$a_1+a_2+a_3+a_4$	$a_1+2a_2+3a_3+4a_4$
2—3 -	a_2	$a_2+a_3+a_4$	$a_2+2a_3+3a_4$
3—4 -	a_3	a_3+a_4	a_3+2a_4
4—5 -	a_4	a_4	a_4

Die erste und zweite der verticalen Columnen enthalten die Beobachtungen aus dem Verzeichnifs der Verstorbenen. Aus der zweiten Columne bildet nun Halley die dritte, die Columne der Lebenden, indem er die Zahlen der zweiten von unten auf successive addirt. Aus dieser dritten bildet Déparcieux ganz auf dieselbe Weise die vierte, welche überschrieben ist Summe der Lebenden, und die man auch überschreiben könnte: Summe der durchzulebenden Jahre.

Wir haben nunmehr die Bedeutung dieser neuen Columnen zu erörtern. Da a_4 die Zahl der Todten im fünften

Jahr ist, und da mit diesem Lebensjahr die Menschen ausgestorben sein sollen, so lebten zu Anfang des fünften Jahres a_4 Personen. Ebenso lebten zu Anfang des vierten Lebensjahres $a_3 + a_4$ Personen, von denen a_3 im vierten, a_4 im fünften Jahre starben. Daher giebt die Columme III. 1) die Zahl derer, welche die einzelnen Lebensjahre erreichen, vorausgesetzt, dafs $a_0 + a_1 + a_2 + a_3 + a_4$ Kinder geboren worden sind. Sie giebt 2) an, dafs wenn in Summe $a_0 + a_1 + a_2 + a_3 + a_4$ Personen gestorben sind, dann waren darunter $a_1 + a_2 + a_3 + a_4$ Verstorbene, die bei ihrem Tode älter als ein Jahr, $a_2 + a_3 + a_4$, welche bei ihrem Tode älter als zwei Jahre u. s. f. gewesen sind.

Die Déparcieux'sche Columne hat ebenfalls eine doppelte Bedeutung. Wenn nemlich $a_0 + a_1 + a_2 + a_3 + a_4$ Kinder geboren werden, so erreichen davon $a_3 + a_4$ den Anfang des vierten Jahres, a_4 den Anfang des fünften.

Also giebt es $a_3 + 2a_4$ Personen, deren Alter den Anfang des vierten Jahres überschreitet. Ferner erreichen $a_2 + a_3 + a_4$ den Anfang des dritten Jahres; addirt man diese Zahl zu der bereits gefundenen $a_3 + 2a_4$, so erhält man die Zahl derer, welche den Anfang des dritten Jahres überschritten haben, $= a_2 + 2a_3 + 3a_4$. Auf diese Weise entstehen auch die übrigen Zahlen der Columne IV., welche daher die Anzahl Menschen giebt, die älter sind als das nebenstehende Alter. Daher giebt $a_0 + 2a_1 + 3a_2 + 4a_3 + 5a_4$ die Summe derjenigen, deren Alter den Anfang des ersten Jahres überschreitet, d. h. die gesammte Bevölkerung, immer vorausgesetzt, dafs $a_0 + a_1 + a_2 + a_3 + a_4$ Kinder geboren werden. Wie man sieht, giebt die Columne des Déparcieux eine Volkszählung; denn wenn 1000 Kinder geboren werden, und die erste Zahl jener Columne betrüge in diesem Falle 35000, so würde folgen, dafs man die Bevölkerungsanzahl erhält, wenn man die Zahl der Geborenen mit 35 multiplizirt. Ist die unmittelbar darunter stehende Zahl 34000, so würde das heifsen, man erhält die Zahl derer in der Bevölkerung, welche älter als ein Jahr sind, wenn man die Zahl der jährlich Geborenen mit 34 multiplizirt u. s. f.

Die zweite gleich wichtige Bedeutung dieser Columne ist folgende. Es giebt nach der Tafel $a_3 + a_4$ Individuen zu Anfang des vierten Jahres; diese leben ein Jahr zusammen, d. h. $a_3 + a_4$ Jahre. Hierauf sterben a_3, und die bleibenden a_4 leben noch ein Jahr, d. h. zusammen a_4 Jahre. Also leben die $a_3 + a_4$ Personen im Ganzen noch $a_3 + 2a_4$, und eben so die $a_0 + a_1 + a_2 + a_3 + a_4$ Geborenen im Ganzen $a_0 + 2a_1 + 3a_2 + 4a_3 + 5a_4$ Jahre. Daher giebt die Columne IV. die Anzahl Jahre, welche die Lebenden, in der Columne III. daneben stehenden, in Summe noch zu durchleben haben, und somit kann die Ueberschrift dieser Columne auch sein: Summe der zu lebenden Jahre.

Es ist zu bemerken, dafs bei dieser Art, die Zahl der durchzulebenden Jahre zu berechnen, vorausgesetzt ist, dafs die Menschen plötzlich am Ende des Jahres sterben, welches sie ganz durchlebten. Diefs ist nicht der Fall der Natur, wo vielmehr das Sterben über das ganze Jahr vertheilt ist. Wir werden hierauf zurückkommen.

Bei dieser Gelegenheit ist noch vor einem Irrthum zu warnen, zu welchem den Anfänger die Süfsmilch'sche Mortalitätstafel [1]) verleiten könnte. Süfsmilch nemlich giebt der Columne IV. die Ueberschrift: Summe aller Lebenden in jedem Jahre nebst denen, die darunter sind. Nach dem Vorigen mufs es vielmehr heifsen, welche „darüber" sind. Begreiflich hat es keinen Sinn, wenn wir sagen würden, es gebe $a_0 + 2a_1 + 3a_2 + 4a_3 + 5a_4$ Personen, welche zu Anfang des 1ten Jahres und darunter alt sind, denn solcher Personen giebt es gar keine; es giebt vielmehr nur $a_0 + a_1 + a_2 + a_3 + a_4$ Personen, welche zu Anfang des

---

[1]) Süfsmilch: die göttliche Ordnung in den Veränderungen des menschlichen Geschlechts, aus der Geburt, dem Tode und der Fortpflanzung desselben erwiesen. 4te Ausgabe von C. J. Baumann. Berlin 1798. 2ter Theil, pag. 319.

1ten Lebensjahres sich befinden, d. h. die Geborenen. Eben so wenig würde es bei der Ueberschrift „Summe derer, welche darunter alt sind", eine richtige Bedeutung haben, wenn die Zahlen dieser Columne, wie es der Fall ist, eine nach den späteren Lebensjahren hin abnehmende Reihe bilden; sie müſsten vielmehr immer gröſser werden. So ist es auch bei Süſsmilch; er hat, statt die Zahlen von unten auf zu addiren, sie von oben nach unten addirt, und also folgende Werthe erhalten:

Lebende.	
$a_0+a_1+a_2+a_3+a_4$	$a_0+a_1+a_2+a_3+a_4$
$a_1+a_2+a_3+a_4$	$a_0+2a_1+2a_2+2a_3+2a_4$
$a_2+a_3+a_4$	$a_0+2a_1+3a_2+3a_3+3a_4$
a_3+a_4	$a_0+2a_1+3a_2+4a_3+4a_4$
a_4	$a_0+2a_1+3a_2+4a_3+5a_4$

Wie man sieht, sind die Zahlen von den unsrigen völlig verschieden, und nur die letztere derselben stimmt mit derjenigen, welche in unserer Tafel die erste ist, überein. Für Zahlen, welche auf diese Weise gebildet worden, ist Süſsmilch's Ueberschrift vollkommen in der Ordnung, und man könnte ihnen auch die Ueberschrift geben „Summe der durchlebten Jahre", statt daſs die unsrige überschrieben werden muſs „Summe der durchzulebenden Jahre." Das Verfahren von Süſsmilch verdient jedoch, wegen der Anwendung, welche von der besprochenen Columne zu machen ist, keine Nachahmung. Da es inzwischen dazu gedient hat, einige Verwirrung über die Bedeutung dieser Columne herbeizuführen, so schien es nöthig, darauf etwas näher einzugehen.

Wahrscheinliche und mittlere Lebensdauer.

Die Zahl der Lebenden, die vorige Columne III., kann man zur bequemen Uebersicht mittelst einer krummen Linie darstellen. Man theile zu dem Ende die Linie AC (Fig. 1.) in so viele Theile, als es Lebensjahre giebt, eben so theile man die senkrecht darauf stehende Linie AB in eine gehörige Zahl von Theilen, um durch sie die Zahl der in jedem Alter Lebenden darstellen zu können. Auf solche Weise erhält man, wenn man bei jedem Alter die Lebenden durch eine verhältnifsmäfsig grofse Linie angiebt, und die Endpunkte dieser Linien verbindet, die Curve BLC, welche die Curve der Lebenden heifst. In einem gröfseren Maafsstab ist diese Curve Figur 5. entworfen. BA ist die Zahl der Geborenen, welche gewöhnlich = 1000 angenommen wird. Gesetzt, nach 31 Jahren wäre davon noch die Hälfte oder 500 am Leben, so wird man nach Halley 31 Jahre das wahrscheinliche Leben eines Neugeborenen nennen. In der kleinen Curve (Fig. 1.) ist LW die Hälfte von AB, und daher ist AW die Dauer des wahrscheinlichen Lebens. Man findet diese Dauer für die übrigen Lebensalter auf ähnliche Weise. Im 49ten Jahre leben z. B. nach der im Folgenden mitzutheilenden Tabelle Kerseboom's 370 Individuen; die Hälfte hiervon oder 185 erreichen das 69te Jahr, also beträgt die wahrscheinliche Lebensdauer eines 40jährigen 20 Jahre. In den Mortalitätstafeln giebt man gewöhnlich für die wahrscheinliche Dauer nicht die Zahl der Jahre, sondern das Alter, bei welchem die Hälfte abgestorben ist; man schreibt also beim Lebensalter 49 nicht 20, sondern 69 als wahrscheinliches Leben.

Der Grund, wefshalb man diesen Zeitraum besonders hervorhebt, und ihm den Namen wahrscheinliche Lebensdauer gegeben, ist dieser. Wenn 1000 Kinder zu 0 Jahren leben und 500 davon zu 31, so ist die Wahrscheinlichkeit für einen 0jährigen, zu Anfang des 32ten Jahres noch zu leben, $\frac{1}{2}$; da unter 1000 möglichen Fällen 500 sind, in welchen diefs Ereignifs stattfindet. Die Wahrscheinlichkeit eines Neugeborenen, diesen Zeitraum nicht zu erreichen, also vorher zu sterben, ist ebenfalls $= \frac{1}{2}$. Somit sind 31 Jahre ein Zeitraum, welchen der Geborene eben so wahrscheinlich erreichen als nicht erreichen kann, und dergleichen Ereignisse, deren Wahrscheinlichkeit $= \frac{1}{2}$ ist, nennt man im Leben häufig und ausschliefslich wahrscheinliche. Daher der Name, den die in Rede stehende Lebensdauer erhalten hat.

Statt zu fragen, nach welchem Jahre die Hälfte von Individuen eines bestimmten Alters noch am Leben sei, könnte man auch die Frage aufwerfen, nach welchem Jahre noch der $\frac{1}{4}$te Theil u. s. w. lebe. Handelt es sich von Neugeborenen, so ist diefs nach der Kerseboom'schen Tafel im 63ten, nach der Tafel im Abschnitt über das mathematische Gesetz der Sterblichkeit im 67ten, nach der Süfsmilchschen im 56ten Jahre der Fall. Allein man hebt für gewöhnlich nur den Zeitraum hervor, den die Hälfte der Individuen erreicht.

Wir haben gesehen, dafs die Columne IV. der Sterblichkeitstafel die Anzahl der Jahre giebt, welche die nebenbei in der Columne III. stehende Zahl von Lebenden zu durchleben haben, bis sie sämmtlich ausgestorben. Es haben also $a_0 + a_1 + a_2 + a_3 + a_4$ Neugeborene zusammen $a_0 + 2a_1 + 3a_2 + 4a_3 + 5a_4$ Jahre zu leben, und jeder von ihnen, im Mittel genommen, $\frac{a_0 + 2a_1 + 3a_2 + 4a_3 + 5a_4}{a_0 + a_1 + a_2 + a_3 + a_4}$ Jahre. Diese Art Quotienten, welche entstehen, wenn man die Zahlen der 4ten Columne durch die der 3ten dividirt, nennt man nach Déparcieux sehr passend die mittlere Lebensdauer. Der Begriff dieser Lebensdauer ist, wie man sieht, sehr bestimmt, wogegen der der wahrscheinlichen etwas willkührlicher Art ist.

Es ist bereits bemerkt worden, dafs die Zahlen der Columne IV., wenn man sie als Jahre ansieht, nicht ganz richtig sind, dafs bei ihnen z. B. vorausgesetzt worden ist, die $a_0 + a_1 + a_2 + a_3 + a_4$ 0jährigen durchlebten sämmtlich das erste Jahr, und dann stürben plötzlich a_0 derselben, und so bei den übrigen Lebensaltern; dafs also eine Voraussetzung gemacht worden, welche nicht naturgemäfs ist. Um den Fehler einzusehen, der auf solche Weise begangen wird, wollen wir das so berechnete mittlere Leben an der Curve der Lebenden betrachten. Es sei (Fig. 2.) BC die Lebenscurve nach unserer kleinen Sterblichkeitstafel für 5 Jahre, so ist

$$AB = a_0 + a_1 + a_2 + a_3 + a_4$$
$$A_1B_1 = a_1 + a_2 + a_3 + a_4$$
u. s. w.

Ziehen wir über AA_1 das Rechteck A_1B, eben so über A_1A_2 das Rechteck A_2B_1 u. s. w., so stellen die Zahlen der Columne IV. offenbar die Summe dieser Rechtecke vor, von dem letzten an addirt. Denn der Inhalt dieses letzten Rechtecks ist A_4B_4 multiplizirt in A_4C oder in eins. Nun ist A_4B_4 die Zahl derer, die zu Anfang des 5ten Jahres leben, also $= a_4$; daher ist auch der Inhalt des Rechtecks $= a_4$ in Jahren ausgedrückt. Eben so ist der Inhalt des Rechtecks $A_4B_3 = a_3 + a_4$, der von $A_3B_2 = a_2 + a_3 + a_4$ u. s. f., und daher geben diese Rechtecke addirt die Zahlen von Columne IV. Wir haben als Einheit der Zeit das Jahr angenommen; wir könnten, ja wir müfsten streng genommen, die Zeiteinheit überaus klein annehmen, und für solche Zeitintervalle die Todten, die Lebenden und die Summe der Lebenden berechnen. In solchem Falle würden der Rechtecke immer mehr und mehr werden, der Inhalt dieser Rechtecke näherte sich immer mehr dem Inhalt der Curve, und fiele damit zuletzt ganz zusammen. Daraus folgt, dafs das mittlere Leben nichts anders ist, als der Inhalt der Lebenscurve dividirt durch die Ordinaten der Curve, d. h. durch die Zahl der Lebenden. Man kann den Inhalt der ganzen Curve berechnen, ihn durch BA dividiren, und erhält die mittlere Lebensdauer der Neugeborenen; man kann ihn bis zu einer bestimmten Ordinate, z. B. A_1B_1 berechnen, diesen Inhalt durch A_1B_1 dividiren, und erhält die mittlere Lebensdauer eines Einjahrigen. Der Fehler, den man bei den Zahlen der Columne IV. begeht, kann also dahin angegeben werden, dafs man, statt des Inhalts der Curve, den Inhalt von Rechtecken bestimmt, ein Inhalt, der sich jenem wohl sehr nähert, aber doch stets etwas zu grofs fällt. Einen namentlichen Fehler begeht man in der ersten Kindheit, wo von den 200 Kindern, die von 1000 Gebornen im ersten Jahre sterben, angenommen wird, sie stürben erst nach dem Verlauf des Jahres, während ein sehr beträchtlicher Theil derselben in den ersten Tagen, namentlich am ersten stirbt. Wir haben nunmehr die hieraus entstehenden Fehler zu verbessern.

Um die Correction bei den Neugeborenen, deren Zahl, wie gewöhnlich 1000 betragen mag, für das erste Jahr anzubringen, verfahre man auf folgende Weise. Man bleibe bei der Berechnung der Columne IV. bei der zweiten Zahl von oben stehen (also in der folgenden Sterblichkeitstafel nach Kerseboom bei 33975), und addire statt 1000 nur
800, wenn von 1000 Neugebor. im 1ten Jahr 250 sterben,
820, - - - - - - - - 225 -
840, - - - - - - - - 200 -
856, - - - - - - - - 180 -
872, - - - - - - - - 160 -

Den Grund für diese Verbesserung enthält der Abschnitt über das mathematische Gesetz der Sterblichkeit. Hiermit jedoch wäre nur der Fehler verbessert, der von den Neugeborenen entsteht. Man macht bei allen übrigen Altern dieselbe Voraussetzung; man setzt eben so gut voraus, dafs z. B. die 590 19jahrigen das Ende des Jahres sämmtlich erreichen. Daher hat man an jede Zahl der Columne IV. eine Correction dafür anzubringen, dafs, statt des Inhalts der Curve, der von Rechtecken genommen worden ist.

Um nun den genaueren Inhalt der Lebenscurve aus der Summe der Rechtecke zu finden, verfährt man folgender Art. Zwischen zwei auf einander folgenden Jahren ist es erlaubt, die Lebenscurve als das Stück einer geraden Linie anzusehen. Diefs vorausgesetzt, ist die Summe der Rechtecke von A_1B_1 ab (Fig. 2.), um die Dreiecke B_1B_2, B_2B_3, B_3B_4, B_4C zu grofs. Der Inhalt dieser Dreiecke beträgt jedoch zusammen $\frac{1}{2}A_1B_1$, weil ihre Grundlinien sämmtlich $= 1$, und die Summe ihrer Höhen A_1B_1 ist. Man hat demnach von der Summe der Lebenden die Hälfte der Lebenden A_1B_1 abzuziehen, um den Inhalt der Curve genauer zu erhalten. Von der mittleren Lebensdauer ist aus demselben Grunde ein halbes Jahr abzuziehen, in so fern diese Dauer gleich ist der Summe der Lebenden dividirt durch die Lebenden.

In der Kerseboom'schen Tafel giebt es 33975 Personen, welche älter als ein Jahr sind. Nach dem, was so eben bemerkt worden, hat man davon die Hälfte der Lebenden, $\frac{1}{2} \cdot 804$ oder 402, abzuziehen, und daher giebt es über ein Jahr alte Individuen 33573. Addirt man hierzu 840, so erhält man die Gesammtbevölkerung 34413, und daher die mittlere Lebensdauer des Neugeborenen 34,413 Jahre.

In dem Abschnitt über das mathematische Gesetz der Sterblichkeit befindet sich eine Mortalitätstafel, welche die wahren Werthe der mittleren Lebensdauer, durch den eigentlichen Inhalt der Lebenscurve berechnet, angiebt; wir wollen sie mit (a) bezeichnen. Man kann aber diese Werthe auch auf die gewöhnliche Weise finden, indem man die Zahlen der Columne IV. durch die von III. dividirt. Zieht man dann von jeder so gefundenen Dauer $\frac{1}{2}$ Jahr ab, und bezeichnet dieselbe mit (b), so findet zwischen (a) und (b) eine fast völlige Uebereinstimmung statt, wie der folgende Vergleich nachweiset.

Alter.	mittlere Lebensdauer.	
	(a)	(b)
5	45,37	45,38
10	44,23	44,24
20	39,25	39,27
30	33,05	33,05
40	26,44	26,45
50	19,86	19,88
60	13,57	13,57
70	7,66	7,66

Wenn man die Definitionen des wahrscheinlichen und mittleren Lebens beachtet, so leuchtet es ein, dafs diese Gröfsen ihrer Natur nach von einander verschieden sind. Nichts desto weniger findet man sie in den spätern Lebensjahren ziemlich gleich, wie diefs aus folgender Zusammenstellung, nach der sogleich mitzutheilenden Sterblichkeitstafel, erhellt.

Alter.	wahrscheinliches Leben.	mittleres.
0	31 Jahre	34,98
5	47,1	45,
10	45,	43,2
20	37,9	36,8
30	32,	31,5
40	26,9	26,
50	19,4	19,9
60	13,9	14,6
70	8,5	9,7
80	4,4	5,6

Bei dieser Annäherung beider Gröfsen entsteht die Frage, welche Gestalt müfste die Lebenscurve haben, damit eine völlige Gleichheit beider stattfinde? Diese Gestalt ist offenbar die gerade Linie. Denn es sei (Fig. 3.) BC die Curve des Lebens, so ist der Inhalt dieser Curve oder dieses Dreiecks $= \frac{1}{2}[AC \cdot AB]$, und daher das mittlere Leben eines Neugeborenen $= \frac{1}{2}AC$. Das wahrscheinliche Leben ist $= AD$, wenn, zufolge der Definition, die Senkrechte über D, oder $DE = \frac{1}{2}AB$ ist. Findet diefs aber statt, dann ist auch $AD = \frac{1}{2}AC$; d. h. das wahrscheinliche Leben ist dann dem mittleren gleich. Für eine solche Geradlinigkeit der Lebenscurve werden nicht allein bei dem Jahre 0, sondern bei allen übrigen Lebensjahren beide Arten von Lebensdauer einander gleich. Dafs diefs in späteren Jahren annähernd eintritt, heifst demnach nichts anders, als dafs die Lebenscurve sich dann von einer geraden Linie nicht allzu sehr unterscheide. In den ersten Lebensjahren ist diefs nicht der Fall; die Zahl der Lebenden vermindert sich anfangs sehr rasch, die Curve fällt steil herab, und daher sind dann auch beide Gröfsen nicht gleich.

Aus der Natur der wahrscheinlichen und mittleren Lebensdauer folgt ein Unterschied zwischen ihnen, den zu kennen nöthig ist. Wenn nemlich durch ungenaue Beobachtungen, durch eine fehlerhafte Methode, oder durch wirkliche, natürliche Unterschiede in den Lebensverhältnissen, die Gestalt der Lebenscurve verändert wird, so wird hiervon die wahrscheinliche Lebensdauer im Allgemeinen stärker affizirt werden, als die mittlere. Denkt man sich nemlich die Curve der Lebenden in der Nähe der Ordinate, durch welche das wahrscheinliche Leben bestimmt wird, nur etwas verändert, so kann diese Lebensdauer leicht um mehrere Jahre gröfser oder geringer ausfallen, während dieselbe Veränderung den Inhalt der Curve, durch welchen das mittlere Leben bestimmt wird, wenig affizirt. Daher kann man a priori vermuthen, dafs die erstere Lebensdauer grofsen Schwankungen unterworfen sein wird, es sei nun, dafs sie in der Natur der Sache liegen, oder dafs sie Ungenauigkeiten ihr Entstehen verdanken; dafs dagegen unter denselben Umständen die mittlere Lebensdauer kleinere Veränderungen zeigen wird. So bestätigt es auch die Erfahrung, in welcher Beziehung wir einige beobachtete Werthe mittheilen.

	wahrscheinl.	mittl. Leben.
Genf im 16ten Jahrhundert . .	5 Jahre	18
im 17ten Jahrhundert . .	8	23
im 18ten Jahrhundert . .	28	33
in diesem Jahrhundert . .	47	41,8
Frankreich nach Duvillard . .	20,3	28,8
nach Demontferrand	43,8	39,7
Ostpreufsen 1776—1805 . .	8	26
Böhmen	5	

Während also das wahrscheinliche Leben sich von 5 auf 47, also um mehr als das neunfache verändert, verändert sich das mittlere Leben noch nicht um das dreifache. Aus diesem Verhalten beider Gröfsen kann man jedoch nicht schliefsen, dafs es somit gerathener sei, nur die letztere zu berechnen und anzuwenden, weil sie weniger Schwankungen unterworfen ist, und daher sicherer sei. Diefs würde so viel heifsen, als wenn man eine bestimmte, gemessene Länge nicht in Linien angäbe, weil dann der Fehler der Messung eine ganze Einheit beträgt, sondern lieber in Toisen, wo er dann freilich nur $\frac{1}{864}$tel der Einheit betrüge. Mit Bezug auf die, durch Fehler irgend welcher Art hervorgebrachten, Veränderungen verhalten sich die wahrscheinliche und mittlere Lebensdauer in der That nur wie verschiedene Maafseinheiten. Bei beiden kommt es nicht auf die numerische Gröfse des Fehlers, sondern auf dessen relative, auf den Werth des Fehlers an, und dieser kann bei beiden gleich sein, ob er gleich der Anzahl der Jahre nach verschieden ist. Man kann hierüber nur bemerken, dafs wegen des angedeuteten Verhältnisses eine Abweichung von 10 Jahren bei der wahrscheinlichen Lebensdauer von keinem gröfseren Belang ist, als eine von vielleicht 2 Jahren bei der mittleren Dauer.

Sterblichkeitstafel.

Wir lassen nunmehr eine nach den vorhergehenden Prinzipien berechnete Sterblichkeitstafel folgen. Sie gründet sich auf Beobachtungen Kerseboom's, von denen Euler die Zahl der in den verschiedenen Altern Lebenden mitgetheilt hat. [1]) Zu den bereits besprochenen sechs Columnen ist noch eine siebente hinzugefügt, welche die Zahl derjenigen angiebt, von welchen in den verschiedenen Lebensaltern einer stirbt. Man erhält dieselbe, wenn man die Zahlen der Columne III. durch die nebenstehenden der Columne II. dividirt. Die auf solche Weise erlangten Werthe nennt Lambert [2]) „die Lebenskraft" in den verschiedenen Altern, und allerdings ist dieselbe im 20ten Jahre gröfser, wo einer von 83,4, als im 5ten Jahre, wo schon einer von 57,3 stirbt. Allein den wahren Werth der Lebenskraft scheinen sie nicht auszudrücken, vielmehr wird derselbe, wie wir später zeigen werden, auf eine etwas verschiedene Weise berechnet werden müssen.

Aufserdem enthält das Folgende noch Süfsmilch's sogenannte Generaltabelle, [3]) die in der Praxis häufig angewandt und auf welche oft verwiesen wird.

Endlich theilen wir noch die vortrefflichen Erfahrungen der Preufsischen Allgemeinen Wittwenanstalt zu Berlin mit, welche von Brune [4]) nach den Beobachtungen aus den Jahren 1776—1834 an 31500 Frauen berechnet worden sind, und von denen wir später Gebrauch zu machen haben.

Anmerkung. Bei den folgenden Tafeln nach Kerseboom und Süfsmilch ist weder in der Columme „Summe der Lebenden" noch in der „mittlere Lebensdauer" diejenige Correction angebracht, welche vorher näher besprochen worden ist.

---

[1]) Berliner Memoiren für 1760. pag. 152.

[2]) Anmerkungen über die Sterblichkeit u. s. w. in dessen Beiträgen zum Gebrauch der Mathematik. Theil 3. Berlin 1772. pag. 510.

[3]) Göttliche Ordnung. Theil 2, pag. 319.

[4]) Crelle, Journal für die reine und angewandte Mathematik. Band XVI., pag. 58. Berlin 1837.

Sterblichkeitstafel
nach
Kerseboom.

Alter.	Sterbende.	Lebende	Summe der Lebenden.	Wahrscheinl. Dauer.	Mittlere Dauer.	Es stirbt einer von
0	196	1000	34975	31,	34,975	5,10
1	36	804	33975	44,7	42,26	22,33
2	32	768	33171	47,3	43,18	24,
3	27	736	32403	49,3	44,01	27,26
4	21	709	31667	51,	44,67	33,76
5	12	688	30958	52,1	45,	57,33
6	12	676	30270	52,8	44,78	56,33
7	11	664	29594	53,4	44,57	60,36
8	7	653	28930	54,	44,31	93,29
9	7	646	28277	54,5	43,77	92,29
10	6	639	27631	55,	43,24	106,5
11	6	633	26992	55,2	42,65	105,5
12	6	627	26359	55,6	42,05	104,5
13	5	621	25732	55,9	41,43	124,2
14	5	616	25111	56,2	40,77	123,2
15	5	611	24495	56,4	40,10	122,2
16	5	606	23884	56,8	39,42	121,2
17	5	601	23278	57,1	38,74	120,2
18	6	596	22677	57,3	38,06	99,33
19	6	590	22081	57,6	37,41	98,33
20	7	584	21491	57,9	36,80	83,43
21	6	577	20907	58,2	36,23	96,17
22	6	571	20330	58,6	35,60	95,17
23	6	565	19759	59,	34,97	94,17
24	7	559	19194	59,3	34,34	79,86
25	8	552	18635	59,7	33,76	69,
26	9	544	18083	60,1	33,24	60,44
27	10	535	17539	60,6	32,77	53,50
28	9	525	17004	60,9	32,38	58,33
29	9	516	16479	61,6	31,93	57,33

Alter.	Sterbende.	Lebende	Summe der Lebenden.	Wahrscheinl. Dauer.	Mittlere Dauer.	Es stirbt einer von
30	8	507	15963	62,	31,49	63,38
31	9	499	15456	62,5	30,97	55,44
32	8	490	14957	63,	30,53	61,25
33	7	482	14467	63,4	30,02	68,86
34	7	475	13985	63,7	29,45	67,86
35	7	468	13510	64,1	28,87	66,86
36	7	461	13042	64,4	28,29	65,86
37	8	454	12581	64,8	27,71	56,75
38	7	446	12127	65,2	27,18	63,71
39	7	439	11681	65,6	26,61	62,71
40	6	432	11242	65,9	26,02	72,
41	6	426	10810	66,2	25,37	71,
42	7	420	10384	66,5	24,73	60,
43	7	413	9964	66,8	24,13	59,
44	6	406	9551	67,2	23,53	67,67
45	7	400	9145	67,5	22,86	57,14
46	7	393	8745	67,8	22,25	56,14
47	8	386	8352	68,2	21,65	48,25
48	8	378	7966	68,6	21,07	47,25
49	8	370	7588	69,	20,51	46,25
50	8	362	7218	69,4	19,94	45,25
51	9	354	6856	69,8	19,36	39,33
52	9	345	6502	70,2	18,85	38,33
53	9	336	6157	70,7	18,32	37,33
54	8	327	5821	71,1	17,80	40,88
55	9	319	5494	71,5	17,22	35,44
56	9	310	5175	72,	16,69	34,44
57	10	301	4865	72,4	16,15	30,1
58	9	291	4564	73,	15,69	32,33
59	9	282	4273	73,4	15,16	31,33
60	9	273	3991	73,9	14,62	30,33
61	10	264	3718	74,3	14,08	26,40
62	9	254	3454	74,8	13,60	28,22
63	10	245	3200	75,2	13,06	24,5
64	10	235	2955	75,6	12,57	23,5

Alter.	Sterbende.	Lebende	Summe der Lebenden.	Wahrscheinl. Dauer.	Mittlere Dauer.	Es stirbt einer von
65	10	225	2720	76,1	12,09	22,5
66	10	215	2495	76,6	11,61	21,5
67	10	205	2280	77,1	11,12	20,5
68	10	195	2075	77,5	10,64	19,5
69	10	185	1880	78,	10,16	18,5
70	10	175	1695	78,5	9,69	17,5
71	10	165	1520	79,	9,21	16,5
72	10	155	1355	79,4	8,74	15,5
73	10	145	1200	80,	8,28	14,5
74	10	135	1055	80,4	7,82	13,5
75	11	125	920	81,	7,36	11,36
76	10	114	795	81,7	6,97	11,4
77	11	104	681	82,3	6,55	9,45
78	11	93	577	83,	6,20	8,45
79	10	82	484	83,7	5,90	8,20
80	9	72	402	84,4	5,58	8,
81	9	63	330	85,	5,24	7,
82	8	54	267	85,8	4,94	6,75
83	7	46	213	86,5	4,63	6,57
84	7	39	167	87,	4,28	5,57
85	6	32	128	87,8	4,00	5,33
86	6	26	96	88,5	3,69	4,33
87	5	20	70	89,3	3,50	4,
88	4	15	50	90,3	3,33	3,75
89	3	11	35	91,3	3,18	3,67
90	2	8	24	92,	3,	4,
91	2	6	16	93,	2,67	3,
92	1	4	10	94,	2,50	4,
93	1	3	6	94,5	2,	3,
94	1	2	3	95,	1,5	2,
95	1	1	1		1,	1,

Sterblichkeitstafel
nach
Süfsmilch.

Alter.	Sterbende.	Lebende	Summe der Lebenden.	Wahrscheinl. Dauer.	Mittlere Dauer.	Es stirbt einer von
0	250	1000	28988	18,	28,99	4
1	89	750	27988	40,	37,22	8
2	43	661	27238	46,	41,21	15
3	25	618	26577	49,	43,	25
4	14	593	25959	50,5	43,78	42
5	12	579	25366	51,	43,81	48
6	11	567	24787	52,	43,72	51
7	9	556	24220	52,5	43,56	62
8	8	547	23664	53,	43,26	68
9	7	539	23117	53,5	42,89	77
10	5	532	22578	54,	42,44	106
11	4	527	22046	54,	41,83	132
12	4	523	21519	54,	41,15	131
13	4	519	20996	54,5	40,46	130
14	4	515	20477	54,5	39,76	129
15	4	511	19962	55,	39,06	128
16	4	507	19451	55,	38,36	127
17	4	503	18944	55,5	37,66	126
18	4	499	18441	55,5	36,96	125
19	4	495	17942	56,	36,25	124
20	5	491	17447	56,	35,53	98
21	5	486	16956	56,5	34,89	97
22	5	481	16470	56,5	34,24	96
23	5	476	15989	57,	33,59	95
24	5	471	15513	57,	32,94	94
25	5	466	15042	57,5	32,28	93
26	5	461	14576	57,5	31,62	92
27	6	456	14115	58,	30,95	91
28	6	451	13659	58,	30,29	75
29	6	445	13208	58,5	29,68	74

Alter.	Sterbende.	Lebende	Summe der Lebenden.	Wahrscheinl. Dauer.	Mittlere Dauer.	Es stirbt einer von
30	6	439	12763	59,	29,07	73
31	6	433	12324	59,	28,46	72
32	6	427	11891	59,5	27,85	71
33	6	421	11464	60,	27,23	70
34	6	415	11043	60,	26,61	69
35	7	409	10628	60,5	25,99	58
36	7	402	10219	61,	25,42	57
37	7	395	9817	61,5	24,85	56
38	7	388	9422	62,	24,28	55
39	7	381	9034	62,	23,71	54
40	7	374	8653	62,5	23,14	53
41	7	367	8279	63,	22,56	52
42	7	360	7912	63,	21,98	51
43	7	353	7552	63,5	21,39	50
44	7	346	7199	64,	20,81	49
45	7	339	6853	64,	20,22	48
46	8	332	6514	64,5	19,62	41
47	8	324	6182	65,	19,08	40
48	8	316	5858	65,5	18,54	39
49	8	308	5542	66,	17,99	38
50	9	300	5234	66,	17,45	33
51	9	291	4934	66,5	16,96	32
52	9	282	4643	67,	16,46	31
53	9	273	4361	67,5	15,98	30
54	9	264	4088	68,	15,48	29
55	9	255	3824	68,5	15,00	28
56	9	246	3569	69,	14,51	27
57	9	237	3323	69,5	14,02	26
58	9	228	3086	70,	13,54	25
59	9	219	2858	70,5	13,05	24
60	9	210	2639	71,	12,57	23
61	9	201	2429	71,5	12,08	22
62	10	192	2228	72,	11,60	19
63	10	182	2036	72,5	11,19	18
64	10	172	1854	73,	10,78	17

Alter.	Sterbende.	Lebende	Summe der Lebenden.	Wahrscheinl. Dauer.	Mittlere Dauer.	Es stirbt einer von
65	10	162	1682	73,5	10,38	16
66	10	152	1520	74,	10,00	15
67	10	142	1368	75,	9,63	14
68	10	132	1226	75,5	9,29	13
69	10	122	1094	76,	8,97	12
70	9	112	972	77,	8,68	12
71	9	103	860	77,5	8,35	11
72	9	94	757	78,5	8,05	10
73	8	85	663	79,	7,80	10
74	8	77	578	80,	7,51	9
75	7	69	501	80,5	7,26	10
76	7	62	432	81,	6.97	9
77	6	55	370	82,	6,73	9
78	6	49	315	83,	6,43	8
79	6	43	266	83,5	6,19	7
80	5	37	223	84,5	6,03	7
81	4	32	186	85.5	5,81	8
82	4	28	154	86,	5,50	7
83	4	24	126	87,	5,25	6
84	3	20	102	88,	5,10	7
85	3	17	82	88,75	4,82	6
86	2	14	65	89,5	4,64	7
87	2	12	51	90,	4,25	6
88	2	10	39	91,	3,90	5
89	2	8	29	92,	3,62	4
90	1	6	21	93,	3,50	6
91	1	5	15	93,5	3,00	5
92	1	4	10	94,	2,50	4
93	1	3	6	94,5	2,00	3
94	1	2	3	95,	1,50	2
95	1	1	1			1

Sterblichkeitstafel
nach
den Erfahrungen über Frauen der Preufs. allgemeinen Wittwen-Verpflegungsanstalt.

Alter.	Sterbende.	Lebende.	Mittlere Lebensdauer.	Es stirbt eine von
15	181	10809	40,65	59,72
16	171	10628	40,33	62,15
17	161	10457	39,98	64,33
18	152	10296	39,60	67,74
19	144	10144	39,19	70,44
20	137	10000	38,75	72,99
21	131	9863	38,28	75,29
22	125	9732	37,78	77,86
23	119	9607	37,27	80,73
24	114	9488	36,73	83,23
25	110	9374	36,17	85,22
26	106	9264	35,60	87,40
27	103	9158	35,00	88,91
28	101	9055	34,39	89,65
29	100	8954	33,78	89,54
30	100	8854	33,15	88,54
31	100	8754	32,53	87,54
32	100	8654	31,90	86,54
33	100	8554	31,26	85,54
34	99	8454	30,63	85,39
35	99	8355	29,98	84,39
36	98	8256	29,33	84,24
37	98	8158	28,68	83,24
38	98	8060	28,02	82,24
39	97	7962	27,37	82,08
40	97	7865	26,70	81,08
41	97	7768	26,02	80,08
42	98	7671	25,35	78,28

Alter.	Sterbende.	Lebende.	Mittlere Lebensdauer	Es stirbt einer von
43	98	7573	24,67	77,28
44	98	7475	23,99	76,28
45	99	7377	23,30	74,52
46	100	7278	22,61	72,78
47	101	7178	21,91	71,07
48	103	7077	21,22	68,71
49	105	6974	20,52	66,42
50	107	6869	19,83	64,20
51	110	6762	19,14	61,47
52	115	6652	18,45	57,84
53	121	6537	17,76	54,02
54	127	6416	17,09	50,52
55	134	6289	16,42	46,93
56	141	6155	15,77	43,65
57	149	6014	15,13	40,36
58	157	5865	14,50	37,36
59	165	5708	13,88	34,59
60	173	5543	13,28	32,04
61	181	5370	12,69	29,67
62	189	5189	12,12	27,56
63	197	5000	11,56	25,38
64	205	4803	11,01	23,43
65	213	4598	10,48	21,59
66	222	4385	9,97	19,75
67	231	4163	9,47	18,02
68	238	3932	9,00	16,52
69	242	3694	8,55	15,22
70	244	3452	8,11	14,15
71	245	3208	7,69	13,09
72	246	2963	7,28	12,08
73	246	2717	6,89	11,08
74	245	2471	6,53	10,09
75	242	2226	6,20	9,20
76	236	1984	5,89	8,41
77	224	1748	5,62	7,80

Alter.	Sterbende.	Lebende.	Mittlere Lebensdauer.	Es stirbt einer von
78	206	1524	5,37	7,40
79	184	1318	5,13	7,16
80	162	1134	4,88	7,00
81	145	972	4,61	6,70
82	134	827	4,34	6,17
83	126	693	4,08	5,50
84	114	567	3,87	4,97
85	97	453	3,72	4,67
86	79	356	3,60	4,51
87	62	277	3,49	4,47
88	49	215	3,35	4,39
89	39	166	3,19	4,26
90	31	127	3,01	4,10
91	24	96	2,82	4,00
92	19	72	2,60	3,79
93	15	53	2,35	3,53
94	12	38	2,08	3,17
95	9	26	1,81	2,89
96	7	17	1,50	2,43
97	5	10	1,20	2,00
98	3	5	0,90	1,67
99	2	2	0,50	1,00

Critik der Halley'schen Methode.

Im Vorhergehenden ist nachgewiesen worden, welche Resultate über die Gesetze des Lebens und Sterbens aus Todtenregistern gewonnen werden können; wir haben nunmehr zu untersuchen, welche Zuverlässigkeit den so ermittelten Gesetzen zustehe. Die Methode, welche wir anwandten, setzt eine stationäre Bevölkerung voraus, sie ist gänzlich auf dieser Voraussetzung gegründet. Nun aber würde es sich schwerlich beweisen lassen, dafs irgend eine Bevölkerung zu irgend einer Zeit stationär gewesen sei; ja es läfst sich, wenn man erwägt, was ein solcher Zustand erforderte, kaum absehen, auf welche Weise er sich während einer längeren Reihe von Jahren sollte unverändert erhalten können. Was man vielmehr beweisen kann, ist, dafs der gröfste Theil der Bevölkerungen, die man bis jetzt untersucht hat, grofsen Schwankungen mit Rücksicht auf ihre numerischen Verhältnisse unterworfen gewesen sind, und zwar dafs die meisten derjenigen, auf welche man die Halley'sche Methode entweder theilweise oder bis zur Vollständigkeit einer Sterbetafel angewandt hat, auf eine bedeutende Weise zugenommen haben. Daraus ist es denn wahrscheinlich, dafs die gewonnenen Resultate gröfstentheils ohne eigentlichen wissenschaftlichen Werth sein werden, und höchstens ausreichen möchten, eine ungefähre Uebersicht zu gewähren. Und zwar ist das in so fern wahrscheinlich, als eine Methode auf Fälle angewandt worden ist, für welche sie bestimmt nicht gilt.

Wenn nämlich in einem Jahre 1000 Kinder geboren werden, und in demselben Jahre 5 Dreifsigjährige sterben, so wurde behauptet, dafs auch von diesen 1000 Geborenen nach Verlauf von 30 Jahren fünf sterben werden; die Mortalitätstafel ist gänzlich auf Behauptungen dieser Art basirt. Ist nun die Bevölkerung nicht durchaus stationär, so sind solche Behauptungen nicht richtig, vielmehr findet dann zwischen den 1000 Geborenen und den 5 in demselben Jahre verstorbenen 30jährigen keinerlei Art von Zusammenhang statt; man wird ihn daher auch nicht supponiren dürfen.

Bei dieser Bemerkung könnte es die Kritik bewenden lassen, und sie wäre, wie wir glauben, vollkommen in ihrem Rechte. Inzwischen findet sie eine Methode vor, welche seit fast anderthalb Jahrhunderten in steter Anwendung gewesen, und die Beweise über die Unrechtmäfsigkeit dieser Methode müssen also möglichst positiver Art sein. Wir haben ferner zu beweisen, dafs die Halley'sche Methode nicht einmal annähernd richtige Werthe liefert, sondern solche, durch welche die Sterblichkeit des menschlichen Geschlechts viel zu hoch angeschlagen worden ist. Da nun auch bei dieser Gelegenheit mehrere, für den jetzigen Standpunkt des Gegenstandes wesentliche Punkte zur Sprache kommen werden, so dürfen wir nicht anstehen, der Kritik eine etwas weitere Entwicklung zu gönnen.

Wir wollen zuerst bei den vorhin angeführten Süfsmilch'schen Zahlen stehen bleiben. Zufolge derselben sterben im 75ten Jahre von 1000 anfänglich Geborenen acht. Die Bevölkerung, über welche diese Beobachtungen sich erstrecken, ist aber, wie man anderweitig erweisen kann, in beträchtlicher Zunahme gewesen, und war zuverlässig, 75 Jahre zurück, viel geringer. Nehmen wir an, sie sei damals in dem Verhältnifs von $\frac{2}{3}$ kleiner gewesen, welches gewifs keine übertriebene Annahme ist. Eine Sterblichkeitstafel hat nur aber dann einen richtigen Sinn, wenn vor 75 Jahren z. B. eben so viele geboren worden sind, als in dem Jahre, über welches sich das Todtenregister und die darauf begründete Rechnung erstreckt. Um Süfsmilch's Zahlen gebrauchen zu können, müfste man also die Zahl der im 75ten Lebensjahre Verstorbenen im Verhältnifs von $\frac{3}{2}$ vergröfsern. Wir wollen nun in der That die Zahl der Verstorbenen

über 75 Jahr alt mit 1,5 multipliziren,
die zwischen 60 und 75 - 1,4 -
- - 45 - 60 - 1,3 -
- - 30 - 45 - 1,2 -
- - 15 - 30 - 1,1 -
- - 0 - 15 Jahr alten dagegen unverändert lassen, und für diese so veränderte Anzahl von Verstorbenen findet man dann 1159 Todte; dabei bleibt die Zahl der Kinder, welche im ersten Lebensjahr starben, unverändert 250. Somit sterben von 1159 Geborenen 250 in demselben Jahre, d. h. von 1000 216, nicht 250, wie die eigentliche Süfsmilch'sche Tafel es behauptet. Der Unterschied ist, wie man sieht, sehr bedeutend.

Nach Süfsmilch ist die wahrscheinliche Lebensdauer des Neugeborenen $18\frac{3}{4}$ Jahre, nach der so verbesserten Tafel dagegen . . . $32\frac{1}{2}$ Jahre, d. h. um beinahe vierzehn Jahre gröfser. Das mittlere Leben beträgt nach Süfsmilch bei der Geburt $28\frac{1}{2}$ Jahre und nach angebrachter Verbesserung 32,9 oder 4,4 Jahre mehr. Aehnliche Unterschiede findet man bei den übrigen Lebensjahren und daraus folgt:

> Bei zunehmender Bevölkerung läfst die Halley'sche Methode die Lebens- und Sterbeverhältnisse ungünstiger finden, als sie in der That sind; umgekehrt werden sie bei einer in Abnahme begriffenen Bevölkerung scheinbar günstiger ausfallen.

Von dem letzteren Theil dieses Satzes kann man sich auf ähnliche Weise überzeugen, wenn man die Zahl der in den höheren Altern Verstorbenen zweckmäfsig vermindert.

Wünscht man einen allgemeineren Beweis für diesen Satz, so liefert ihn die folgende Tabelle.

Jahre.	Sterbende.	Lebende.
0	a_0	$a_0 + a_1 + a_2 + a_3 + ma_4$
1	a_1	$a_1 + a_2 + a_3 + ma_4$
2	a_2	$a_2 + a_3 + ma_4$
3	a_3	$a_3 + ma_4$
4	ma_4	ma_4.

Hier ist die Zahl der im fünften Lebensjahr Verstorbenen mit dem Factor m multiplizirt worden, und daher sterben von $a_0 + a_1 + a_2 + a_3 + ma_4$ Geborenen a_0 im ersten Jahre, während ohne diesen Factor fälschlich von $a_0 + a_1 + a_2 + a_3 + a_4$ Geborenen so viele gestorben sein würden; u. s. w. für die übrigen Lebensjahre. Ist nun m gröfser als 1, welches der Fall bei einer Bevölkerung ist, welche zugenommen hat, so werden alle Resultate, die man auf die gewöhnliche Weise, wo solche Factoren nicht angebracht werden, auch im Allgemeinen nicht anzubringen sind, zu ungünstig, und umgekehrt, wenn m kleiner als 1.

Gegen die vorige Betrachtung liefse sich einwenden, dafs die Factoren 1·5, 1·4, 1·3 u. s. w., die den Süfsmilch'schen Zahlen hinzugefügt werden, willkührlich gewählt sind, und ob sie gleich an Gröfse wahrscheinlich hinter denen zurückbleiben, die eigentlich angebracht werden müssten, doch durch die Erfahrung nicht bestätigt werden können. Wir haben uns daher den Beobachtungen näher anzuschliefsen, und solche Annahmen zu machen, die sich durch die Erfahrung prüfen lassen. Es mag nun die oben mitgetheilte Tafel nach Kerseboom die wirklichen Sterbeverhältnisse einer Bevölkerung darstellen; sie sei also aus Beobachtungen über eine vollkommen stationäre Volksmasse abgeleitet und berechnet worden. In einer solchen werden so viele jährlich geboren als da sterben, nemlich N. Gesetzt dieser Zustand des Stationären höre auf, und es werden jährlich $N + n$ geboren, dabei aber bleibe das Gesetz der Sterblichkeit durchaus ungeändert. Beträgt die Geburtenzahl N, so wollen wir die am Ende des ersten Jahres davon noch Lebenden mit [1]N, die am Ende des zweiten mit [2]N, die am Ende des dritten mit [3]N u. s. w. bezeichnen, wo dann z. B. $[3] = 0{,}736$ ist. Dieser Bezeichnung zufolge sterben im 1ten Jahr $N\{1-[1]\}$, zwischen 0 und 2 Jahre $N\{1-[2]\}$, und zwischen 0 und x Jahre $N\{1-[x]\}$. Dasselbe gilt für den Zuwachs an Geburten, nemlich n, von dem wir voraussetzen, dafs er sich jährlich wiederhole; auch von ihm werden zwischen dem ersten und $x$ten Jahre $n\{1-[x]\}$ sterben. Daher wird die Summe derer, welche bei ihrem Tode zwischen 0 und x Jahr alt gewesen, $\{N+n\}\{1-[x]\}$ betragen, und wenn man $n=pN$ setzt,

$$N\{1+p\}\{1-[x]\} \ldots\ldots (a).$$

Um die Zahl derjenigen zu finden, welche bei ihrem Tode älter als x Jahre gewesen, kann man auf folgende Weise verfahren. Da 31 Jahre das wahrscheinliche Leben nach Kerseboom's Tafel ist, so stirbt 31 Jahr und darüber alt die Hälfte der Geborenen oder $\frac{1}{2}N$. Man hat also nur noch die Zahl derer zu berechnen und hinzuzufügen, welche bei ihrem Tode in dem $x+1$ten bis 31ten Jahre standen; diese Zahl aber beträgt, wie man leicht sieht, $N\{1+p\}\{[x+1]-[31]\}$. Somit sterben $x+1$ Jahr und darüber alt

$$N\{1+p\}\{[x+1]-[31]\}+\tfrac{1}{2}N \ldots\ldots (b).$$

Wegen der Zunahme der Geburten, jährlich um pN während 31 Jahre, wird die wahrscheinliche Lebensdauer, wenn man sie auf die gewöhnliche Weise berechnet, verändert werden; sie wird nicht mehr 31 Jahre betragen, sondern darunter, wie wir annehmen wollen, nur x Jahre. Da nun das wahrscheinliche Leben dadurch charakterisirt ist, dafs die Zahl der Verstorbenen vor und nach diesem Alter gleich grofs ist, so haben wir die Ausdrücke (a) und (b) einander gleich zu setzen, und daraus x zu berechnen. Man hat also

$$\{1+p\}\{1+[31]\}-\tfrac{1}{2}=\{1+p\}\{[x]+[x+1]\}.$$

Es kann hier unbedenklich $[x]=[x+1]$ gesetzt werden; ferner ist $[31]=\frac{1}{2}$, daher geht die letzte Gleichung über in

$$\tfrac{3}{2}\{1+p\}-\tfrac{1}{2}=2\{1+p\}[x]$$

$$\text{oder}\quad [x]=\frac{2+3p}{4+4p}$$

Nimmt man nun $p=\frac{1}{2}$, so ergiebt sich $[x]=0{,}583$, und diesem Werthe entspricht nach der Kerseboom'schen Tafel das 20te Lebensjahr; somit wäre $x=20$.

Das heifst also: durch diese Zunahme der Geburten ist die wahrscheinliche Lebensdauer von 31 Jahren auf 20 herabgesetzt, obgleich die Sterblichkeitsgesetze sich nicht im Mindesten geändert haben, und die richtige wahrscheinliche Lebensdauer daher noch immer 31 Jahre beträgt. Wendet man dasselbe Verfahren, mit derselben Voraussetzung über die jährliche Zunahme der Geburten auf die Tafel von Süfsmilch und Lambert an, so erhält man für die wahrscheinliche Lebensdauer statt 19 und 22 Jahre gar nur etwa 6 Jahre!

Wenn wir also sehen, dafs in vielen Ländern, z. B. Böhmen, Rufsland, Ostpreufsen, in Mexico u. s. w. die wahrscheinliche Lebensdauer eines Neugeborenen 5 oder 8 Jahre betrage, so ist es am natürlichsten daraus zu schliefsen, in diesen Ländern finde eine starke Zunahme der Bevölkerung durch Geburten statt, und die dort sich ergebenden, so überaus ungünstigen, Lebensgesetze seien Folge unserer Methode, welche auf Fälle angewandt worden, wo sie nicht gilt.

Nehmen wir umgekehrt an, dafs die Zahl der Geburten sich vermindert habe, so mufs p negativ sein. Es sei demzufolge $p = -\frac{1}{4}$, so ergiebt die vorige Gleichung $[x] = 0{,}417$, und diesem Werthe entspricht nach der Kerseboom'schen Tafel das Jahr 42 bis 43. Somit wäre dann das wahrscheinliche Leben des Neugeborenen 42,4 Jahre statt 31; nach Süfsmilch's Tafel würde es dann 34 statt 18 Jahre betragen. Wenn an einigen Orten der Schweiz keine Unvollständigkeit der Beobachtungen, oder das Einwandern älterer Leute stattfindet, dann wird die beträchtlich grofse wahrscheinliche Lebensdauer, welche, wie man angiebt, dort gefunden wird, auf solche Weise durch eine Verminderung der Geburten zu erklären sein. In Genf soll dieselbe 1816—30 47,21 Jahre, in Montreux 55 und in Leysin gar 61 Jahre betragen. [1])

---

[1]) Anmerk. Fast noch beträchtlichere Werthe für das wahrscheinliche Leben sollen in England z. B. in Monmouthshire vorkom-

Wir haben im Vorigen angenommen, die jährliche Zahl der Geburten betrage statt N, $N + \frac{1}{2}N$, und dadurch entstand eine beträchtliche Verkleinerung der wahrscheinlichen Lebensdauer. Diese Annahme könnte übermäfsig erscheinen; wir haben daher noch nachzuweisen, dafs sie das nicht sei, dafs sie vielmehr hinter der Zunahme der Geburten, wie sie in grofsen Ländern stattfindet, zurückbleibe. Zu dem Ende wollen wir zuvörderst darauf aufmerksam machen, dafs wir bis jetzt den Werth von N nicht kennen; denn diese Gröfse bedeutet die Zahl der Geburten, unter der Voraussetzung, dafs eine gegebene Bevölkerung sich vollkommen constant erhalte. Man weifs aber nicht, wie viele Kinder jährlich geboren werden müssen, damit dieser Fall eintrete; durch Beobachtung erfährt man es defshalb nicht,

---

men. Inzwischen ist wegen der englischen Beobachtungen auf eine Discussion bei der 6ten Versammlung der brittischen Gesellschaft für die Beförderung der Wissenschaften (siehe deren Verhandlungen a. d. E. übersetzt, pag. 89) zu verweisen, wo es heifst „Dr. W. C. Taylor bemerkte, dafs sich für die Ungenauigkeit der bisher den Statistikern gelieferten Angaben kein stärkerer Beweis finden lasse, als die Thatsache, dafs zu Glasgow, nach Dr. Cleland's Angabe, die Zahl der unregistrirten Geburten der der registrirten fast gleich komme (in der That betrugen die ersteren, die auf eine andere Weise zur Kenntnifs des Dr. Cleland gekommen sein müssen, 3172, die letzteren 3225 im Jahre 1831). Er habe das schottische Registrirungssystem immer für besser als das englische gehalten, und wenn diese Register nur die Hälfte angäben, so möchte er nach der Sicherheit aller Schlüsse fragen, welche bisher aus Kirchen- und anderen amtlichen Berichten gezogen sind." Da die Sphäre der Mortalität so sehr der guten Beobachtungen bedarf, so mufs man für einen solchen Nachweis sehr dankbar sein. Es versteht sich von selbst, dafs Listen dieser Art zu nichts angewandt werden dürfen. Dieselbe Unvollständigkeit bemerkt man in den Londoner Sterbelisten.

1821	wurden geboren in London	32232,	zu Paris	31156,
	es starben -	18451,	-	22917,
1822	- - -	18865,		

d. h. Paris mit etwa 700000 Einwohnern hatte beinahe den vierten Theil mehr Todte, als London mit einer beinahe doppelt so grofsen Bevölkerung!

weil man keine constante Bevölkerung kennt. Es giebt wohl Volksmassen, besonders in Städten, wo die Zahl der jährlich Geborenen den jährlich Sterbenden gleich gefunden wird; damit jedoch sind diese Bevölkerungen noch bei Weitem nicht stationär. In Städten z. B. würde wohl in der Regel durch die blofsen Geburten eine Zunahme stattfinden; es werden also dort mehr Kinder geboren, als zur Erhaltung der Seelenzahl nothwendig wäre, und wenn die Bevölkerung in den Städten in sich abgeschlossen sein würde, so müfsten weniger sterben, als geboren werden. Nun aber ist sie den Einwanderungen von Aufsen her ausgesetzt; die Bevölkerung nimmt aus beiden Ursachen zu, ist nichts weniger als constant, und doch können ihre Geburts- und Sterberegister gleiche Zahlen haben. Z. B. in Königsberg war die Zahl der von 1817—37 Geborenen den Gestorbenen fast gleich; nichts desto weniger nahm die Einwohnerzahl von 56571 auf 64200 zu; in Posen unter denselben Umständen von 21854 gar auf 32456 u. s. w.

Da man also den Werth von N nicht kennt, so kann man nicht entscheiden, ob nicht in einem bestimmten Fall die Zahl der Geborenen $N+\frac{1}{2}N$ betrage. Der natürliche Weg, diefs zu entscheiden, ist der, wenn wir das Verhältnifs zwischen den Geborenen und Gestorbenen berechnen, wie es nach der Voraussetzung, die wir machten, stattfinden müfste, und es mit den Beobachtungen vergleichen.

Da N die Geburten in einer constanten Bevölkerung, so giebt N zugleich die Zahl der jährlich Sterbenden. Werden nun $N+pN$ während einiger Jahre geboren, so ist die Zahl der Sterbenden im 1ten Jahr $=N\{1+p(1-[1])\}$,

- 2ten - $=N\{1+p(1-[2])\}$,
- 3ten - $=N\{1+p(1-[3])\}$,
- 4ten - $=N\{1+p(1-[4])\}$,
- 5ten - $=N\{1+p(1-[5])\}$.

Der Beweis für die Richtigkeit dieser Ausdrücke ist sehr einfach. Für den ersten derselben versteht er sich von selbst. Im 2ten Jahr sterben N, wie gewöhnlich; dann von den pN Mehrgeborenen $pN(1-[1])$, und von den im vorigen Jahre Mehrgeborenen $pN([1]-[2])$. Addirt man diese Zahlen, so ergiebt sich $N\{1+p(1-[2])\}$.

In jedem der fünf Jahre hat man also eine verschiedene Zahl von Todten, und in der Praxis würde man in einem solchen Fall den Mittelwerth, d. h. $N\{1+\frac{1}{5}p(5-[1]-[2]-[3]-[4]-[5])\}$ als die jährliche Menge von Verstorbenen nehmen. Die Zahl der jahrlich Geborenen beträgt $N+pN$, und so erhält man für das Verhältnifs der Geburten zu den Sterbefällen

$$\frac{1+p}{1+\frac{1}{5}p(5-[1]-[2]-[3]-[4]-[5])}$$

Setzt man nunmehr $p=\frac{1}{2}$, und entnimmt die Werthe [1], [2] u. s. w. aus der Kerseboom'schen Tafel, so wird das fragliche Verhältnifs $=\frac{300}{226}$, d. h. auf 30 Geborene kämen 22,6 Sterbende, vorausgesetzt, dafs fünf Jahre hinter einander die Zahl der Geburten $N+\frac{1}{2}N$ betrage. Das nun ist kein grofses Verhältnifs. In der ganzen preufsischen Monarchie kommen nach einem fünfjährigen Durchschnitt von 1826—30 auf 300 Geborene sogar nur 220 Todte (von 1826—30 war nemlich [1]) das Verhältnifs der Geborenen zur Bevölkerung $\frac{1}{25,9}$ und das der Todesfälle $\frac{1}{35,3}$). Fast genau wie in Preufsen verhielten sich die Geburten zu den Todten im Grofsherzogthum Toscana von 1827—36. In Belgien, [2]) und zwar auf dem Lande, kamen 1825—29 auf 300 Geborene nur 195 Verstorbene, in Schweden und Norwegen auf dieselbe Zahl von Geborenen 197 Sterbende u. s. w.

Daher ist die Annahme, die wir oben über den Zuwachs der Geburten machten, keine übermäfsige, sie fällt vielmehr in den Bereich dessen, was in ganzen Ländern beobachtet

---

[1]) Casper die wahrscheinliche Lebensdauer u. s. w. Berlin 1835. pag. 192.

[2]) Quetelet sur l'homme et le developpement de ses facultés Bruxelles 1836. pag. 147. Tome I.

wird. Man kann zufolge derselben noch finden, wie grofs die Sterblichkeit der Kinder im 1ten Jahr sein wird. Nach Kerseboom's Tafel beträgt sie 196 von 1000 Neugeborenen; haben jedoch die Geburten, wie wir voraussetzten, zugenommen, dann würden nach der Halley'schen Methode von 1000 Geborenen 235 im 1ten Jahr sterben. Wie man sieht, nähern sich auf diese Weise die Zahlen der Kerseboom'schen Sterblichkeitstafel den bei Weitem ungünstigeren von Süfsmilch, und man irrt wahrscheinlich nicht, wenn man annimmt, Süfsmilch habe nur defshalb eine so grofse Sterblichkeit gefunden, weil seine Beobachtungen aus einer Bevölkerung entnommen wurden, in welcher die Zahl der Geburten um beiläufig die Hälfte gegen diejenigen zu grofs gewesen ist, welche der stationäre Zustand verlangte. Inzwischen wollen wir nicht behaupten, dafs Kerseboom's Tafel vollkommen richtig sei, und den eigentlichen Verlauf des Lebens darstelle, vielmehr werden wir später zeigen, zeigen, dafs dieselbe etwa vom 35ten Lebensjahre ab eine zu grofse Sterblichkeit gebe; in den früheren Jahren jedoch ist sie sehr brauchbar, und entfernt sich wenig von der Wahrheit.

Wenn eine Methode unrichtig ist, so wird sie zu Resultaten führen, die mit anderweitigen Erfahrungen verglichen, sich als unrichtig zeigen. Nun kann mindestens ein Resultat der Mortalitätstabelle, nemlich die Sterblichkeit der Kinder, auf eine sehr einfache Weise mit der Erfahrung verglichen werden. Indem bei jeder solchen Tabelle vorausgesetzt werden mufs, die Summe aller Verstorbenen sei der Zahl der Geborenen gleich, so erhält man die Sterblichkeit der Kinder im ersten Jahr, ohne dafs es dazu der Geburtsregister bedürfte. Sind jedoch diese letzteren auch vorhanden, dann kann man durch sie ebenfalls jene Sterblichkeit berechnen, und zwischen den beiden auf solche Weise erhaltenen Werthen wird gar keine Uebereinstimmung stattfinden, wenn unsere Ansicht über die Unanwendbarkeit der bisherigen Methode richtig ist.

Nach einer Mortalitätstafel, die ich für Ostpreufsen aus den Sterbelisten der Jahre 1775—1806 berechnete, stirbt von 1000 Geborenen die beträchtliche Zahl von 284 Kindern im ersten Jahr. Nun aber wurden in diesem Zeitraum geboren 648503, und es starben zwischen 0 und 1 Jahr . . . . . . 146680, d. h. es starben von 1000 Geborenen nur 226 im ersten Jahr. So war es denn erklärt, wefshalb das wahrscheinliche Leben bei der Geburt nur 8 Jahre in Ostpreufsen betragen soll.

Süfsmilch giebt (siehe Tafel XIII. im 2ten Theil der göttlichen Ordnung) eine kleine Mortalitätstafel für Berlin aus den Jahren 1752—55. Ihr zufolge würden von 1000 Geborenen 254 im ersten Jahr sterben. Allein in diesem Zeitraum wurden geboren 17962 (siehe Tafel III.), und es starben im ersten Jahr . . 3844, also starben von 1000 Geborenen in der That nur 214 im ersten Jahr.

In der ganzen Monarchie Preufsen kamen 1820—34 auf 1000 Todte 284,7 im ersten Jahr, [1]) so grofs wäre dann auch die Sterblichkeit der Kinder im ersten Jahr nach der Halley'schen Methode anzunehmen, und selbst wenn man die Todtgeborenen fortliefse, so betrüge sie noch 237,6. Nun aber betrug dieselbe in jenem Zeitraume nur 204,6; denn die Zahl der Geborenen, inclusive der Todtgeborenen, belief sich auf 7593017, und davon erreichten 6039125 das Ende des ersten Jahres.

Das stärkste Beispiel für die Unrichtigkeit unserer Tafeln liefert die über Böhmen. [2]) Zufolge derselben sollen in diesem Königreich von 1800—28 nicht weniger als 350 Kinder von 1000 im ersten Jahr gestorben sein. Das ist so unglaublich, dafs man es bezweifeln müfste, selbst wenn die eigenen Zahlen des angeführten Werkes es nicht als

---

[1]) Medizinische Zeitung, herausgegeben von dem Verein für Heilkunde in Preufsen. Berlin 1835. Nr. 45.

[2]) Stelzig vergleichende Darstellung der Geburts- und Sterbeverhältnisse u. s. w. Prag 1830.

unrichtig darstellten. Da nemlich in dem genannten Zeitraum überhaupt 2863801 gestorben sind, und unter 1000 Verstorbenen 350 im ersten Jahre sich befanden, so starben in Summe 100233 zwischen 0 und 1 Jahr. Geboren wurden in diesem Zeitraum 3837727, d. h. also von 1000 Geborenen starben im 1ten Jahr nur 261,2, eine Zahl, die gewifs noch zu grofs ist, aber doch schon hinreicht zu beweisen, dafs das wahrscheinliche Leben bei der Geburt nicht 5 Jahre in Böhmen betrage, wie es in dem genannten Werke berechnet worden.

Indem wir den Beweis über die Unbrauchbarkeit der Halley'schen Methode im Falle einer nicht stationären Bevölkerung geliefert haben, können wir nicht umhin, auf eine Stelle des so überaus verdienstlichen Werkes von Quetelet [1]) einzugehen, wo scheinbar das Gegentheil von dem behauptet wird, was wir bis jetzt erwiesen haben. Quetelet sagt daselbst (Tome I., pag. 320): „Wie man sieht, kann eine Bevölkerung stationär sein, ohne dafs man aus ihrer Mortatitätstabelle eine Populationstabelle (die Columne IV. der Sterblichkeitstafel, welche Déparcieux eingeführt hat) bilden könnte. Umgekehrt werden wir nunmehr zeigen, dafs eine solche Rechnung unter Umständen angestellt werden darf, wo die Bevölkerung nicht stationär ist u. s. w."

Was den Fall betrifft, wo die Population stationär, und die Rechnung nichts desto weniger unerlaubt ist, so meint der Verfasser damit den Fall, wo eine Gleichheit in der Zahl der Geborenen und Sterbenden stattfindet, in welcher Hinsicht wir gleichfalls bereits bemerkten, dafs dadurch noch keine stationäre Bevölkerung bedingt sei, dafs diese Gleichheit z. B. in Städten vorhanden sein könne, obgleich deren Bevölkerung für nichts weniger als stationär zu erachten ist. Was den anderen Fall betrifft, wo die Rechnung trotz der veränderlichen Bevölkerung erlaubt sein soll, so führt

---

[1]) sur l'homme u. s. w.

ihn der Verfasser weiter aus. Er multiplizirt in der Mortalitätstabelle alle Zahlen der Verstorbenen mit einem und demselben Factor *n*, und dann bleiben in der That sämmtliche Verhältnisse ungeändert, da bei jedem Resultat, welches man aus einer solchen Tabelle zieht, eine Division zu Grunde liegt. Diese Multiplication kömmt also eigentlich darauf zurück, dafs man statt 1000 Geborener oder Verstorbener eine andere Zahl, 1500 oder 2000 angenommen hat, Annahmen, die an und für sich unwesentlich sind. Dem Verfasser ist das natürlich nicht entgangen, vielmehr sagt er selbst: „Auf diese Weise hat man nur die Basis der Tafel verändert, die völlig willkührlich ist." Es ist folglich klar, dafs die angezogene Stelle mit unserer Behauptung wegen der bisherigen Methode nicht in Widerspruch stehe; allein unterdrücken können wir den Wunsch nicht, die Worte des Textes hätten bestimmter gefafst sein mögen, um auch die Möglichkeit eines Mifsverständnisses auszuschliefsen.

Zu der Halley'schen Methode, welche alle Aufgaben mittelst der Verstorbenen löset, kann man auch noch eine andere Methode rechnen, die im Wesentlichen dieselbe ist: die Volkszählung. Durch eine solche erfährt man, dafs in einer gegebenen Bevölkerung z. B. 804 einjährige, 500 31jährige u. s. w. leben. Ist die Bevölkerung stationär, so kann man dann ebenfalls schliefsen, dafs von 804 einjährigen 500 im 31ten Lebensjahr Stehende übrig bleiben werden; die Resultate der Volkszählung ergeben dann unmittelbar die Columne III. der Mortalitätstafel, diejenige der Lebenden, aus welcher man die zweite, vierte und alle übrigen berechnen kann. Würde man den Census für so genau als die Todtenregister halten, so würde man sich dieser Methode auch wohl häufig bedient haben.

Ist aber die Bevölkerung nicht stationär, so darf man auch hier nicht schliefsen, dafs von den 804 einjährigen 500 nach 30 Jahren noch übrig sein werden; denn die 31-jährigen datiren, ihrer Geburt nach, von einer Population, die vielleicht nur $\frac{5}{6}$ der heutigen, oder der vor einem Jahr vorhandenen, von welcher die 804 einjährigen kommen, beträgt. Die Zahl 500 müfste daher im Verhältnifs von $\frac{6}{5}$ vergröfsert werden, damit man die 31jährigen mit den einjährigen zusammenstellen könnte, und dann würden statt 500 vielmehr 600 von 804 übrig bleiben. Wie man sieht, giebt auch die Volkszählung zu ungünstige Lebensverhältnisse, wenn die Geburten zunehmen, und umgekehrt zu günstige, wenn sie abnehmen; die Fehler, welche sie herbeiführt, sind ganz derselben Art, als diejenigen durch die Benutzung der Todtenregister, wie man auf folgende Art allgemeiner beweisen kann.

Die gewöhnliche Mortalitätstafel hat die Form

Alter.	Verstorbene.	Lebende.
0	a_0	$a_0 + a_1 + a_2 + a_3 + a_4$
1	a_1	$a_1 + a_2 + a_3 + a_4$
2	a_2	$a_2 + a_3 + a_4$
3	a_3	$a_3 + a_4$
4	a_4	a^4

Will man eine solche Tafel mittelst der Resultate der Volkszählung bilden, und hat dieselbe

A_0 Personen ergeben, deren Alter zwischen 0 und 1 Jahr,
A_1 - - - - - 1 - 2 -
A_3 - - - - - 2 - 3 -

so hat man auf folgende Weise zu verfahren:

Alter.	Lebende.	Verstorbene.
0	A_0	$A_0 - A_1$
1	A_1	$A_1 - A_2$
2	A_2	$A_2 - A_3$
3	A_3	$A_2 - a_4$
4	a_4	a_4

Offenbar nemlich mufs die Zahl der im fünften Jahre Lebenden den in diesem Jahre Sterbenden gleich sein, da die Menschen, zufolge der Annahme, in diesem Jahre aussterben. Ist die Bevölkerung im Beharrungszustand, so geben beide Tafeln identische Werthe; ist sie nicht stationär, so wird man die Zahl der Verstorbenen in der ersteren mit gewissen Factoren m_1, m_2, m_3 u. s. w. zu multipliziren haben, und dieselben Factoren müfste man auch an die Zahl der Lebenden in der zweiten Tafel bringen. Die erstere wird daher

$$\begin{array}{r|r} a_0 & a_0 + m_1 a_1 + m_2 a_2 + m_3 a_3 + m_4 a_4 \\ m_1 a_1 & m_1 a_1 + m_2 a_2 + m_3 a_3 + m_4 a_4 \\ m_2 a_2 & m_2 a_2 + m_3 a_3 + m_4 a_4 \\ m_3 a_3 & m_3 a_3 + m_4 a_4 \\ m_4 a_4 & m_4 a_4 \end{array}$$

Die zweite wird unter denselben Umständen

$$\begin{array}{r|l} A_0 & A_0 - m_1 A_1 \\ m_1 A_1 & m_1 A_1 - m_2 A_2 \\ m_2 A_2 & m_2 A_2 - m_3 A_3 \\ m_3 A_3 & m_3 A_3 - m_4 A_4 \\ m_4 A_4 & m_4 a_4 \end{array}$$

So verbessert würden beide Tafeln dann wiederum übereinstimmen, und es wäre z. B. $m_3 A_3 = m_3 a_3 + m_4 a_4$. In der Wirklichkeit bringt man diese Factoren nicht an die beobachteten Zahlen; man kann sie auch nicht anbringen, weil man sie nicht kennt. Man sagt also, von $a_3 + a_4$ vierjährigen erreichen a_4 das folgende Jahr, während in der That $m_4 a_4$ von $m_3 a_3 + m_4 a_4$ dasselbe erreichen, d. h. während die richtige Wahrscheinlichkeit eines vierjährigen, das folgende Jahr zu erreichen, $= \frac{m_4 a_4}{m_3 a_3 + m_4 a_4}$, so ist dieselbe nach der Mortalitätstabelle berechnet $\frac{a_4}{a_3 + a_4}$, und daher ist das Verhältnifs des richtigen Werthes dieser Wahrscheinlichkeit zum falschen

$$\frac{m_4 \{a_3 + a_4\}}{m_3 a_3 + m_4 a_4} = \frac{m_4}{m_3} \left\{ \frac{a_3 + a_4}{a_3 + \frac{m_4}{m_3} a_4} \right\} \ldots . \quad (f)$$

Bei den Resultaten, welche die Volkszählung geliefert hat, sollte es eigentlich heifsen, von $m_3 A_3$ im vierten Jahr Lebenden erreichen $m_4 a_4$ das folgende Jahr, wofür also jedes dieser Individuen eine Wahrscheinlichkeit $= \frac{m_4 a_4}{m_3 A_3}$ hat. Da man aber die Factoren m_4, m_3 u. s. w. im Allgemeinen nicht kennt, so setzt man diese Wahrscheinlichkeit $= \frac{a_4}{A_3}$. Daher wird hierbei das Verhältnifs der richtigen Wahrscheinlichkeit zu der falschen $\ldots = \frac{m_4}{m_3} \ldots\ldots (g)$

Nehmen wir nun zuerst an, die Bevölkerung sei im Zunehmen begriffen gewesen, und m_4 sei gröfser als m_3, so ist $\frac{m_4}{m_3} > 1$, d. h. das fehlerhafte Verhältnifs (g) ist gröfser als eins. Das ähnliche Verhältnifs (f) nähert sich dann aber der Eins oder der Richtigkeit mehr, weil der eine seiner Factoren $\frac{a_3 + a_4}{a_3 + \frac{m_4}{m_3} a_4}$ kleiner als eins ist. Das hiefse also, das Resultat, welches durch die Todtenregister erlangt worden ist, nähere sich der Wahrheit mehr, als das durch die Volkszählung erlangte. Dasselbe findet nun auch statt, wenn die Population im Abnehmen begriffen und m_4 kleiner als m_3 ist; dann nemlich ist $\frac{m_4}{m_3}$ oder das fehlerhafte Verhältnifs (g) kleiner als eins, während das ähnliche Verhältnifs (f) sich der eins oder der Richtigkeit mehr nähert.

Wenn man nicht blofs für dieses betrachtete, sondern für andere Lebensjahre die Resultate der Volkszählung mit denen aus den Todtenregistern, hinsichts der gröfseren Brauchbarkeit vergleicht, so wird das Resultat immer von dem Verhältnifs der Factoren m_1, m_2 u. s. w. abhängen. Allein etwas allgemein Gültiges läfst sich, wie es scheint, in dieser Beziehung nicht ermitteln, weil, wenn man z. B. die richtige Wahrscheinlichkeit eines Neugeborenen, das nächste

Jahr zu erreichen, im Verhältnifs zu der falschen nach einer der beiden Methoden (Volkszählung und Todtenregister) bestimmt, diefs Verhältnifs in dem einen Falle von den Factoren m_1, m_2, m_3 und m_4 abhinge, in dem andern nur von dem Factor m_1. Nach einem numerischen Beispiele zu urtheilen, welches ich berechnet, geht hervor, dafs die Methode, durch Volkszählung die Lebens- und Sterbegesetze zu ermitteln, zu noch falscheren Werthen führe, als die gewöhnliche durch die Todtenregister.

Hiermit stimmt der Vergleich, welchen Quetelet über die Zahl der Lebenden, welche ein gewisses Alter überschritten, nach beiden Methoden, nach der Sterblichkeitstafel und der directen Volkszählung berechnet, angestellt hat. [1]) Mit Ausnahme der über ein Jahr alten giebt die Volkszählung überall ungünstigere Werthe für die Gesetze der Sterblichkeit.

Summe der in Belgien Lebenden.

Alter.	nach der Sterbl. Tafel	nach der Volkszählung	Alter.	nach der Sterbl. Tafel	nach der Volkszählung
0	100000	100000	30	46506	41047
1	96937	97214	35	39524	33673
2	94562	94446	40	32992	27639
3	92401	91962	45	26908	22283
4	90361	89489	50	21289	17471
5	88400	87034	53	18154	14488
6	86487	84648	56	15220	12039
8	82768	80274	59	12495	9899
10	79143	76138	62	9993	7811
12	75590	72314	65	7746	6058
14	72094	68657	67	6404	4868
16	68648	64707	69	5194	3951
20	61932	57854	71	4116	3041
25	53952	49323	73	3179	2418

[1]) Quetelet: sur l'homme etc. Tome I., pag. 318.

Alter.	nach der Sterbl. Tafel	nach der Volkszählung	Alter.	nach der Sterbl. Tafel	nach der Volkszählung
75	2379	1820	92	39	25
77	1724	1288	93	27	18
79	1205	884	94	19	13
81	316	543	95	12	9
83	520	358	96	8	6
85	327	222	97	4	4
87	190	127	98	2	2
89	104	72	99	1	1
90	76	50	100	1	1
91	55	33	und darüber.		

Das Ergebnifs der bisherigen Untersuchung ist demnach folgendes.

1) Bei einer zunehmenden Bevölkerung giebt die Halley'sche Methode falsche und zwar zu ungünstige Lebensverhältnisse, es sei, dafs man die Register der Verstorbenen oder den Census als Material braucht.

2) Bei einer abnehmenden Bevölkerung erhält man durch dieselbe Methode wiederum falsche, allein zu günstige Lebensverhältnisse.

3) Hat die Bevölkerung, neunzig oder hundert Jahre zurück, bald zu bald abgenommen, so führt Halley's Methode zu Resultaten, von denen der eine Theil richtig, der andere falsch sein wird. Mehr läfst sich über diesen Fall im Allgemeinen nicht bemerken.

Wir haben vorher hinlänglich erwiesen, wie sehr die Resultate aus den Todtenlisten von den wahren unterschieden sind; wir wollen noch ein Paar Beispiele anführen, welche Abweichung zwischen der directen Volkszählung und der indirecten mittelst der Columne IV. der Sterblichkeitstafel, stattfinden. Nach der Tafel von Stelzig [1]) sollte Prag's Bevölkerung 121700 grofs sein, sie betrug aber in

[1]) im angeführten Werke.

Wirklichkeit nur 107000. Im ganzen Königreich Böhmen sollten 1827 nach derselben Tafel vorhanden sein

2036700 Bewohner,

es waren vorhanden 3736840

d. h. der Unterschied beträgt 800140

Der Verfasser sagt bei dieser Gelegenheit, er habe die Columne des Déparcieux nicht berechnet, da sie solche falsche Werthe, wie die angegebenen, finden lasse. Da jedoch aus dieser Columne alle übrigen berechnet werden können; da überhaupt die einzelnen Columnen der Mortalitätstafel so beschaffen sind, dafs aus jeder von ihnen (mit Ausnahme derjenigen, welche die wahrscheinliche Lebensdauer enthält) die übrigen zu finden sind: so kann man die Unrichtigkeit keiner derselben beweisen, ohne dafs der Beweis sich auf die anderen mit erstreckte. Im vorliegenden Fall unterscheidet sich die Columne IV. von den übrigen nur dadurch, dafs die Fehler in ihr ostensibel sind. Wir haben übrigens im Obigen bereits gezeigt, dafs in der böhmischen Mortalitätstafel eben so bedeutende Unrichtigkeiten bei der Bestimmung der Sterblichkeit der Kinder, oder in der Columne III. enthalten sind.

Weniger bedeutend sind die Abweichungen zwischen den Resultaten der Volkszählung und der Sterblichkeitstafel in Belgien. Nach der Mortalitätstafel, welche Quetelet für dieses Königreich entworfen, kommen auf 100000 Geburten 3264073 Individuen jeden Alters. [2]) Da nun in dem Zeitraum 1825—29 jährlich 135140 Geburten gezählt worden sind, so hätte die Bevölkerung 4411068 betragen müssen, sie betrug jedoch 1830 nur [3]) 4064209.

Wir haben noch über einige Anwendungen zu sprechen, die man hin und wieder von der Halley'schen Methode

[1]) sur l'homme etc. pag. 316.

[2]) ibid. pag. 84.

gemacht hat. Man hat durch dieselbe die Lebensverhätnisse verschiedener Stände, verschiedener Classen einer Bevölkerung zu bestimmen und mit einander zu vergleichen gesucht, und ist dabei so zu Werke gegangen. Nachdem eine hinlängliche Menge von Verstorbenen, deren Alter bekannt war, gesammelt worden, addirte man die Zahl der Verstorbenen, von dem höchsten Lebensalter anfangend, und erhielt auf solche Weise die Columne der Lebenden. Diefs Verfahren ist dasselbe, welches bei der Construction der gewöhnlichen Mortalitätstafel angewandt wird; allein es ist in diesem Falle nicht erlaubt. Die Summation der Verstorbenen von unten auf liefert Zahlen, welche nur dann diejenige Bedeutung haben, die wir ihnen zuschreiben, wenn sämmtliche Verstorbene aus einer geschlossenen Bevölkerung benutzt worden sind, und diese Zahlen sind richtig oder falsch, je nachdem die Bevölkerung stationär oder veränderlich gewesen ist. Würde man jedoch von den in den verschiedenen Lebensaltern Verstorbenen eine beliebige Zahl nehmen, wie sie irgendwo unter einer bestimmten Categorie, z. B. der der Militärpersonen, verzeichnet sind, dann darf man die Summation nicht anstellen, da man durch sie Zahlen erhielte, welche keine Bedeutung haben. Wenn wir z. B. in einem Register angegeben finden, dafs 35 Verstorbene bei ihrem Tode zwanzig Jahr alt gewesen sind, und 50 sechzig Jahr, und wenn wir gewifs sind, dafs das Register sich über eine Bevölkerung erstrecke, welche ein Ganzes bildet, und daher nach den einzelnen Altern gesetzmäfsig vertheilt ist: dann schliefsen wir daraus, dafs wenn von einer gewissen Zahl Individuen, welche sämmtlich 20 Jahr alt sind, 35 sterben, nach 40 Jahren 50 davon mit Tode abgehen werden. Liefert aber das Register diese Zahlen für eine bestimmte Klasse, z. B. für die der Beamten, dann ist es unmöglich, denselben Schlufs zu ziehen, und ohne denselben kann man aus solchen Angaben auch keine Sterblichkeitstafel construiren. Die Classe der Beamten bildet keine, den Lebensaltern nach regelmäfsig gruppirte Bevölkerung; aufserdem wird man nicht einmal sicher sein, alle Verstorbene benutzt zu haben, und daher ist es klar, dafs man durch solche Beobachtungen nur vereinzelte Data erhält, die man in ihrer Vereinzelung lassen und nicht mit einander in Verbindung bringen darf.

Dasselbe gilt für Personen, welche bei Lebensversicherungs-Gesellschaften eingetreten sind, und über deren Todesjahr die Listen der Compagnieen sonst sehr sichere Auskunft geben könnten. Diese Personen bilden eine völlig willkührlich zusammengesetzte Gruppe, und die Zahl der von ihnen in den einzelnen Altern Gestorbenen ist daher nicht minder willkührlich. Man nehme an, die Equitable society theilte die Zahl der innerhalb des Instituts Verstorbenen je nach den Lebensaltern mit, würde man daraus auf die gewöhnliche Weise eine Sterblichkeitstafel berechnen wollen? Ueber diese Sozietät findet man die Zahl derjenigen, welche eine Versicherung eingegangen sind, von Babbage auf der Tafel XIII. mitgetheilt. [1]) Es sind folgende:

Zahl der Personen, welche bei der Equitable society versicherten.

1494	Personen	zwischen	10	und	20	Jahr,
8996	-	-	20	-	30	-
33850	-	-	30	-	40	-
45429	-	-	40	-	50	-
36489	-	-	50	-	60	-
19042	-	-	60	-	70	-
6454	-	über	70	Jahr.		
151754						

Betrachtet man diese Personen als eine Bevölkerung, so wäre sie sonderbar zusammengesetzt, wie sie es in der Wirklichkeit nicht einmal sein kann. Da nemlich die Zahlen in der Columne der Lebenden nothwendig immer kleiner und

---

[1]) Vergleichende Darstellung der verschiedenen Lebens-Assekuranz-Gesellschaften, a. d. Engl. Weimar 1827.

kleiner werden, so folgt, dafs, wenn man gleiche Intervalle z. B. zehn Jahre nimmt, in einem solchen Intervall immer weniger Individuen leben müssen, je weiter dasselbe hinauf in die höheren Lebensalter verlegt wird. So müssen zwischen 20 und 30 Jahr weniger Personen leben, als zwischen 10 und 20, zwischen 10 und 20 Jahr wiederum weniger als zwischen 0 und 10 Jahr u. s. f. Die Zahlen der Equitable erfüllen nicht einmal diese einfache und nothwendige Bedingung; es sind also beliebige Zahlen über Menschen in verschiedenen Lebensaltern.

Wenn daher die Untersuchung über die Lebensverhältnisse verschiedener Klassen der menschlichen Gesellschaft blofs auf Todtenregistern basirt sind, so läfst sie sich theoretisch nicht rechtfertigen. Sollte sie Resultate ergeben, welche von den gewöhnlichen, aus einer indistincten Volksmasse ermittelten abweichen, so kann diefs für jetzt nur heifsen, die Gruppe, welche man hervorgehoben, sei unregelmäfsig zusammengesetzt gewesen; stimmen sie überein, so folgt vorläufig nur das Umgekehrte. Daher kann man auf solchem Wege die Frage nicht entscheiden, ob natürliche Unterschiede der Lebensverhältnisse in verschiedenen Classen vorhanden sind. Wir werden übrigens im Abschnitt, welcher von der Methode, die Sterblichkeitsgesetze bei einer nach willkührlichen Verhältnissen sich ändernden Bevölkerung, also auch bei einer willkührlich zusammengesetzten, handelt, diese Art von Aufgaben weiter verfolgen.

Aus der Art, wie die mittlere Lebensdauer eines Neugeborenen in der Mortalitätstafel berechnet wird, ergiebt sich, dafs diese Gröfse nichts anders sei, als die Einwohnerzahl dividirt durch die Summe der jährlich Verstorbenen. Die Zahl der Verstorbenen wird aber in einer solchen Tafel der der Geborenen gleich angenommen. Daher erhält man die mittlere Lebensdauer auch, wenn man die Einwohnerzahl durch die jährlich Geborenen dividirt. Kennt man folglich die Menge der Einwohner B, ihre jährlich Sterbenden M, und Geborenen N, so könnte man die Quotienten $\frac{B}{M}$ und $\frac{B}{N}$ für die mittlere Lebensdauer des Neugeborenen halten, und diese wichtige Gröfse daher ohne detaillirte Beobachtungen und Rechnungen finden. Nur tritt hierbei sogleich folgender Uebelstand entgegen. Ist die Bevölkerung nicht stationär, so ist die Zahl der Geburten der der Todten nicht gleich; N und M sind dann verschieden, und daher erhielte man zwei abweichende Werthe für das mittlere Leben. Nimmt z. B. die Bevölkerung durch Geburten zu, so ist N gröfser als M, $\frac{B}{N}$ also kleiner als $\frac{B}{M}$. Price [1]) schlug vor, das arithmetische Mittel aus beiden Quotienten zu nehmen, wobei offenbar vorausgesetzt ist, dafs der wahre Werth des mittleren Lebens zwischen $\frac{B}{N}$ und $\frac{B}{M}$ liege, welches d'Ivernois auch ausdrücklich behauptet. [2]) Andere Schriftsteller haben blofs den einen oder den andern dieser Quotienten der mittleren Lebensdauer substituirt; sie sind jedoch in den verschiedenen Ländern Europa's, in verschiedenen Provinzen desselben Landes, und endlich in verschiedenen Vierteln einer und derselben Stadt so verschieden, dafs schon daraus die Vermuthung erwächst, keiner von ihnen werde die richtige mittlere Lebensdauer ausdrücken. Wir theilen im Folgenden über diese Quotienten, die man richtiger Geburts- und Sterbeverhältnisse nennt, diejenigen Werthe mit, die sich uns dargeboten haben.

---

[1]) Observations on reversionary Payments. Vol. I., pag. 272.

[2]) Bibliothèque universelle de Genève. Tome LIV., pag. 7.

1. Geburts- und Sterbeverhältnisse zu Paris[1]) 1817—21.

Arrondissement.	Geburtsverhältniſs.	Sterbeverhältniſs.
1	45 : 1	38 : 1
2	43	41
3	38	36
4	33	33
5	34	32
6	35	33
7	35	34
8	25	30
9	25	32
10	36	36
11	33	42
12	24	29
ganz Paris	32,43	34

2. Dasselbe für einige Departements Frankreich's[2]) 1819—26.

Departement.	Bevölkerung.	Geburtsverhältniſs.	Sterbeverhältniſs.
Haute Vienne . .	275411	27,8 : 1	31,0 : 1
Finistère	492973	27,0	31,2
Seine	917540	29,7	33,5
Hautes Pyrenées .	217068	35,6	53,1
Orne	428632	41,3	52,6

[1]) nach Villot: Annales des sciences naturelles. Paris. Tome VIII., pag. 439.

[2]) gezogen aus dem Annuaire du bureau des longitudes. Paris, vom Dr. Buek: Magazin der ausländischen Literatur der gesammten Heilkunde, herausgeg. von Gerson und Julius. Hamburg. Bd. 15, pag. 587.

Departement.	Bevölkerung.	Geburts-verhältnifs.	Sterbe-verhältnifs.
Haute Marne . .	239041	34,6	49,4
Ardennes . . .	274305	30,8	44,7
Calvados	496785	43,9	46,0
Corse	182714	35,9	40,5
Côtes du Nord . .	567054	28,6	39,2
Jura	306025	33,8	42,8
Loire	356411	26,8	36,5
Loire inférieure .	445453	34,4	44,6
Nord	934206	27,8	38,1
Pas de Calais . .	629657	31,9	44,1
Rhin (Bas) . . .	519053	27,5	41,0
Rhin (Haut) . .	389402	26,9	40,0

3. Dasselbe für die Regierungsbezirke Preufsen's 1835—36. [1])

Regierungsbezirk.	geograph. □ Meilen.	Bevölkerung Ende 1834.	Geburts-verhältn.	Sterbe-verhältn.
Königsberg . .	408,13	727299	26,25	32,65
Gumbinnen . .	298,21	541821	25,36	28,12
Danzig . . .	152,28	332667	24,75	32,28
Marienwerder .	319,41	471488	22,01	33,61
Prov. Preufsen	1178,03	2073275	24,70	31,48
Posen	321,68	758284	25,32	36,23
Bromberg . .	214,83	362384	23,48	35,46
Provinz Posen	536,51	1120668	24,69	35,97
Potsdam mit Berlin	373,69	941223	28,01	37,12
Frankfurt . .	357,25	710097	26,75	37,74
Pr. Brandenburg	730,94	1651320	27,46	27,38
Stettin . . .	233,13	443989	26,83	39,29
Köslin . . .	258,49	343259	24,46	38,81
Stralsund . .	75,48	153945	27,57	38,21
Prov. Pommern	567,10	941193	26,03	38,93

[1]) Allgemeine Preufsische Staatszeitung. 1836. Nr. 236.

Regierungsbezirk.	geograph. □ Meilen.	Bevölkerung Ende 1834.	Geburts-verhältn.	Sterbe-verhältn.
Breslau . . .	248,14	991561	24,86	32,95
Oppeln . . .	243,06	757986	21,56	27,51
Liegnitz . . .	250,54	798032	26,06	31,54
Prov. Schlesien	741,74	2547579	24,11	30,71
Magdeburg . .	210,18	577178	26,39	36,79
Erfurt . . .	61,74	292549	24,34	39,97
Merseburg . .	188,76	620856	24,86	38,85
Prov. Sachsen	460,63	1490583	25,48	38,46
Münster	132,17	399929	32,32	42,39
Minden . . .	95,68	407177	23,33	36,78
Arnsberg . .	140,11	485796	25,23	40,63
Pr. Westphalen	367,96	1292902	26,34	39,82
Köln	72,40	411349	25,90	36,05
Düsseldorf . .	98,32	729086	25,00	39,70
Koblenz . . .	109,64	452817	25,01	39,39
Trier	131,13	437324	25,30	42,52
Aachen . . .	75,65	361831	25,70	37,65
Rheinprovinz	487,14	2392407	26,45	39,11
Der ganze Staat ohne Neufchatel	5070,05	13509927	25,337	35,465

4. Dasselbe für Städte.

	Geburts-verhältnifs.	Sterbe-verhältnifs.
New York 1831		31,7 : 1
Philadelphia 1821—30 .	22,6	
Madrid	26,0	35,5
Barcellona	27,	25,9
Palermo 1823	25,	38,
Livorno 1818—25 . . .	25,5	35,
Rom 1816—25	30,23	24,76
Neapel	23,6	28,25
Venedig	26,5	19,4

	Geburts-verhältnifs.	Sterbe-verhältnifs.
Bergamo	20,0	28,0
Lissabon	28,3	31,1
Oporto	19,6	
Moscau 1837	42,6	39,5
Petersburg 1813—22 . .	46,7	37,
Stockholm 1824	27,1	24,3
Genf 1814—33	46,8	43,
Hamburg 1819—25 . .		34,
Paris 1822—26	30,2	36,4
Lyon	27,5	32,3
Bourdeaux	24,0	29,0
Brüssel 1834	26,0	29,0
Wien	20,0	22,5
Prag	23,3	24,5
Dresden	23,0	27,7
Copenhagen	30,0	30,3
Glasgow 1816—22 . .		46,8
Liverpool 1830		52,
London 1830		44,
Birmingham 1830 . . .		68,
Manchester 1830 . . .		30,
Amsterdam 1829 . . .	27,3	25,3

Anmerk. zu Tafel 4. Diese Verhältnisse sind für Städte, wegen der Fluctuation ihrer Bevölkerungen, unsicher; in welchem Grade, lehrt eine Untersuchung von Schübler und Stimmel über Stuttgart. Von 1822—33 betrug das Sterbeverhältnifs dort 32,4 : 1. Läfst man aber die Fremden fort und berücksichtigt nur die Angehörigen, so wird dasselbe 27,3 : 1!

5. Dasselbe für einige Städte Preufsen's.

	Bevölkerung Ende 1837.	Geburts-verhältnifs	Sterbe-verhältnifs	Eingewan-derte.
Berlin . .	265394	28,81	33,07	62407
Magdeburg .	51344	29,65	32,69	13812
Stettin . .	31093	29,98	32,59	8088
Posen . .	32456	22,45	23,07	9920
Köln . . .	66179	27,49	33,06	9478
Breslau . .	88869	28,37	27,44	22109
Königsberg .	64200	29,94	29,96	7596
Danzig . .	56257	29,90	31,38	6838
Aachen . .	38878	25,95	31,83	1558

Anmerk. zu Tafel 5. Die Geburts- und Sterbeverhältnisse sind nach einem Durchschnitt der Bevölkerung von 1817 — 1837, und eben so nach der durchschnittlichen Zahl der in diesem Zeitraum Geborenen und Gestorbenen berechnet. Die letzte Columne „Eingewanderte" giebt den Zuwachs, welchen die Einwohnerzahl in dem genannten Zeitraume von Aufsen her erfahren hat.

6. Dasselbe für verschiedene Länder.

	Geburts-verhältnifs.	Sterbe-verhältnifs.
Frankreich 1819 — 26	32,0	40,5
Preufsen 1826 — 30	25,9	35,3
England	35,0	49,0
Belgien 1825 — 1829	30,4	43,1
in den Städten	29,1	36,9
auf dem Lande	30,4	46,9
Schweden	27,0	47,0
Holland 1815 — 28	27,0	38,0
beide Sicilien 1828 — 33 . . .	24,0	36,0
Oesterreich 1828		40,0

	Geburts-verhältnifs.	Sterbe-verhältnifs.
Schweiz 1827—28		40,0
Aarau 1833	28,0	51,0
Portugal 1815—19		40,
Spanien 1801—26		40,
Italien 1822—26		30,
Griechenland 1828		30,
Dänemark 1819		45,0
Rufsland 1829		27,
Polen 1829		44,
vereinigte Staaten von Nordamerika	20,0	
Island 1819	37,	
— 1825—31		30,0
Zante 1818—21	36,2	45,3
Ithaka		26,
Cuba 1827 weifse Bevölkerung .	24,1	46,9
freie Farbige . . .	22,1	36,1
Batavia		26,
Trinidad		27,
St. Lucie		27,
Martinique		28,
Guadeloupe		27,
Bourbon 1818—23 weifse Bevölkg.	25,1	48,
freie Farbige .	23,	44,6
Schwarze . .		31,1
Guanaxuato 1825	16,08	19,7
Sachsen (Königreich)	25,0	31,0
Meklenburg-Schwerin 1836 . .	27,8	47,6

Anmerkung zur Tafel 6. Ein grofser Theil der hier angeführten Zahlen ist ganz unzuverlässig (s. Riecke in der Uebersetzung des angeführten Werkes von Quetelet, pag. 128). Z. B. das Sterbeverhältnifs betrug in Rufsland 1801—1808 39,57:1. 1815—29 38,24:1 nach Bickes; im Jahre 1820 19,3:1 nach Casper. Ueber die englischen Listen ist bereits oben das Nöthige mitgetheilt worden; nach Villermé soll das Sterbeverhältnifs dort 45:1, nach Lubbock im J. 1821 gar 53,5:1 betragen. Die Angaben über Portugal, Spanien, Italien und Griechenland rühren von Moreau de Jonnès her, und verdienen wohl kein Zutrauen. Derselbe Autor theilt sogar das Sterbeverhältnifs für die europäische Türkei mit, welches 1828 = 30 1 gewesen sein soll.

Wir werden im Folgenden beweisen, dafs in einer veränderlichen Bevölkerung keiner der beiden Quotienten $\frac{B}{N}$ und $\frac{B}{M}$ die eigentliche mittlere Lebensdauer ausdrücke, und dafs dieselbe auch nicht dem arithmetischen Mittel beider gleichgesetzt werden kann. Es sei zu dem Ende b die Anzahl der Individuen jeden Alters in einer vollkommen stationären Bevölkerung, n und m die jährliche Zahl der Geborenen und Sterbenden, welche in diesem Falle also gleich sein werden. Ferner nehme man an, die Zahl der Geburten wachse während fünf Jahren um pn, so dafs sie jährlich $(1+p)n$ betrage Nach der schon angewandten Bezeichnung beträgt die Volkszahl

im ersten Jahr	$b+pn$
- zweiten	$b+pn\{1+[1]\}$
dritten	$b+pn\{1+[1]+[2]\}$
vierten	$b+pn\{1+[1]+[2]+[3]\}$
fünften	$b+pn\{1+[1]+[2]+[3]+[4]\}$

In einem praktischen Fall würde man aus solchen gegebenen, unter sich verschiedenen Werthen für eine Volksmenge, das Mittel nehmen, und daher $b+\frac{1}{5}pn\{5+4[1]+3[2]+2[3]+[4]\}$ als die mittlere Volksmenge ansehen. Geboren wurden jährlich $n+pn$, somit würde man für das Geburtsverhältnifs haben

$$\frac{b+\frac{1}{5}pn\{5+4[1]+3[2]+2[3]+[4]\}}{n+pn}$$

Es sei L die wahre mittlere Lebensdauer, so hat man $L=\frac{b}{n}$, und, mit Anwendung dieser Gröfse, für das Geburtsverhältnifs den Werth

$$\frac{L+\frac{1}{5}p\{5+4[1]+3[2]+2[3]+[4]\}}{1+p}$$

Dieser Quotient würde nur dann $=$ L sein, wenn p verschwindet, d. h. wenn kein Ueberschufs der Geburten stattfindet; in einem andern Fall wird er nicht $=$ L und drückt daher auch nicht das mittlere Leben aus.

Was das Sterblichkeitsverhältnifs anbetrifft, so haben wir bereits oben für dieselbe Zunahme der Geburten die mittlere Zahl der in einem Jahre Sterbenden $= m+\frac{1}{5}pm\{5-[1]-[2]-[3]-[4]-[5]\}$ gefunden. Daraus folgt, dafs das Sterbeverhältnifs sein werde

$$\frac{b+\frac{1}{5}pm\{5+4[1]+3[2]+2[3]+[4]\}}{m+\frac{1}{5}pm\{5-[1]-[2]-[3]-[4]-[5]\}}$$

oder wenn man auch hier für $\frac{b}{m}$ die wahre mittlere Lebensdauer L einführt,

$$\frac{L+\frac{1}{5}p\{5+4[1]+3[2]+2[3]+[4]\}}{1+\frac{1}{5}p\{5-[1]-[2]-[3]-[4]-[5]\}}$$

Daher ist auch das Sterbeverhältnifs im Allgemeinen nicht $=$ L. Um ein spezielles Beispiel zu geben, wollen wir die Kerseboom'sche Tafel zu Grunde legen, und p wie im Vorigen $= \frac{1}{2}$ annehmen. Man findet dann

$$\tfrac{1}{10}\{5+4[1]+3[2]+2[3]+[4]\} = 1{,}2701$$

und daraus, da L $=$ 34,475 ist, das Geburtsverhältnifs $=$ 23,83.

Ferner ist

$$\tfrac{1}{10}\{5-[1]-[2]-[3]-[4]-[5]\} = 0{,}1295$$

und daher das Sterbeverhältnifs 31,65 : 1.

Also ist keines dieser Verhältnisse die mittlere Lebensdauer, welche 34,475 Jahre beträgt; beide sind vielmehr zu klein, und daher auch ihr arithmetischer Mittelwerth oder 27,74. Man erhielte auf einem dieser Wege umgekehrt einen zu grofsen Werth für diese Lebensdauer, wenn die

Bevölkerung im Abnehmen begriffen sein würde. Setzt man z. B. $p = -\frac{1}{4}$, so würde das Geburtsverhältnifs 45,12

das Geburtsverhältnifs	45,12
das Sterbeverhältnifs	36,18
das Mittel beider	40,65

betragen, und das wahre mittlere Leben würde demnach kleiner sein, als jedes dieser drei Verhältnisse.

Die mittlere Lebensdauer hängt nicht blofs von der Zahl der in jüngeren Jahren Lebenden und Sterbenden ab, sondern von denen aller Alter. Durch die Annahmen, welche wir so eben über den Zuwachs der Geburten während fünf Jahre machten, sind nur die Lebenden und Sterbenden in den ersten fünf Lebensjahren verändert worden; während beide in den übrigen Altern unverändert blieben, und zwar so, wie sie in einer stationären Bevölkerung vorhanden sein würden. Das heifst demnach, wir haben eine spezielle Annahme gemacht, und daher kann auch das Resultat derselben (jene Differenzen, welche wir zwischen der richtigen mittleren Lebensdauer und der auf eine der drei erwähnten Weisen berechneten, fanden) nicht allgemein gültig sein. Selbst der Theil des Resultats, der sich vorher ergab, dafs das Sterbeverhältnifs der wahren mittleren Lebensdauer naher komme, als das Geburtsverhältnifs, gilt nur für Voraussetzungen, wie wir sie gemacht haben, und könnte unter anderen Umständen anders ausfallen. In den Departements der Hautes Pyrenées, Haute Marne, Jura u.s.w., ja wahrscheinlich in ganz Frankreich ist es das Geburtsverhältnifs, welches einen besseren Werth für die mittlere Lebensdauer ergeben würde, als das Sterbeverhältnifs; in der Provinz Guanaxuato sind beide nur etwa $\frac{1}{2}$ so grofs als das mittlere Leben betragen mag u. s. w. Das sind Resultate, verschieden von denen, die wir bei der obigen Betrachtung gefunden haben; allein es kann uns auch nicht darauf ankommen, alle möglichen Annahmen über eine auf unzählig viele Arten veränderliche Bevölkerung zu machen und durchzuführen, vielmehr nur, an einem Beispiel unter vielen, numerisch nachzuweisen, dafs keines der beiden

Verhältnisse, und auch ihr Mittelwerth nicht, die mittlere Lebensdauer ausdrücke. Dieser Absicht genügt, wie wir glauben, die obige Untersuchung hinlänglich.

Es hat seine Schwierigkeit, das vollständige Material für eine Sterblichkeitstafel zu erhalten, und dieser Schwierigkeit hat man es zuzuschreiben, wenn bis jetzt nicht viele derselben berechnet worden sind. Aufserdem besteht das Material aus einer grofsen Menge einzelner Beobachtungen, führt daher den Zweifel über die Genauigkeit derselben auf ungezwungene Weise mit sich, und daher, glaube ich, kömmt es, dafs man Resultate von einer gewissen Allgemeinheit, die wir sogleich näher schildern werden, selten aus Mortalitätstafeln gezogen hat. Ganz anders ist es in diesem Betracht mit der vorhin angegebenen Methode, eine der wichtigsten Gröfsen, die mittlere Lebensdauer des Neugeborenen, zu finden. Diese Methode ist der häufigsten Anwendung fähig, da Volkszählungen fast in allen Ländern veranstaltet werden, Todten- und Geburtslisten überall existiren. So kann man das mittlere Leben für jede Provinz, für jede Stadt u. s. w. bestimmen, und ist mit den erhaltenen Werthen um so sicherer, je einfacher und übersichtlicher die Operation ist, durch welche man dieselben erlangte. Es ist die Möglichkeit zu den mannigfachsten, ausgedehntesten Untersuchungen aller Art gegeben, und daher ist es um so mehr nöthig, die dabei zu Grunde liegende Methode zu prüfen. Zu diesem Behufe haben wir im Vorhergehenden gezeigt, dafs das Geburts- und Sterbeverhältnifs in keiner bestimmten Beziehung zur Lebensdauer der Bevölkerung stehe, dafs diese Verhältnisse sich ändern können, ohne dafs man davon einen Schlufs auf eine Veränderung der Sterblichkeitsgesetze machen dürfe; dafs man, mit einem Wort, den Quotienten aus der Bevölkerung durch die Geborenen oder Gestorbenen, nicht in Jahren ausdrücken dürfe. Man verfällt nothwendig in bedeutende, ja in gefährliche Irrthümer, wenn man hiergegen fehlte. Die Zahlenwerthe für mittlere, wahrscheinliche Lebensdauer u. s. w. sind im Grunde nicht der letzte Zweck unserer Wissenschaft; vielmehr sollen durch sie die gröfseren Gesetze ermittelt werden, welche die Sterblichkeit unseres Geschlechts leiten; es soll durch sie die Natur jener Gesetze enthüllt werden, in welche uns bis jetzt kaum eine oberflächliche Einsicht gegönnt ist. Fragen wie diese, ob der Cultur, dem Clima, den Institutionen, den verschiedenen Beschäftigungen der Menschen ein Einflufs auf die numerischen Verhältnisse des Lebens zuzuschreiben sei, gehören schon zu den in dieser Beziehung wichtigen Fragen. Allein die wichtigsten sind es noch nicht einmal. Eine der wichtigsten Fragen auf diesem Gebiete scheint uns folgende zu sein: ist irgend ein Grund vorhanden, anzunehmen, dafs die Vermehrung des menschlichen Geschlechts einem regulirenden Princip unterworfen sei, so dafs dieselbe gewisse Gränzen nicht überschreiten, mindestens nicht zu plötzlich und zu stark eintreten könne? Oder ist gegentheils keine Compensation da, und würde das Menschengeschlecht ins Unbestimmte zunehmen, wenn nicht äufsere Bedingungen, Nahrungsmittel u. s. w. dem entgegen stünden? Anderer Fragen nicht zu gedenken, sieht man an dieser hinlänglich, was hier auf dem Spiele steht, und wie sorgfältig man daher Methoden zu prüfen habe, durch welche solche Punkte erledigt werden sollen.

Die letztere Frage, und noch ein guter Theil anderer, ist aber sogleich und zwar a priori erledigt, wenn man die mittlere Lebensdauer als einen jener besprochenen Quotienten definirt; erledigt also durch eine Definition! Denn sobald die Geburten zunehmen, so wird die Volkszahl durch sie dividirt, einen kleineren Werth geben. Da von den Mehrgeborenen im ersten Lebensjahre viele sterben, so wird die Zahl der Verstorbenen gleichfalls vergröfsert, und in die Volkszahl dividirt, nicht minder einen kleineren Werth finden lassen. So wie man also diese Quotienten „mittlere Lebensdauer" nennt, so steht es sogleich fest, dafs eine grofse Zahl von Geburten der Lebensdauer gefährlich sei, und dafs, wenn auf eine Ehe fünf Kinder kommen, dieselben kürzere Zeit leben werden, als wenn die Ehe nur vier hervorbrächte. Dann steht es ferner sogleich fest, daſs, wo viele neue Ehen geschlossen werden (wodurch ebenfalls die Zahl der Geburten zunimmt), ein kürzeres durchschnittliches Leben stattfinde, so sonderbar eine solche Behauptung auch scheinen möchte. Das sind nichts als strenge Folgerungen aus einer falschen Definition.

Auf demselben Wege kann man noch andere merkwürdige Gesetze finden, oder eigentlich der Natur aufdringen. Die Untersuchung, ob in der Klasse der Armen die Lebenswahrscheinlichkeit geringer sei als in der Klasse der Wohlhabenden, ist keine Untersuchung für die bloſse Neugierde; vielmehr könnte durch sie ein sehr wesentlicher Punkt erledigt werden. Die Klasse der Armen unterliegt ungünstigen äuſseren Bedingungen; hat die Natur nun Mittel gefunden, den Armen in Bezug auf die Lebensdauer von dieser ungünstigen Aeuſserlichkeit frei zu machen, und wie ist das bewirkt worden? oder ist er ihr ganz bloſsgestellt? Man denke sich eine solche Frage, wissenschaftlich betrachtet; welche Einsicht verschaffte sie uns! man würde das Resultat derselben auf andere Fälle anwenden können, wo nicht Mangel an Nahrungsmitteln, sondern äuſsere ungünstige Verhältnisse anderer Art, z. B. climatische, obwalten. Setzt man aber das mittlere Leben gleich der Seelenzahl, dividirt durch die Summe derjenigen, welche jährlich geboren werden oder sterben, dann bedarf es auch dieser Untersuchung nicht; man kann ihr Resultat von vorn herein angeben. Da die Aermeren sich durch gröſsere Fruchtbarkeit auszeichnen, [1]) so leben sie kürzer als die Reichen, die

[1]) Buck äuſsert sich hierüber (Gerson und Julius Magazin, Bd. 15, pag. 605): die ärmere Klasse hat in groſsen Städten viel mehr Kinder als die wohlhabendere; in Hamburg z. B. kommen in dem wohlhabenden Bezirke des zweiten Bataillons 100 Kinder (unter 18 Jahren alt) auf 189 Erwachsene, in dem weniger wohlhabenden vierten Bataillon dagegen schon auf 158 Erwachsene; dort ist die Sterblichkeit 1:37,6, hier 1:27,8.

Villot

Frage ist wiederum durch eine Definition erledigt. Und doch brächte man sich auf diese Weise um ein sehr interessantes Gesetz, das in diesen Verhältnissen obwaltet. Es scheint nemlich, dafs die Sterblichkeit der Kinder in der ärmeren Klasse gröfser sei, als in der der Reichen. Nun aber ist es von der andern Seite gewifs, dafs die höchsten Lebensalter gerade am häufigsten von den Armen erreicht werden. Dafür läfst sich gar kein Grund absehen; denn, Dank unseren Institutionen, die Klasse der Dürftigen ist nicht die zahlreichere, auch sind sie sicherlich nicht die bekannteren Individuen, deren Alter vorzugsweise auffallen und notirt werden könnte. Wenn man sagen wollte, einzelne unter den Armen seien durch ein Leben reich an Entbehrungen so gestählt, dafs sie dann leichter die höheren Alter erreichten: so hat man das Phänomen doch blofs umschrieben,

Villot giebt (Annal. des sc. nat. Tome 8, pag. 442) über die Ehen und die Fruchtbarkeit zu Paris in den Jahren 1817—1821 folgende Tafel:

Arrondissement.	eine Heirath auf	auf eine Ehe Kinder
2	108	2,
3	105	2,3
1	102	2,3
4	94	2,2
11	115	2,1
6	141	2,7
5	113	2,7
7	116	2,2
10	97	2,1
9	104	2,3
8	105	2,8
12	121	3,3

Die Arrondissements sind von den wohlhabenderen zu den ärmeren hin geordnet. Während daher im Arrond. 2. auf 54 Einwohner ein Kind geboren wird, kömmt dasselbe im Arrond. 12. schon auf 36,7. In ganz Paris kamen auf 108 Personen eine Heirath, und auf eine Ehe 2,1 Kinder, also auf 45 Einwohner ein Kind.

nicht erklärt, da, wenn sie die höheren Lebensalter nicht erreichen sollten, man eben so gut und mit demselben Recht sagen könnte, sie seien durch Entbehrungen so sehr geschwächt, dafs sie früh absterben. Die Sache bleibt diese: Wir sehen bei einer gewissen Gruppe von Menschen in den ersten Jahren eine gröfsere Sterblichkeit und dafür in den späteren Jahren eine gröfsere Lebensfähigkeit; wir sehen also, dafs hier auf eine Compensation hingearbeitet ist, und etwas dem ganz Aehnliches sehen wir nun auch unter anderen Umständen in den Lebensverhältnissen beider Geschlechter. Durch Bedingungen mehr zufalliger Art ist die Anzahl der männlichen Geburten gröfser, als die der weiblichen. Hierauf tritt nun gleich nach, und schon vor der Geburt, eine verhältnifsmäfsig gröfsere Sterblichkeit der Knaben ein, so dafs in den meisten Bevölkerungen das weibliche Geschlecht mehr als die Hälfte ausmacht. Was aber die höchsten Lebensalter anbetrifft, so werden sie wiederum vorzugsweise von Mannern erreicht. [1]) Das Mittel der Compensation ist hier also bald nach der einen, bald nach der andern Seite hin angewandt, und jedenfalls scheint es vorhanden zu sein.

Wir wünschten hierdurch gezeigt zu haben, dafs solche Fragen, wie die angeregten und fast alle anderen dieses Gebietes, eine tiefer eingreifende Bedeutung haben, als man ihnen im ersten Augenblick beimessen dürfte, um daraus die Folgerung zu ziehen, dafs es nothwendig sei, bei ihrer Beantwortung mit aller Strenge zu verfahren. Diese Strenge hat man natürlich vorzugsweise gegen die Methoden der Rechnung zu wenden; eine solche Critik ist bei dem jetzigen Zustand der Sache, wo man die mittlere Lebensdauer gleichsetzt der Volkszahl dividirt durch die Geborenen und Gestorbenen, überaus wesentlich. Denn mit Hülfe dieser falschen Annahme ist hauptsächlich jener merkwürdige Satz erlangt worden, der unserer Zeit eigenthümlich ist, und welcher dahin

---

[1]) Quetelet sur l'homme etc. pag. 179.

lautet, dafs ein Volk kürzere Zeit leben soll, wenn es fruchtbar ist und viele Kinder erzeugt; durch jene Annahme haben die sogenannten Anti-Populationisten diesen Satz aus den Beobachtungen herausgelesen, welchen, wie wir gezeigt haben, eine solche Annahme hineinträgt. Die unmittelbare Folgerung ist dann, dafs es nöthig sei, Heirathen und Geburten möglichst zu beschränken. Dahin mufste die bisherige Methode, angewandt auf Bevölkerungen, die sich vermehren, nothwendig führen, wie wir das in diesem Abschnitt mannichfach bewiesen haben; dahin auch die jetzt übliche Art, die mittlere Lebensdauer durch die Geburten und Sterbefälle zu berechnen, die im Grunde nur einen Theil der Halley'schen Methode bildet, deren Uebelstände theilt und blofs geeignet ist, sie öfter herbeizuführen, weil es so häufig möglich und dann so leicht ist, von ihr Gebrauch zu machen. Der Wissenschaft an sich kann es ganz gleichgültig sein, ob man zum Besten der Völker Heirathen und Geburten beschränke, was jetzt von Schriftstellern mehr oder minder offen verlangt wird. Wenn man jedoch, solche Maafsregeln zu begründen, auf ihre Resultate verweiset, dann wird sie geltend machen müssen, dafs sie keine besäfse, die dahin führten; dafs sie die mittlere, wahrscheinliche Lebensdauer nicht mit Sicherheit kenne, noch viel weniger daher zu entscheiden vermöchte, ob die gröfsere oder geringere Fruchtbarkeit darauf einen Einflufs übe, und welchen.

Wir wissen diesen Abschnitt nicht besser als mit einer neueren, critischen Untersuchung von Bienaymé [1]) zu beschliefsen, welche, obgleich nur über einen einzelnen Punkt sich erstreckend, dem Vorhergehenden zur Stütze dienen wird. In Frankreich bedient man sich bekanntlich der

[1]) Ann. d'Hygiène publique et de Médecine légale. Paris, Juillet 1837.

Tafel des Duvillard. Es liegt derselben eine bedeutende Zahl von Verstorbenen, nemlich 101542 zu Grunde; da sie aber aus einer veränderlichen Bevölkerung hervorgingen, so mufs die Tafel falsch sein, und bei ihrer Aehnlichkeit mit der Süfsmilch'schen sieht man, dafs sie die Sterblichkeit eben so gut übertreiben werde, als die letztere es unzweifelhaft thut. Der Tafel von Duvillard zufolge erreichen von 100 Neugeborenen 50,23 das zwanzigste Jahr, und daher wäre 20 Jahr die wahrscheinliche Lebensdauer. Nun hatte Bienaymé den guten Einfall, dafs für diese Zahl eine Controlle durch die Conscriptions-Listen gegeben sei, welche die jungen Männer von 20 Jahren verzeichnet enthalten. Es wurden in Frankreich 1803—11 geboren

	8265950	
also in einem Jahre	918440	
Von 1824—31, also 20 Jahre nachher, fanden sich	2307645	20jährige Männer,
also in einem Jahre	288456	- -

In Frankreich kommen auf 100 geborene Mädchen 106,56 Knaben, nach Poisson's Berechnung. Bienaymé setzt dafür 107,53, um zu zeigen, dafs selbst bei dieser für seinen Zweck ungünstigen Annahme Duvillard's Tafel sich als unbrauchbar herausstelle. Inzwischen wollen wir die 918440 Kinder nach dem richtigen Geschlechtsverhältnifs theilen, und dann waren darunter 473804 Knaben. Da nun 288456 davon nach 20 Jahren noch übrig waren, so erreichen von 100 Geborenen 60,88 (nach Bienaymé 60,10) dieses Alter, nicht, wie Duvillard behauptet, 50,23. Diesen Unterschied nennt der Verfasser mit Recht enorm; denn das wahrscheinliche Leben wäre demzufolge in Frankreich vielleicht nahe 40 Jahre, jedenfalls zwischen 30 und 40, und nicht 20, wie es bis dahin angenommen worden ist. Eben so giebt Demontferrand [1]) das wahrscheinliche Leben in Frankreich $43\frac{3}{4}$ Jahre bei der Geburt, und $56\frac{1}{2}$

---

[1]) Im Journal l'Institut, Paris, 10. Mai 1837.

für einen Dreijährigen, ohne jedoch bis jetzt, so viel uns bekannt ist, die Beweise dafür veröffentlicht zu haben.

Die angeführte Untersuchung Bienaymé's ist bei dem jetzigen Zustand der Sache sehr wichtig. Er schliefst daraus nicht allein, dafs Duvillard's Tafel falsch sei, sondern dafs die Tafel des Deparcieux eher für richtig zu halten sei. Nun hat der letztere seine Mortalitätstafel auf 10000 sogenannten Tontiniten gegründet, und sie giebt gegen die meisten übrigen Tafeln so ungemein günstige Lebensverhältnisse, dafs man sie keiner eigentlichen Anwendung fähig hielt, und sie durch die Bemerkung beseitigte, aus dem Absterben ausgewählter Personen lasse sich kein Schlufs auf die Sterblichkeit im Allgemeinen ziehen. Als nun in neuerer Zeit die Genfer Mortalitätsverhältnisse mitgetheilt wurden; als sich ergab, dafs dort das wahrscheinliche Leben einige vierzig Jahre betrage: so sahen sich die Referenten (Heyer und Lombard) natürlich veranlafst, eine Erklärung dieser vortheilhaften Lebensverhältnisse aufzustellen, und sie gaben diese: In Genf kamen 1814—33 auf eine Heirath nur 2,75 Kinder, d. h. nur $\frac{2}{3}$ derjenigen Zahl, die in den Ländern Europa's gewöhnlich stattfindet, und darin sehen sie eine weise Oekonomie, welche nicht mehr Kinder erzeugen läfst, als ernährt und verpflegt werden können, daher dieselben dann auch länger leben. Diese Erklärung ist ganz in dem Geiste vieler neuerer Untersuchungen, und bezeichnet mit derjenigen, die man von den Zahlen des Déparcieux gegeben hat, den jetzigen Standpunkt der Sache: „Wohlstand und wenig Kinder seien die Bedingungen des langen Lebens." Das aber sind vorläufig Chimären, sobald Bienaymé und Demontferrand Recht haben, und für ganz Frankreich die Tafel des Deparcieux gilt. Die Tontiniten leben dann nicht länger, als die übrige Bevölkerung, und durch die geringe Fruchtbarkeit der Ehen in Genf wird das Leben dort nicht verlängert, aus der einfachen Ursache, weil es dort gar nicht länger als in Frankreich ist, wo 1819—26 auf eine Ehe

4,19 Kinder gekommen sind. [1]) Die wenigen Jahre, die das wahrscheinliche Leben in Genf mehr beträgt, als in dem letzteren Reiche, kommen einmal darauf, dafs die Volksmasse jener Stadt, wenn man von den Einwanderungen absieht, etwas im Abnehmen begriffen zu sein scheint, wodurch, wie wir gezeigt haben, alle Verhältnisse scheinbar günstiger ausfallen, und zweitens darauf, dafs nach Genf, wie nach allen gröfseren Stadten, Leute im erwachsenen Alter ziehen, wodurch ebenfalls, sowohl die wahrscheinliche und mittlere Lebensdauer, wiewohl begreiflich nur scheinbar, vergröfsert werden. — Wir haben nicht die Absicht, Unterschiede in der Sterblichkeit verschiedener Länder, verschiedener Städte u. s. w. vorweg in Abrede zu stellen, allein eben so wenig können wir sie ohne strenge Beweise für vorhanden annehmen.

Bienaymé beschliefst seine Abhandlung mit den Worten: „Nicht durch die Rekrutirungslisten bin ich seit langer Zeit zu der Meinung geführt, dafs Duvillard's Mortalitätstafel in diesem Jahrhundert nicht anwendbar sei; andere isolirte Facta und Methoden, welche hier keinen Platz finden können, führten mich dahin. Auf dieselbe Weise habe ich mich auch überzeugt, dafs die meisten Mortalitätstafeln nicht zweckmäfsig construirt sind, und dafs allein durch ihre Fehlerhaftigkeit das menschliche Geschlecht mit einer solchen Rapidität aussterbe. Ich bin in diesem Punkte sicher genug, um jeden Entwurf einer Renten- u. s. w. Gesellschaft zurückzuweisen, der nach solchen Gesetzen der Sterblichkeit angelegt ist. Als mir die Rekrutirungslisten bekannt wurden, sah ich in ihnen den wahren Prüfstein für die Bewegung der Volksmasse und zugleich ein einfaches Mittel, aller Welt das Resultat meiner früheren Arbeiten ohne complizirte Rechnung anschaulich zu machen. Die Darlegung jener früheren Berechnungen dagegen würde kaum für die kleine Zahl Gelehrten, die sich

[1]) Buek in Gerson und Julius Magazin u. s. w. Bd. 15, pag. 594.

der Mühe unterzogen hätten, ihnen zu folgen, Beweiskraft gehabt haben."

Wie man sieht, gelangt Bienaymé zu demselben Resultate, welches auf die verschiedenste Weise in diesem Abschnitt begründet worden ist, und welches ich bereits in einem hierhin gehörigen Aufsatze in der medizinischen Zeitung, herausgegeben vom Verein für Heilkunde in Preufsen, [1]) auseinandergesetzt habe.

[1]) vom 27. Mai 1835.

Methode von Euler bei einer im geometrischen Verhältnifs zu- oder abnehmenden Bevölkerung.

Wenn eine Bevölkerung im Laufe der Jahre zu- oder abgenommen, so ist es nöthig, an die Zahl der in den verschiedenen Altern Sterbenden gewisse Factoren zu bringen, wie wir das im vorigen Abschnitt nachgewiesen, und zum Behuf eines Beispiels mit den Zahlen der Süfsmilch'schen Tafel versucht haben. Auf solche Weise verändert, würden die Verstorbenen eine Mortalitätstafel zu construiren erlauben, welche vollkommen die Gesetze des Sterbens darstellt. Es ist also die Aufgabe, diese Factoren zu finden. Würde man, etwa hundert Jahre zurück, für jedes Jahr die Menge der Geburten kennen, so wäre dieselbe gelöset; denn gesetzt, es würden jetzt, d. h. in dem Jahre, aus welchem man die Todtenregister benutzen will, 1000 geboren, vor vierzig Jahren aber nur 750: so ist es klar, dafs der vierzigjährigen Individuen verhältnifsmäfsig zu wenig sind, also auch derer zu wenig, welche in diesem Lebensalter sterben. Man müfste die im vierzigsten Jahre Lebenden und Sterbenden mit $\frac{1000}{750}$, d. h. mit $\frac{4}{3}$ multipliziren, um sie mit den 1000 Neugeborenen in einer Tabelle vereinigen zu dürfen.

Allein bei dieser Art, die erwähnten Factoren zu ermitteln, würde die Methode der Anforderung nicht mehr entsprechen, die wir früher als die hauptsächlichste aufstellten: aus den Beobachtungen eines oder einiger wenigen Jahre brauchbare Resultate zu geben. Nach dieser Art bedürfte man vielmehr eine durch hundert Jahre fortlaufende Beobachtung über die Zahl der jährlich Geborenen.

Der gröfste Theil der Bevölkerungen Europa's ist im Zunehmen, stellt also eine Volksmenge dar, die von Jahr zu Jahr wächst. Es frägt sich nun, ob man nicht irgend eine Hypothese über das Gesetz dieser Zunahme machen könnte, welche uns der Nothwendigkeit, die Zahl der Geburten in den früheren Jahren zu kennen, überhebe. Man hat behauptet, die Zunahme geschehe in einem geometrischen Verhältnifs, so dafs, wenn die Volkszahl in einem Jahre B beträgt, sie im folgenden $q \cdot B$, im dritten Jahre $q^2 \cdot B$ und so allgemein im $n+1$ten Jahre $q^n \cdot B$ betragen werde. Da q auch kleiner als eins sein kann, so schliefst diese Annahme zugleich die Fälle in sich, wo die Bevölkerung im geometrischen Verhältnifs abnimmt.

Euler hat diese Hypothese der Rechnung unterworfen, [1]) die wir im Folgenden mittheilen werden. Vorausgesetzt wird dabei, dafs die Gesetze der Sterblichkeit bei der Zu- oder Abnahme der Volkszahl nicht verändert werden, dafs vielmehr die eine wie die andere blofs durch den Ueberschufs oder die Minderzahl der Geburten bewirkt werde. Wenn also N geboren werden, und davon [1]N das Ende des ersten Jahres, [2]N das des zweiten u. s. w. erreichen, dann werden von $q \cdot N$ Geborenen $[1]qN$, $[2]qN$ u. s. w. dahin gelangen.

Lehrsatz. Wenn bei einer Bevölkerung die Zahl der jährlichen Geborenen sich beständig im Verhältnifs q ändert, so dafs also die Zahl derselben in einem Jahre dividirt durch die Zahl im vorhergehenden $= q$ ist, dann gilt dasselbe auch für die Volkszahl B, und die Zahl der jährlich Sterbenden M. Auch sie werden im geometrischen Verhältnifs verändert, und der Quotient zweier auf einander folgenden Jahre giebt ebenfalls q.

Denn beträgt die Zahl der Geborenen in dem Jahre, welches zur Betrachtung gezogen wird, N, so betrug dieselbe, der Voraussetzung nach, vor einem Jahre $\frac{N}{q}$, vor 2 Jahren $\frac{N}{q^2}$, vor n Jahren $\frac{N}{q^n}$. Daher ist die Volkszahl in jenem Jahre

---

[1]) Mémoires de l'Académie de Berlin 1760. pag. 153.

$$B = N + [1]\frac{N}{q} + [2]\frac{N}{q^2} + \ldots + [100]\frac{N}{q^{100}}$$

Wenn nemlich N geboren werden, so erreichen das Ende des zweiten Jahres $[2]N$; nun aber sind vor zwei Jahren $\frac{N}{q^2}$ geboren worden, von welchen daher nach zwei Jahren $[2]\frac{N}{q^2}$ leben. Eben so ist die Zahl derer, welche zu Ende des 3ten Jahres stehen, $[3]\frac{N}{q^3}$ etc. Die Bevölkerung aber ist nichts als die Summe aller dieser Individuen.

Ein Jahr nach dem betrachteten werden qN geboren, und dann wird die Volkszahl, auf dieselbe Weise gefunden

$$B_1 = Nq + [1]N + [2]\frac{N}{q} + \ldots + [100]\frac{N}{q^{99}}$$

Nun ist $B_1 = qB$; daher verändert sich die Volkszahl in demselben Verhältnifs wie die Zahl der Geborenen.

Da ferner in dem Jahre, welches wir betrachten, N geboren werden, und nach dem Gesetze der Sterblichkeit $[1]N$ das Ende des ersten Jahres erreichen, so sterben zwischen 0 und 1 Jahr $\{1-[1]\}N$.

Zwischen 1 und 2 Jahr würden auf dieselbe Weise $\{[1]-[2]\}N$ sterben, wenn die Zahl der im vorigen Jahre Geborenen gleichfalls N betragen hätte; sie betrug jedoch nur $\frac{N}{q}$. Also sterben zwischen 1 und 2 Jahr $\{[1]-[2]\}\frac{N}{q}$ u.s.w. Daher ist die Gesammtzahl der Sterbenden

$$M = \{1-[1]\}N + \{[1]-[2]\}\frac{N}{q} + \{[2]-[3]\}\frac{N}{q_2} + \ldots$$
$$= B - (B_1 - Nq) = (1-q)B + qN.$$

Im nächstfolgenden Jahre werden qN geboren; es sterben also Individuen im ersten Jahre $\{1-[1]\}qN$, im zweiten Jahre $\{[1]-[2]\}N$; daher im Ganzen

$$M_1 = \{1-[1]\}qN + \{[1]-[2]\}N + \{[2]-[3]\}\frac{N}{q} + \ldots$$

Hier ist $M_1 = qM$, d. h. auch die Verstorbenen ändern sich im Verhältnifs von q, womit denn der obige Satz erwiesen ist.

Man erhält also den Factor q, auf den hier alles ankömmt, wenn man die Zahl der Geborenen, oder der Verstorbenen, oder endlich der Volksmenge zweier auf einander folgenden Jahre durch einander dividirt. Allein schon aus den Beobachtungen eines und desselben Jahres kann man ihn erhalten, vorausgesetzt, dafs sich die Beobachtungen über die drei Gröfsen N, M und B zugleich erstrecken. In der That, wenn die Volkszahl B beträgt, so sind davon nach einem Jahre noch $qB - qN$ am Leben. Denn im nächsten Jahre kommen qN Geborene hinzu, und die Bevölkerung beträgt dann, wie erwiesen worden, qB. Also sind innerhalb dieses Jahres gestorben

$B - (qB - qN) = M$ (welche Gleichung bereits vorher gefunden worden)

und hieraus $$q = \frac{B - M}{B - N}$$

Wenn man daher von der Volkszahl die jährlich Sterbenden und Geborenen abzieht, die erste Differenz durch die zweite dividirt, so erhält man q.

Diesen Factor zu Grunde legend, ist es leicht, aus den Todtenregistern eine richtige Mortalitätstafel zu construiren, oder, was dasselbe ist, die Brüche [1], [2], [3]... zu finden. Es sei nemlich, nach diesen Registern, M_0 die Zahl der im ersten Jahre Gestorbenen; M_1 die im zweiten u. s. f., so hat man, dem Obigen zufolge,

$$M_0 = \{1 - [1]\} N$$

$$M_1 = \{[1] - [2]\} \frac{N}{q}$$

$$M_2 = \{[2] - [3]\} \frac{N}{q^2}$$

u. s. w.

und hieraus $[1] = 1 - \frac{M_0}{N}$

$$[2] = [1] - \frac{qM_1}{N} = 1 - \frac{M_0}{N} - \frac{qM_1}{N}$$

$$[3] = [2] - \frac{q^2M_2}{N} = 1 - \frac{M_0}{N} - \frac{qM_1}{N} - \frac{q^2M_2}{N}$$

u. s. w.

Da M_0, M_1, M_2 u. s. w. gegeben sind, so erhält man die Werthe [1], [2], [3] ... oder die Columne der Lebenden unter der Voraussetzung, dafs einer geboren wird, aus den letzteren Gleichungen. In der Praxis würde man so verfahren, dafs man an die Zahl der Verstorbenen die entsprechenden Factoren anbringt, also M_1 mit q, M_2 mit q^2, M_3 mit q^3 u. s. w. multiplizirt, und aus den so verbesserten Zahlen der Todten auf die gewöhnliche Weise die Sterblichkeitstafel construirte.

Ich habe früher eine solche Rechnung für Ostpreufsen angestellt. In den drei Jahren 1777—79 wurden daselbst 58963 geboren, in den zwei Jahren 1805—6 aber 51302, woraus q gleich 1,0097 gefunden wird. Da jedoch Rechnungen, denen die Hypothese einer im geometrischen Verhältnifs sich ändernden Bevölkerung zu Grunde liegt, keine brauchbaren Werthe liefern können, so übergehe ich die weiteren Resultate, und führe nur an, dafs, wenn q aus den in demselben Zeitraum Verstorbenen berechnet worden wäre, ein sehr verschiedener Werth, 1,0023 erhalten wird. Es starben nemlich 1777—1779 54926 und 1805—6 39014.

Dieselbe Hypothese der geometrischen Reihe legt man auch der Beantwortung einer häufig gestellten Frage zu Grunde, nach wie vielen Jahren eine im Zunehmen begriffene Bevölkerung sich verdoppelt haben werde. Beträgt die Volkszahl B und nimmt sie im Verhältnifs von q zu, so beträgt sie nach n Jahren $q^n B$; die Bedingung für das Verdoppeln läuft also darauf hinaus, dafs $q^n = 2$ werde, wodurch man n erhält, wenn q bekannt ist. Nimmt man z. B. $q = 1,0097$, so ergiebt sich $n = 71,8$, d. h. die Bevölkerung Ostpreufsens würde in der Zeit von 72 Jahren sich verdoppelt haben.

Euler hat für Süfsmilch eine Tafel berechnet, welche die Werthe von n unter gewissen Voraussetzungen über die Zunahme enthält. Sie ist auf folgende Weise zu verstehen. Wir fanden oben

$$q = \frac{B-M}{B-N} = \frac{1-\frac{M}{B}}{1-\frac{N}{B}}$$

wo $\frac{M}{B}$ und $\frac{N}{B}$ das umgekehrte Sterbe- und Geburtsverhält- bedeuten. Nur dieser beiden Verhältnisse bedarf es also, um q, und daraus n zu finden. Es mögen 100000 leben ($=B$), 2325 während eines Jahres davon sterben ($=M$) und 3022 geboren werden ($=N$): so ergiebt sich $q=1{,}00719$ und $n=96{,}8$ Jahre. Der Ueberschufs der Geborenen über die Verstorbenen dividirt durch die Zahl der Lebenden beträgt in diesem Beispiel $\frac{697}{100000}=\frac{1}{143}$, und dieser Ueberschufs ist das Argument der Euler'schen Tafel, welche daher die Werthe n angiebt, wenn man diese Gröfse, d. h. $\frac{N-M}{B}$ kennt. Aus diesem letzteren Verhältnifs allein kann man freilich nach dem Bisherigen nicht q, also auch nicht n, finden; Euler jedoch setzt den Zuwachs der Bevölkerung in einem Jahre $B+N-M$, wofür wir vorher $B+qN-M$ gefunden haben. Der Unterschied beider Werthe kömmt darauf zurück, dafs Euler die Zahl der Geburten in einem bestimmten Jahre statt qN gleich N annimmt, wodurch inzwischen der Werth von n wenig verändert wird. In dem eben angeführten Beispiel würde die Verdoppelung nach 99,8 Jahren eintreten, während der richtige Werth 96,8 beträgt.

Giebt man nun die Euler'sche Voraussetzung über die Zunahme von $B+N-M$ Individuen zu, so wird die Volkszahl B nach einem Jahre $=B\left(1+\frac{N-M}{B}\right)$, und geht diefs so fort, so wird sie nach n Jahren $B\left(1+\frac{N-M}{B}\right)^n$. Man braucht dann nur $\frac{N-M}{B}$ zu kennen, um die Jahre der Verdoppelung zu erfahren. Der Zeitpunkt der Verdoppelung giebt, wenn man will, einen Maafsstab für die Veränderung der Volkszahl, und ist insofern brauchbar; nur mufs man damit nicht behaupten, es werde wirklich in dem berechneten Zeitraum eine Verdoppelung eingetreten sein. Da diese Periode aufserdem bei vielen Schriftstellern im Gebrauch ist, so theilen wir einige Werthe der Euler'schen Tafel mit.

Zeitraum der Verdoppelung.

Ueberschufs zu den Lebenden	Die Verdoppelung in Jahren	Ueberschufs zu den Lebenden	Die Verdoppelung in Jahren
1 : 29	20,45	1 : 100	69,66
1 : 30	21,14	1 : 110	76,59
1 : 32	22,53	1 : 120	83,52
1 : 34	23,91	1 : 130	90,46
1 : 36	25,30	1 : 140	97,39
1 : 38	26,68	1 : 150	104,32
1 : 40	28,07	1 : 160	111,26
1 : 42	29,46	1 : 170	118,18
1 : 44	30,84	1 : 180	125,11
1 : 46	32,23	1 : 190	132,04
1 : 48	33,62	1 : 200	138,98
1 : 50	35,00	1 : 210	145,91
1 : 55	38,47	1 : 220	152,84
1 : 60	41,93	1 : 230	159,77
1 : 65	45,40	1 : 240	166,70
1 : 70	48,87	1 : 250	173,63
1 : 75	52,33	1 : 260	180,56
1 : 80	55,80	1 : 270	187,50
1 : 85	59,26	1 : 280	194,43
1 : 90	62,73	1 : 290	201,36
1 : 95	66,20	1 : 300	208,29

Critik der Euler'schen Methode.

Man geräth in der That in Verlegenheit, wenn man ein Urtheil über die Hypothese der jährlichen Volkszunahme in einem geometrischen Verhältnifs abgeben soll. Wie hat man zu dieser so weit verbreiteten Hypothese gelangen können? Ein Capital vermehrt sich in einem geometrischen Verhältnifs, wenn Zins vom Zinse gerechnet wird, weil die Zinsen jedes Jahres im nächstfolgenden als Capital wirken, und ihrerseits zu dessen Vermehrung durch Zinsen beitragen. Was hat aber dieser Fall mit dem einer Bevölkerung gemein, in welcher ein Ueberschufs von Geburten stattfindet? Sollen die in einem Jahre Mehrgeborenen als solche betrachtet werden, die im nächsten Jahre ihrerseits Kinder erzeugen?

Es giebt drei Ursachen, welche eine Vermehrung der Volkszahl bewirken können. Die Sterblichkeit kann geringer werden, und es wird sogar behauptet, dafs diefs gegen frühere Jahrhunderte jetzt wirklich in Europa der Fall sei, obgleich kein strenger Beweis dafür geliefert werden kann. Inzwischen diese günstige Veränderung der Sterblichkeit zugegeben, wie würde man wohl beweisen, dafs sie der Art gewesen sei, um die Bevölkerungen gerade im geometrischen Verhältnisse zunehmen zu lassen?

Oder es findet eine Zunahme der Geburten statt, die Fruchtbarkeit ist gröfser geworden. Allein wenn in einem Jahre statt 4000 wie gewöhnlich, 5000, d. h. $\frac{1}{4}$tel mehr geboren werden, sollen dann im nächsten Jahr 6250, d. h. wiederum $\frac{1}{4}$tel mehr geboren werden? Was hat der Ueberschufs von 1000 Geborenen in dem einen Jahre mit den Geburten des nächsten Jahres zu schaffen? Erst nach 20 oder 30 Jahren wird dieser Ueberschufs seinerseits zu den Geburten beitragen.

Oder drittens, die Zahl der Ehen hat zugenommen, und dadurch die Menge der Geborenen. Wenn die Ehen sich vermehren, so kann das vielleicht mehrere Jahre so fortgehen, vielleicht aber auch nicht. Und gesetzt, die Vermehrung dauere eine grofse Reihe von Jahren hindurch, warum denn eben in einer geometrischen Progression, und nicht in jeder beliebig anderen, völlig gesetzlosen Reihe? Die Hypothese, um welche es sich handelt, ist so undenkbar, dafs nur die Ursachen interessiren können, welche sie zu einer so weit verbreiteten gemacht haben. Euler und Malthus mögen sie wohl so eigentlich nicht getheilt haben. Euler verfuhr, wie man in der Mathematik, ja wie man überall verfährt; wenn ein Problem nicht allgemein zu lösen ist, so löset man es für spezielle Fälle, oft unbekümmert darum, ob diese Fälle eine Realität haben können. Auf solche Weise bietet sich bei der Aufgabe, die Sterblichkeitsgesetze innerhalb einer veränderlichen Bevölkerung zu finden, der spezielle Fall leicht dar, wo die Veränderlichkeit ein gewisses einfaches Gesetz, wie das des geometrischen Verhältnisses, beobachtet, und wenn Euler diesen Fall behandelt, so hat er ihn damit noch nicht für den naturgemäfsen, wirklich stattfindenden erklärt. Er kömmt auf diesen Gegenstand noch einmal in seinem berühmten Werke „Einleitung in die Analysis des Unendlichen," Cap. 6., zu sprechen; allein dort ist es ihm um Beispiele für logarithmische Rechnungen zu thun, welche damals weniger bekannt und üblich gewesen sind, als jetzt. Als es Malthus darauf ankam, nachzuweisen, dafs die Vermehrung eines Volkes in der nicht unbeschränkten Zunahme der Nahrungsmittel eine Schranke finden müsse, wählte er für die Vermehrung der Menschen das Bild einer geometrischen Progression, für die Vermehrung des Bodenertrages das einer arithmetischen. Diefs können nur Bilder sein sollen, bestimmt, auf gewisse Leser zu wirken; denn beweisen würde Malthus weder die eine noch die andere Progression. Der einzige Vorwurf, der diesen Gelehrten hier also vielleicht treffen könnte, würde der sein, einen an sich richtigen Satz (von der durch Nahrungsmittel beschränkten Vermehrung) durch ein falsches Beispiel erläutert zu haben.

Inzwischen ist es die Autorität dieser Männer, der man zum Theil die Verbreitung einer so seltsamen Ansicht über die Volkszunahme zuzuschreiben hat. Einen anderen Theil davon trägt der Umstand, dafs man zuweilen glaubt, Zahlen, die sich verändern, müfsten in einer der beiden Progressionen, welche in den Elementen der Mathematik behandelt werden, zu- oder abnehmen. Allein diese Zahlen könnten auch wohl eine der sogenannten höheren Progressionen, ja eine Reihe von Zahlen ohne irgend ein angebbares Gesetz darstellen, und es ist gar kein Grund abzusehen, warum das letztere nicht der Fall mit den Bevölkerungen sein sollte. Zwar sagt Quetelet: [1])

„Malthus hat mit Scharfsinn die vornehmsten Hindernisse, welche der Volksvermehrung entgegenstehen, untersucht, und mit nicht geringerem Erfolg die Gränzen angegeben, welche sie ohne Nachtheil nicht überschreiten könne. Inzwischen ist die Art, wie die Hindernisse wirken, ungeachtet seiner und seiner Nachfolger Bemühungen, nicht bestimmt ermittelt worden; die Theorie der Volksvermehrung ist durch sie nicht unter das Scepter der Mathematik gebracht worden, wohin sie, wie es scheint, gehört. Daher ist es gekommen, dafs die Diskussion dieses delikaten Gegenstandes für jetzt noch nicht abgeschlossen ist, und dafs man vielleicht die Gefahren übertrieben hat, denen die menschliche Gesellschaft dadurch ausgesetzt ist, dafs die entgegenstehenden Hindernisse keine hinreichende Garantieen gegen ein Uebel darbieten, welches mit der erschreckenden Geschwindigkeit einer geometrischen Reihe droht. Eine so wesentliche Lücke auszufüllen, habe ich mich vielfältigen Untersuchungen unterzogen, deren Detail ich hier übergehe. Eine aufmerksame Prüfung der Sache hat mich überzeugt, dafs die Theorie der Volks-

[1]) sur l'homme etc. pag. 286.

menge auf folgende zwei Prinzipien zurückgeführt werden kann, welche ich als Fundamentalsätze betrachte:

1) die Volksmenge hat die Tendenz, in einer geometrischen Reihe zu wachsen,

2) der Widerstand, oder die Summe der Hindernisse, welche ihrer Entwickelung entgegenstehen, nimmt zu, wie das Quadrat der Geschwindigkeit, mit welcher die Bevölkerung zu wachsen strebt."

Quetelet hat die Gründe für seine Sätze nicht mitgetheilt; wir wollen daher über dieselben mit Bezug auf unseren Gegenstand nur bemerken, dafs, während der erste Satz die geometrische Reihe festsetzt, der zweite sie schon bedeutend modifizirt und zum Theil aufhebt. Jener Gelehrte sagt aufserdem im Verlauf seiner Untersuchung, dafs, weil die Intensität der Hindernisse auf die mannichfachste Art sich verändere, so könne auch die Volksvermehrung auf unendlich verschiedene Weisen stattfinden. Somit wäre die Sache auf ihren natürlichen Stand zurückgeführt, darauf, dafs sich über das Gesetz der Zunahme aus theoretischen Gründen gar nichts bestimmen lasse. Da wir es hier mit staats-ökonomischen Rücksichten nicht zu thun haben, so interessirt uns auch die Frage wegen einer freien und gehemmten Volksvermehrung nicht; uns ist nur das Endresultat von Wichtigkeit, dafs man über die Vermehrung a priori nichts wissen könne.

A posteriori, d. h. durch die Beobachtungen erfährt man darüber eben so wenig. Quetelet theilt (pag. 229) die Zunahme der Bevölkerung England's von 1700 bis 1830 und zwar von 10 zu 10 Jahren mit; er findet, dafs nicht zwei solcher auf einander folgenden Perioden denselben Werh von q geben. Vielmehr würde, nach der Zunahme

von 1720 auf 1730 die Bevölkerung sich in 112 Jahren verdoppelt haben,
- 1730 - 1740 in 278 Jahren,
- 1740 - 1750 - 197 -
- 1750 - 1760 - 100 -
- 1760 - 1770 - 63 -

Das heifst also, die Bevölkerung hat keinesweges in einer geometrischen Progression zugenommen.

Nach Quetelet's erstem Satze, wegen der ungestörten Volksvermehrung, könnte man die geometrische Reihe in den vereinigten Staaten Nord-Amerika's noch am ehesten erwarten. Hier lebten nach Rau

	beobachtet.	berechnet.
1780	2051000	2051000
1790	3929326	3959220
1800	5306035	5867440
1810	7239703	7775660
1820	9654415	9683880
1825	10438000	10637990

Die berechneten Werthe der dritten Columne stimmen recht gut mit den beobachteten, allein sie sind unter der Voraussetzung einer arithmetischen Progression berechnet, nemlich nach der Formel

$$B_x = 2051000 + 190822\,x$$

wo B_x die Volksmenge im Jahre x nach 1780 bedeutet.

In Frankreich betrug die Zahl der Geborenen [1])

1817	944125	1825	973986
8	913855	6	993191
9	987918	7	980196
1820	958933	8	976547
1	963358	9	964527
2	972796	1830	967824
3	964021	1	986709
4	984152	2	938186
Von 1817—20	3804831	Von 1825—28	3923920
- 1821—24	3884327	- 1829—32	3857246

Wo sieht man hier etwas, das an eine geometrische Reihe erinnerte?

[1]) Ann. d'Hyg VIII pag 191

Methode für Bevölkerungen, welche sich beliebig verändern.

Wir glauben hinreichend gezeigt zu haben, dafs die bisherigen Methoden, die Sterblichkeitsgesetze zu berechnen, wegen der besonderen, zu Grunde liegenden Voraussetzungen, um alle Anwendbarkeit kommen. Der Fall einer stationären Bevölkerung ist ein idealer, und wenn er auch einmal stattfinden sollte, so würde man das schwerlich beweisen können. Man wird gewifs nicht nachweisen können, dafs **90** oder **100** Jahre zurück die Zahl der Geburten und Todesfälle in jedem Jahre gleich gewesen ist. Und man hat mehr zu beweisen; man mufs darthun, dafs in dem Lauf eines solchen Jahrhunderts keine Jahre vorgekommen seien, welche einen besonderen Einflufs auf die Sterblichkeit im Allgemeinen oder auf die in einzelnen Lebensaltern ausgeübt haben. Indem man eine Bevölkerung, sei es mittelst der Lebenden oder der davon Sterbenden, als ein Ganzes betrachtet, dessen einzelne Theile (die Lebenden oder Sterbenden in den verschiedenen Altern) zusammengehörten, betrachtet man eigentlich den Inbegriff einer, inmitten der mannichfachsten Anomalien gebildeten Volksmenge. Die Resultate, welche eine solche Betrachtung liefert, sind daher durch diese Anomalieen modifizirt, und im Allgemeinen wissenschaftlich nicht brauchbar.

Statt eine stationäre Bevölkerung zur Ermittelung der Sterblichkeitsgesetze vorauszusetzen, ist es vielmehr die Aufgabe der Mortalität, durch die zu findenden Gesetze den Typus einer solchen aufzustellen; einer Bevölkerung, die allein diesen Gesetzen unterworfen, und von allen Unregelmäfsigkeiten, von jedem Zufälligen frei wäre. Es ist daher nöthig, die Lösung der Aufgabe so einzurichten, dafs sie dem vorhandenen Zustand einer völlig unregelmäfsigen Bevölkerung entspreche, nicht gewissen fingirten Zuständen, worauf die bisherigen Methoden gegründet sind. Die wichtigste Frage ist hier, welche Beobachtungen sind bei einer beliebig zusammengesetzten Volksmenge sicher und unzweideutig, welche derselben müssen daher der Rechnung zu Grunde gelegt werden?

Es sei a_x eine Zahl von Personen, welche sämmtlich x Jahre alt sind, es mögen davon a_{x+1} das folgende Jahr erreichen: so sterben $a_x - a_{x+1}$, und die Wahrscheinlichkeit eines $x$jährigen, das $x+1$te Jahr zu erreichen, ist $= \frac{a_{x+1}}{a_x}$, welche Wahrscheinlichkeit wir, wie schon früher, mit w_x^{x+1} bezeichnen werden.

Diese Wahrscheinlichkeiten, das nächste Jahr zu erreichen, geben ein natürliches Maafs der Lebenskraft in den verschiedenen Altern. (Nach dem, was im Abschnitt „Sterblichkeitstafel" bemerkt worden ist, nimmt Lambert für den Werth der Lebenskraft die Gröfse $\frac{a_x}{a_x - a_{x+1}}$, d. h. die Lebenden eines Alters dividirt durch die in einem Jahre davon Sterbenden. Für $\frac{a_x}{a_x - a_{x+1}}$ kann man schreiben $\frac{1}{1 - \frac{a_{x+1}}{a_x}}$ oder nach der gewählten Bezeichnung $\frac{1}{1 - w_x^{x+1}}$. Diese Gröfse steigt und fällt allerdings mit w_x^{x+1}, allein es scheint natürlicher die letztere, als die Intensität des Lebens darstellend, anzusehen.)

Es ist klar und bedarf keines Beweises, dafs die Werthe w_0^1, w_1^2, w_2^3 u. s. w. davon unabhängig sind, ob die Bevölkerung stationär sei, stationär gewesen sei, oder sich beliebig verändert habe. Daher müssen diese Gröfsen als die wahren Elemente der Rechnung angesehen werden, nicht aber die durch Volkszählung oder Todtenregister unmittelbar gegebenen Gröfsen a_0, a_1, a_2 . . . und $(a_0 - a_1)$,

(a_1-a_2), (a_2-a_3)... Sie setzen, wie man sieht, voraus, dafs man die Zahl der in einem gewissen Alter Lebenden und zugleich die Menge der davon Sterbenden kenne. Beides ist zu erfahren möglich, nur ist es mehr, als man nach den bisherigen Methoden zu wissen brauchte, wo die Kenntnifs der Zahl der Lebenden oder Sterbenden allein schon ausreichte. Dafs die Methode, welche wir hier sogleich näher entwickeln werden, somit eine doppelte Art von Beobachtungen verlangt, ist allerdings ein Uebelstand, dem man aber in den Naturwissenschaften doch häufig begegnet, welche sämmtlich auf zweckmäfsig veranstaltete Beobachtungen Anspruch machen, sie mögen mehr oder weniger mühsam sein. In dieser letzteren Beziehung zweifeln wir nicht, dafs man es noch leichter finden werde, die wahren Sterblichkeitsgesetze für eine Bevölkerung auf die zu besprechende Weise zu ermitteln, als die wahre Pendellänge an einem Ort, die man trotz der Schwierigkeit zu bestimmen gewufst hat.

Der wesentliche Unterschied unserer Methode von der Halley'schen besteht darin, dafs wenn es z. B. in einer Bevölkerung 600 45jährige und 200 70jährige giebt, und wenn von den ersteren 12, von den letzteren 10 sterben, wir diese Data als vereinzelte betrachten, die nicht zusammengehören, während nach Halley sowohl die 600 und 200 Lebende, als die 12 und 10 Sterbende in Verbindung gesetzt werden. Aus diesem Verhalten erwächst für die Praxis ein Vortheil; man kann nemlich in einem Jahre die Sterblichkeitsgesetze für irgend eine Gruppe von Lebensaltern ermitteln, zu einer anderen Zeit die einer anderen Gruppe; man kann die Aufgabe in so viele Theile zerlegen, als man bequem findet.

Natürlich werden die Beobachtungen nicht absolut scharf sein; man behauptet sogar, dafs eine irgend genaue Volkszählung nach den einzelnen Altern, wie wir sie verlangen, nicht möglich sei, worüber wir nicht zu urtheilen vermögen, da uns das practische Detail solcher Operationen nicht bekannt ist. Inzwischen giebt das einfache mathematische

Gesetz, welches die Sterblichkeit regiert, und welches wir in einem folgenden Abschnitt mittheilen werden, ein Mittel, die Beobachtungen zu verbessern; ja dieses Gesetz macht es sogar möglich, aus den Beobachtungen nur einiger weniger Lebensalter die Sterblichkeit für alle übrigen zu berechnen. So z. B. bedarf es nur einer Beobachtung über die Sterblichkeit der Kinder im ersten Jahr, um dann, ohne weitere Beobachtungen, die Sterblichkeits-Gesetze von der Geburt bis etwa zum 30ten Lebensjahre hin zu erfahren. Was die höheren Lebensalter anbetrifft, so reichen auch für sie ein Paar Beobachtungen ähnlicher Art aus. Allein es giebt hierfür noch ein anderes sehr brauchbares Mittel, die Benutzung der Erfahrungen von Renten- und Wittweninstituten, namentlich die letzteren.

Somit dürfen wir hoffen, dafs, indem man von der zu beschreibenden Methode Gebrauch macht, die vollständige Kenntnifs der Gesetze der Sterblichkeit des menschlichen Geschlechts erlangt werden wird. In einem der folgenden Abschnitte haben wir bereits einen ersten Versuch gemacht, diese Gesetze zu entwerfen, welche durch anderweitige Beobachtungen ihre Bestätigung erwarten.

Wir setzen nunmehr voraus, dafs die Gröfsen w_0^1, $w_1^2 \ldots$ durch Erfahrungen bestimmt seien, und dafs man daraus eine Mortalitätstafel construiren wolle. Man nehme N Neugeborene an, so sind davon nach einem Jahre am Leben Nw_0^1, nach zwei Jahren $Nw_0^1 w_1^2$ u. s. w. (siehe die Einleitung zu diesem Werke). Man erhält also folgende Tafel

Alter.	Lebende.	Sterbende.	Summe der Lebenden.
0	N	$N(1-w_0^1)$	$N\{1+w_0^1+w_0^1w_1^2+w_0^1w_1^2w_2^3+w_0^1w_1^2w_2^3w_3^4\}$
1	Nw_0^1	$Nw_0^1(1-w_1^2)$	$Nw_0^1\{1+w_1^2+w_1^2w_2^3+w_1^2w_2^3w_3^4\}$
2	$Nw_0^1w_1^2$	$Nw_0^1w_1^2(1-w_2^3)$	$Nw_0^1w_1^2\{1+w_2^3+w_2^3w_3^4\}$
3	$Nw_0^1w_1^2w_2^3$	$Nw_0^1w_1^2w_2^3(1-w_3^4)$	$Nw_0^1w_1^2w_2^3\{1+w_3^4\}$
4	$Nw_0^1w_1^2w_2^3w_3^4$	$Nw_0^1w_1^2w_2^3w_3^4$	$Nw_0^1w_1^2w_2^3w_3^4$

Die auf solche Weise gebildete Columne der Lebenden wird nicht mit der Volkszählung übereinstimmen, und die Columne der Sterbenden nicht mit den Sterberegistern. Das ist nicht möglich, denn beide Columnen und überhaupt die ganze Tabelle giebt denjenigen Zustand, welcher stattfände, wenn die Bevölkerung stationär sein würde.

Bei der Berechnung einer solchen Tafel wäre nicht zu übersehen, dafs, wenn man die Logarithmen der Gröfsen w_0^1, w_1^2, $w_2^3\ldots$ der Reihe nach unter einander schreibt, sie von unten auf, nach der gewöhnlichen in Mortalitätstafeln üblichen Art, addirt, und hierauf zu den Summen die Zahlen sucht, diese letzteren dann die Columne der Lebenden geben, unter der Voraussetzung, dafs N oder die Zahl der Geborenen $=1$ ist. Aus dieser Columne berechnet man dann die übrigen auf die bekannte Art.

Es folgt aus dieser Tabelle, dafs die mittlere Lebensdauer eines Neugeborenen = sei $1+w_0^1+w_0^1w_1^2+w_0^1w_1^2w_2^3+w_0^1w_1^2w_2^3w_3^4+\ldots$ Nun aber ist $w_0^1w_1^2$ nichts als die Wahrscheinlichkeit des zusammengesetzten Ereignisses, dafs ein Neugeborener das erste und zweite Jahr durchlebe, d. h. dafs er nach zwei Jahren noch lebe, welche Wahrscheinlichkeit wir, der Bezeichnung entsprechend, durch w_0^2 ausdrücken können. Auf dieselbe Weise ist dann $w_0^1 \cdot w_1^2 \cdot w_2^3 = w_0^3$, und überhaupt kann man, wenn mehrere solcher Wahrscheinlichkeiten zu multipliziren sind, die Indices als Zähler und Nenner ansehen, die im Fall der Gleichheit sich gegenseitig aufheben. Man erhält folglich für die mittlere Lebensdauer des Neugeborenen

$$1 + w_0^1 + w_0^2 + w_0^3 + w_0^4 + \dots$$

d. h. die Summe der Wahrscheinlichkeiten, welche der Neugeborene hat, das Ende des ersten, zweiten u. s. w. Jahres bis zum höchsten zu erreichen. Offenbar ist die mittlere Lebensdauer daher die mathematische Hoffnung, die der Neugeborene in Bezug auf das Leben hat. Um diefs deutlich einzusehen, kann man sich jeden einzelnen Werth w_0^1, $w_1^2 \dots$ mit einem Jahre multiplizirt denken, dann kann der Geborene

ein Jahr gewinnen mit der Wahrcheinlichkeit w_0^1
noch ein Jahr - - - - w_0^2
noch ein Jahr - - - - w_0^3 u. s. w.

Da nun die Summe der Producte aus jedem zu hoffenden Gewinn, multiplizirt in die Wahrscheinlichkeit des Gewinnes, die mathematische Hoffnung bildet, so ist auch das mittlere Leben eine solche.

Nur über die Zahl 1, welche den Wahrscheinlichkeiten hinzugefügt ist, müssen wir eine Bemerkung machen. Sieht man sie als eine Wahrscheinlichkeit (als Gewifsheit) an, und multiplizirt auch sie mit einem Jahre, so würde es sein, als wenn der Neugeborene die Gewifsheit habe, ein Jahr zu leben. Das ist nun freilich nicht der Fall, allein wir setzen es bei der Construction jeder Mortalitätstafel voraus; wir nehmen an, dafs alle Neugeborene das erste Jahr durchleben, und dafs doch nur ein Theil derselben den Anfang des zweiten Jahres erreiche; d. h. wir vertheilen die

Sterbenden nicht über das ganze Jahr, sondern verlegen sie auf das Ende der Jahre, wie das schon früher bemerkt worden ist. Um den hieraus entstehenden Fehler zu verbessern, wurde früher angegeben, dafs man, wenn die Sterblichkeit im ersten Jahre $\frac{1}{4}$ beträgt, in der Columne „Summe der Lebenden" statt 1000 zu addiren, nur 800 oder 0,8·1000 hinzufügen dürfe. Will man denselben Fehler hier verbessern, so wäre unter denselben Umständen statt 1 zu schreiben 0,8. Aufserdem ist dann noch, wegen der ähnlichen Voraussetzungen bei den übrigen Altern, von den Werthen der gefundenen mittleren Dauer ein halbes Jahr abzuziehen.

Auf dieselbe Weise wie für den Neugeborenen, findet man aus der vorigen Tafel die mittlere Lebensdauer

für einen 1jährigen $1 + w_1^2 + w_1^3 + w_1^4 + \ldots$

$x$jährigen $1 + w_x^{x+1} + w_x^{x+2} + w_x^{x+3} + \ldots$

$x+1$jährigen $1 + w_{x+1}^{x+2} + w_{x+1}^{x+3} + w_{x+1}^{x+4} + \ldots$

wo für 1 wiederum gewisse Brüche zu setzen wären, die aber, die höchsten Alter ausgenommen, nicht viel von eins unterschieden wären.

Nennt man die mittlere Lebensdauer eines $x$jährigen M_x, die eines $x+1$jährigen M_{x+1}, so sieht man aus den letzten Gleichungen leicht, dafs

$$M_x = M_{x+1} \cdot w_x^{x+1} + 1$$

$$\text{also } M_{x+1} = \frac{M_x - 1}{w_x^{x+1}}$$

Hiernach kann man die mittlere Lebensdauer in einem gewissen Alter $x+1$ aus derjenigen des vorhergehenden berechnen, wenn nur aufserdem noch w_x^{x+1} bekannt ist. Nach der Kerseboom'schen Tafel ist das unmittelbar berechnete mittlere Leben eines Neugeborenen 34,975; zugleich erreichen von 1000 Kindern 804 das erste Jahr. Also ist $w_0^1 = \frac{804}{1000}$, und aus diesen Datis ergiebt sich die uncorrigirte mittlere Lebensdauer eines einjährigen 42,26. Das mittlere Leben eines 60jährigen ist 14,62 Jahre, seine

Wahrscheinlichkeit, das folgende Jahr zu erreichen, beträgt $\frac{264}{273}$ oder $\frac{88}{91}$, also ist das mittlere Leben eines 61jährigen 14,08 Jahre.

Diese letztere Relation zwischen der mittleren Lebensdauer in zweien auf einander folgenden Jahren giebt zugleich das Mittel, aus einer Tafel von mittleren Lebensdauern in den verschiedenen Altern eine Mortalitätstafel zu bilden; denn zufolge dieser Relation ist

$$w_x^{x+1} = \frac{M_x - 1}{M_{x+1}}$$

wonach man die nöthigen Gröfsen w_0^1, $w_1^2 \ldots.$ finden kann.

Wenn man mit Bezug auf einen Neugeborenen das Product bildet $w_0^1 \cdot w_1^2 \cdot w_2^3 \ldots. w_{n-1}^n$, und wenn dasselbe $= \frac{1}{2}$ wird, dann ist n, oder die Zahl der Factoren, die wahrscheinliche Lebensdauer des Neugeborenen; denn von N Geborenen erreichen dann $\frac{1}{2}$N das $n$te Jahr. Eben so beträgt sie für einen 1jährigen p Jahre, wenn $w_1^2 \cdot w_2^3 \cdot w_3^4 \ldots. w_p^{p+1} = \frac{1}{2}$ ist, und für einen $x$jährigen t Jahre, wenn $w_x^{x+1} \cdot w_{x+1}^{x+2} \cdot w_{x+2}^{x+3} \ldots w_{x+t-1}^{x+t} = \frac{1}{2}$.

Wir haben jetzt noch das Verfahren zu beschreiben, welches anzuwenden ist, um die Listen solcher Gesellschaften, welche auf Lebenswahrscheinlichkeit gegründet sind, für unsern Zweck zu benutzen, nemlich die Gröfsen w_p^{p+1} u. s. w. besonders für die höheren Lebensalter zu ermitteln, worüber brauchbare Werthe auf anderem Wege kaum zu hoffen sind.

Aus den Listen solcher Institute entnimmt man die in jedem Jahr Aufgenommenen (a, b, $c \ldots$), die in jedem Jahr Verstorbenen (α, β, $\gamma \ldots$) dem Alter nach; die Aufgabe ist nun, aus diesen Datis die Sterblichkeit in den verschiedenen Altern zu finden.

Wir setzen voraus, dafs man aus den Listen eine gewisse Anzahl von Jahren oder Jahrgängen heraushebt, und dafs man bei der Benutzung der Listen sorgfältig die Jahrgänge unterscheide, worauf hier alles ankömmt; dafs man also nicht blofs wisse, es seien überhaupt binnen 10 Jahren so und so viele 25jährige z. B. aufgenommen worden und gestorben, sondern dafs man diese Zahlen für jedes der 10 Jahre einzeln notirt habe.

Es seien demgemäfs aufgenommen:

20jährige im 1ten Jahre	a_0,	im 2ten a_1,	im 3ten a_2	u. s. w.
21 - - - -	b_0	- - b_1	- - b_2	-
22 - - - -	c_0	- - c_1	- - c_2	-
23 - - - -	d_0	- - d_1	- - d_2	-

u. s. w.

wobei wir voraussetzen, das 20 Jahre das niedrigste Alter der Aufnahme sei.

Ferner seien verstorben:

20jährige im 1ten Jahre	α_0,	im 2ten α_1,	im 3ten α_2	u. s. w.
21 - - - -	β_0	- - β_1	- - β_2	-
22 - - - -	γ_0	- - γ_1	- - γ_2	-
23 - - -	δ_0	- - δ_1	- - δ_2	-

u. s. w.

Somit gab es überhaupt 20jährige $a_0 + a_1 + a_2 + \ldots$
davon starben von 20 bis 21 Jahr $\alpha_0 + \alpha_1 + \alpha_2 + \ldots$
Also ist die Wahrscheinlichkeit eines 20jährigen 21 Jahr alt zu werden, oder $w_{20}^{21} = \frac{(a_0 - \alpha_0) + (a_1 - \alpha_1) + (a_2 - \alpha_2) + \ldots}{a_0 + a_1 + a_2 + \ldots}$

Was nun die Zahl der 21jährigen anbetrifft, so setzt sie sich zusammen 1) aus der Zahl der Aufgenommenen $b_0 + b_1 + b_2 + \ldots$ 2) aus den 20jährigen, welche successive 21 Jahr alt wurden, und deren Anzahl beträgt $(a_0 - \alpha_0) + (a_1 - \alpha_1) + (a_2 - \alpha_2) + \ldots$ Die Zahl der 21jährigen beträgt folglich $b_0 + b_1 + b_2 + \ldots + (a_0 - \alpha_0) + (a_1 - \alpha_1) + \ldots$, und da hiervon im 22ten Jahr $\beta_0 + \beta_1 + \beta_2 + \ldots$ starben, so ist die Wahrscheinlichkeit eines 21jährigen, 22 Jahr alt zu werden, oder

$$w_{21}^{22} = \frac{(a_0 - \alpha_0) + (a_1 - \alpha_1) + \ldots + (b_0 - \beta_0) + b_1 - \beta_1) + \ldots}{(a_0 - \alpha_0) + (a_1 - \alpha_1) + \ldots + b_0 + b_1 + b_2 + \ldots}$$

Auf dieselbe Weise ergiebt sich

$$w_{22}^{23} = \frac{(a_0-\alpha_0)+(a_1-\alpha_1)+\ldots+(b_0-\beta_0)+(b_1-\beta_1)+\ldots+(c_0-\gamma_0)+(c_1-\gamma_1)+\ldots}{(a_0-\alpha_0)+(a_1-\alpha_1)+\ldots+(b_0-\beta_0)+(b_1-\beta_1)+\ldots+c_0+c_1+c_2+\ldots.}$$

u. s. w.

Das Gesetz, nach welchem diese Wahrscheinlichkeiten gebildet werden, geht aus diesen Werthen hervor. Es handelt sich dabei offenbar nur darum, den Zähler zu finden; der Nenner ergiebt sich aus dem Zähler, wenn man die Zahl der in dem betrachteten Lebensalter Sterbenden fortläfst. So erhält man z. B. in w_{21}^{22} die Nenner, wenn man im Zähler $\beta_0, \beta_1, \beta_2 \ldots$ wegläfst; in dem Zähler von w_{22}^{23} läfst man zu dem Ende $\gamma_0, \gamma_1, \gamma_2 \ldots$ herausfallen.

Was aber die Bildung des Zählers anbetrifft, so wird man Folgendes nicht übersehen. Nehmen wir an, man benutzte nur vier Jahrgänge des Instituts, so giebt es auch nur 4 Werthe von den a, den $b \ldots$, den α, β u. s. w., von denen übrigens viele $= 0$ sein können. Nun ist es einleuchtend, dafs die a_3, welche im vierten Jahr aufgenommen wurden und 20 Jahr alt waren, die Zahl der 21jährigen noch vermehren, dagegen keinen Einflufs mehr auf die 22jährigen und noch weniger auf die älteren üben werden; eben so sind dann die a_2 20jährigen noch auf die 22jährigen,

die a_1 - - - - 23 -

die a_0 - - - - 24 -

von Einflufs. Daher würde unter diesen Umständen

$$w_{20}^{21} = \frac{(a_0-\alpha_0)+(a_1-\alpha_1)+(a_2-\alpha_2)+(a_3-\alpha_3)}{a_0+a_1+a_2+a_3}$$

$$w_{21}^{22} = \frac{(a_0-\alpha_0)+(a_1-\alpha_1)+(a_2-\alpha_2)+(b_0-\beta_0)+(b_1-\beta_1)+(b_2-\beta_2)+(b_3-\beta_3)}{(a_0-\alpha_0)+(a_1-\alpha_1)+(a_2-\alpha_2)+b_0+b_1+b_2+b_3}$$

Hier fällt in w_{22}^{21} sowohl a_3 als α_3 heraus; bei dem folgenden w_{22}^{23} würden nicht allein a_2 und α_2, sondern nun auch b_3 und β_3 fortgelassen werden müssen. Daraus ergiebt sich die Regel für die Bildung des Zählers, welche stattfindet, die Zahl der benutzten Jahrgänge mag so oder so grofs sein: Jeder neue Zähler erhält Differenzen mit einem neuen Buchstaben (z. B. w_{21}^{22} Differenzen mit dem Buchstaben b und β), und dafür fällt von jedem bereits vorhandenen Buchstaben eine Differenz fort [z. B. in w_{21}^{22} die Differenz $(a_3 - \alpha_3)$].

Es hat somit keine Schwierigkeit, die Gröfsen w_{20}^{21}, w_{21}^{22}, w_{22}^{23}.... in Buchstaben anzugeben; was aber die Rechnung mit Zahlen anbetrifft, so wird sie durch folgendes Verfahren mit grofser Leichtigkeit auszuführen sein.

1) Man bilde die Differenzen $a_0 - \alpha_0$, $a_1 - \alpha_1$, $a_2 - \alpha_2$.... und bezeichne sie mit A, A_2, A_3; eben so nenne man die Differenzen $b_0 - \beta_0$, $b_1 - \beta_1$... B, B_2 u.s.w. Hat man z. B. 30 Jahrgänge gewählt, so erhält man 30 solcher Werthe A bis A_{30}, B bis B_{30}, C bis C_{30} u. s. f. Nimmt das Institut nur bis zum 50ten Jahre auf, so giebt es unter den Aufgenommenen keine, welche 51 und darüber alt wären; nur Todte dieses Alters giebt es, φ, ψ u. s. w. Zieht man diese Todten von den Aufgenommenen ab, so werden sie negativ, da keine Aufgenommenen vorhanden sind; als negative Gröfsen mufs man sie auch in die folgende Rechnung einführen. Dasselbe kann übrigens auch bei allen übrigen Altern vorkommen. Es kann z. B. a_1 oder die Zahl der im 2ten Jahre aufgenommenen 20jährigen gleich Null sein. Sterben im 2ten Jahre zwischen dem 20ten und 21ten Jahre α_1, dann ist $a_1 - \alpha_1 = -\alpha_1$, und mufs auch so zur Berechnung gebraucht werden.

2) Man bilde folgendes Schema:

A	A
A_2	$A + A_2$
A_3	$A + A_2 + A_3$
A_4	$A + A_2 + A_3 + A_4$
	u. s. w.

indem man die Werthe A, A_2, A_3.. unter einander schreibt, und sie von oben her successive addirt. Dabei kann man $A + A_2$ mit A^2 bezeichnen, indem die Zahl 2 über A angiebt, dafs zwei solcher Werthe addirt worden sind. $A_1 + A_2 + A_3$ kann man mit A^3 bezeichnen u. s. f. bis A^{30}.

Ebenso verfahre man mit den B, C, D... und bilde die Summen B^2, B^3, B^4... C^2, C^3, C^4... D^2, D^3, D^4.....

3) Die auf solche Weise erhaltenen Werthe schreibe man in folgender Ordnung:

A^{30}	A^{29}	A^{28}	A^{27}	A^{26}	A^{25}....
	B^{30}	B^{29}	B^{28}	B^{27}	B^{26}....
		C^{30}	C^{29}	C^{28}	C^{27}....
			D^{30}	D^{29}	D^{28}....
				E^{30}	E^{29}....

Der horizontalen Reihen giebt es hier so viele als es Lebensjahre von dem 20ten ab giebt. Allein auch die Zahl der verticalen Reihen ist nicht gröfser. Denn nehmen wir das Ende des Lebens bei 90 Jahren an, und die Zahl der benutzten Jahrgänge $=30$, so ist es klar, dafs von den 90-jährigen nur das eine Glied Z^{30} vorhanden ist, aber nicht Z^{29}, Z^{28} u. s. w. In der That kämen Z^{29}, Z^{28}... nur dann vor, wenn die 90jährigen 91, 92... Jahre alt würden, welches gegen die Voraussetzung ist. Eben so kommen von den 89jährigen nur die beiden Gröfsen Y^{30} und Y^{29}, aber nicht die mit einem geringeren Index vor. Und so aufwärts bis zu den 61jährigen, von denen zuerst alle 30 Werthe gebraucht werden. Daher giebt es dann der verticalen Reihen so viele, als es Buchstaben A, B, C... oder Lebensalter über 20 Jahre hinaus giebt; aufserdem sieht man, dafs in einer solchen verticalen Reihe nie mehr als höchstens 30 Ziffern unter einander zu stehen kommen.

Bei der Berechnung hat man übrigens auf das so eben Gesagte nicht weiter zu achten, denn selbst wenn man die Werthe Z^{29}, Z^{28}..., Y^{28}, Y^{27}.... u. s. w., die hier nicht gebraucht werden, hingeschrieben haben sollte, so sind sie, wie man gleich sehen wird, unschädlich.

4) Man addire die Verticalreihen, so giebt ihre Summe die Zähler von w^{21}_{20}, w^{22}_{21}, w^{23}_{22} u. s. w. der Reihe nach. Die Summe der ersten Verticalreihe oder A^{30} giebt z.B. den Zähler von w^{21}_{20}, da $A^{30}=(a_0-\alpha_0)+(\alpha_1-\alpha_1)+(a_2-\alpha_2)+\ldots$ ist. Die Anzahl der w wird bedingt durch das höchste Lebensalter; ist dasselbe z. B. 90 Jahre, so giebt es 70 solcher

Werthe w, und daher schadet es nicht, wenn man in das vorige Schema die Gröfsen Z^{29}, Z^{28} u. s. w. gebracht hat.

5) Um nun auch die Nenner zu haben, addire man zu den Zählern die Zahl der Todten nach den verschiedenen Altern, also zu A_{30} die Zahl $\alpha_0 + \alpha_1 + \alpha_2 + \ldots$; zu der Summe der zweiten Verticalreihe $(A^{29} + B^{30})$ die Zahl $\beta_0 + \beta_1 + \beta_2 + \ldots$; zu der Summe der dritten Verticalreihe $\gamma_0 + \gamma_1 + \gamma_2 \ldots$ u. s. w.

Die so erhaltenen Werthe sind die Nenner von w_{20}^{21}, w_{21}^{22}, $w_{22}^{23} \ldots$, und daher sind dann diese Gröfsen selbst bekannt und die Operation beendet.

Aus den Wahrscheinlichkeiten kann man auf die zu Anfang dieses Abschnitts angegebene Weise die Columne der Lebenden berechnen, wie sie in Mortalitätstafeln üblich ist.

Nach einem Ueberschlage halte ich mich überzeugt, dafs die ganze Rechnung nach dieser Anordnung in sehr kurzer Zeit zu machen sein wird, vorausgesetzt, dafs die Menge der Aufgenommenen und Verstorbenen den Listen bereits entnommen ist. Ueber diese letzteren sind folgende Bemerkungen zu machen. Die Rechnung setzt voraus, dafs alle Verstorbenen auch zu den Aufgenommenen gehören, und diese Bedingung ist dann von selbst erfüllt, wenn man die Listen einer Gesellschaft von ihrer Gründung an benutzt. Kann man diefs nicht, wendet man vielmehr die Beobachtungen von irgend einem Jahre nach der Stiftung des Instituts an, so mufs man die vorher Aufgenommenen, so viele ihrer noch am Leben sind, je nach dem höheren Alter, das sie nunmehr erreicht haben, in Rechnung zu bringen, indem man sie wie neuerdings, aber in diesem höheren Alter Aufgenommene ansieht.

Ein zweiter zu berücksichtigender Punkt ist, dafs aus solchen Gesellschaften mehrere ausscheiden werden, über deren Todesjahr man nichts erfährt. Mit der Kategorie dieser Individuen verfährt man so, dafs man sie entweder ganz aus der Rechnung läfst, und sie also auch von den Aufgenommenen ausschliefst, oder man benutzt die Jahre, welche sie mit dem Institut verbunden gewesen sind, auf folgende Art. Aus den Listen entnimmt man die Zahl dieser Personen, dem Alter und Jahrgang nach, in welchem sie ausschieden, und zieht sie von den in demselben Alter und demselben Jahrgang Aufgenommenen ab. Mit den Uebrigbleibenden verfährt man dann weiter, wie mit den Aufgenommenen vorher.

Inzwischen, wenn man die Ausscheidenden solcher Art in Rechnung bringt, so hat man vorausgesetzt, dafs sie sich stets zu Anfang des betreffenden Jahres von dem Institut trennten. Diefs ist in der Wirklichkeit nicht der Fall; vielmehr scheiden sie im Laufe des Jahres aus. Es mögen z. B. in Summe 500 Personen zu Anfang des Alters 30 vorhanden sein und davon in Summe 28 ausscheiden: so nimmt unsere Rechnung zu Anfang des Jahres 472 an, während die 28 doch nicht gleich im Anfang, sondern nach und nach austraten. Setzt man z. B. voraus, dafs das letztere regelmäfsig geschehe, an einem Tage des Jahres so grofs sei als am anderen, so stellt die Zahl der zwischen dem Alter 30 und 31 vorhandenen Individuen eine gerade Linie dar, und im Mittel gab es dann an einem Tage $500 - \frac{1}{2} \cdot 28$ oder 486 Personen. Man würde folglich von den Ausscheidenden, in dem Jahre des Austritts, nur die Hälfte in Abrechnung zu bringen haben, und für die folgenden Jahre erst ihren vollen Werth. Brune nimmt an,[1]) dafs die eine Hälfte der Ausscheidenden in der Mitte des Jahres abgehe, die andere am Ende desselben. In der ersten Hälfte sind dann folglich 500 vorhanden, in der zweiten 486, und im Mittel des Jahres 493 oder $500 - \frac{1}{4} \cdot 28$. Daher bringt derselbe nur den vierten Theil der Austretenden in dem Jahre des Ausscheidens in Abzug.

Diese Correction ist im Ganzen nicht bedeutend, sie wird durch die Unrichtigkeit, welche überhaupt bei der Rechnung nach vollen Jahren stattfindet, aufgewogen Um sie jedoch anzubringen, vollende man zuerst die Rechnung ohne Rück-

[1]) Crelle, Journal u. s. w. Bd. 16. pag. 59.

sicht auf die Correction, und lasse daher den Austritt zu Anfang des Jahres geschehen; man ermittele also die Zähler und Nenner der Wahrscheinlichkeiten w_{20}^{21}, w_{21}^{22}.... Nachdem diefs bewirkt, addire man sowohl zum Zähler als zum Nenner von w_{20}^{21} die Hälfte, oder nach Brune $\frac{3}{4}$tel, aller zwischen dem 20 und 21ten Lebensjahre Ausgeschiedenen zum Zähler und Nenner von w_{21}^{22} die Hälfte, oder $\frac{3}{4}$tel, der im 21- bis 22ten Lebensjahre Ausgeschiedenen u. s. w. Die Reste geben dann durch Division die verbesserten Werthe von w_{20}^{21}, w_{21}^{22}.... Den Grund dieses Verfahrens sieht man ohne alle Schwierigkeit ein.

Die Zahlen, welche am Ende ermittelt sein werden, bedürfen jedoch noch einer Verbesserung. Die Aufgenommenen nemlich standen nicht genau in dem Alter, welches man in der Rechnung ihnen zuschreibt, und man ist z. B. genöthigt, diejenigen, welche bis 6 Monate über 20 alt sind, noch zu den 20jährigen, und die übrigen zu den 21jährigen zu zählen. Hierdurch entstehen in dem Endresultate Unregelmäfsigkeiten, die man am besten in der Columne der Lebenden, wie sie aus den Werthen von w berechnet wird, verbessert. Man kann zu dem Ende die Lebenscurve in dem kleinen Intervall einiger Jahre für eine gerade Linie ansehen, so dafs die Zahl der jährlichen Sterbenden sich in diesem Intervall gleich bleibt; oder man bringt die Verbesserung mittelst der Formel für die Lebenden an, welche wir in einem späteren Abschnitt entwickeln werden.

Ueber die Sterblichkeit in verschiedenen Ständen, über den Einflufs der Krankheiten, die Sterblichkeit in Gefängnissen u. s. w.

Ueber die Sterblichkeit in verschiedenen Ständen, Professionen u. s. w. sind in neuerer Zeit vielfältige Untersuchungen bekannt worden; da sie jedoch sämmtlich auf Todtenregistern basirt worden, so kann man ihren Resultaten keine eigentliche Brauchbarkeit zugestehen. Wir haben bereits früher darauf aufmerksam gemacht, welche falsche Werthe sich nothwendig ergeben müssen, wenn man blofs aus dem Todtenregister der bei der Londoner Equitable society Versicherten eine Mortalitätstafel construiren wollte, weil diese Versicherten eine dem Alter nach ganz willkührlich zusammengesetzte Menschengruppe bilden. Wir wollen hier dasselbe an einer Beobachtung des Déparcieux über die Zahl der binnen 30 Jahren im Kirchspiele St. Sulpice zu Paris verstorbenen Junggesellen, Ehemänner und Wittwer darthun. Es ist die zwölfte Tabelle in dem zweiten Theile von Süfsmilch's göttlicher Ordnung.

Alter.	Unverheirathete.	Ehemänner	Wittwer.	Summe.
0—1	5718			5718
1—5	5925			5925
5—10	1597			1597
10—20	786	3		789
20—30	1110	180	3	1293
30—40	975	1205	27	2207
40—50	664	1851	111	2626
50—60	410	983	375	1768
60—70	267	651	535	1453
70—80	120	198	330	648
80—90	3	6	19	28
90—100	1	2	16	19
im Ganzen	17576	5079	1416	24071

Würde man hieraus die Sterblichkeit z. B. der Junggesellen berechnen, so würde man seltsame Werthe erhalten. Das wahrscheinliche Leben derselben betrüge bei der Geburt nur etwa drei Jahre; denn von 17576 sind am Ende des 5ten Jahres schon 11643 gestorben! Vom 45ten bis 60ten Jahr dagegen sterben ihrer nur 664, während nach den gewöhnlichen Tafeln mehr als dreimal so viele sterben müssen. Nach der Kerseboom'schen Tafel nemlich sterben zwischen 45 bis 60 Jahren 127 unter 1000 Todten überhaupt; von 17576, der Zahl der verstorbenen Junggesellen, würden also 2232 Todte aus dieser Altersklasse sein müssen. Von den 5076 Ehemännern, welche im 20ten Jahr lebten, sollten vor dem 30ten 669 sterben, es starben aber nur 180 u. s. w.

Es ist klar, dafs solche Rechnungen nicht erlaubt sein können, aus dem einfachen Grunde, weil man eine beliebig vertheilte Anzahl von Todten hat. Nachdem die Unverheiratheten 20 Jahr alt geworden, verheirathet sich ein Theil; von diesen letzteren sterben in den ersten zehn Jahren 180, dann gar 1205 u. s. f., lauter Verstorbene, die der Liste der verstorbenen Junggesellen entzogen bleiben. Würden sie sich alle verheirathet haben, dann würde es gar keinen Unverheiratheten geben, welcher bei seinem Tode älter als 20 oder 30 Jahre gewesen ist.

Das ist zu einleuchtend, als dafs wir weiter dabei zu verweilen hätten; ganz jedoch konnten wir es nicht übergehen, denn ein grofser Theil neuerer Untersuchungen über den Einflufs der Wohlhabenheit, von Stand und Aemtern auf die Sterblichkeit, ist aus denselben, nur nicht so klar hervortretenden, Gründen fehlerhaft. Nur ein Beispiel hierüber. Die vorzüglichste Untersuchung über den Einflufs von Reichthum, Ehre u. s. w. rührt von Chateauneuf her; [1]) er wählte zu deren Repräsentanten 1600 Personen, worunter Fürsten, Minister, Admiräle, Generäle u. s. w., von denen in neun Jahren 522 starben; er verglich ihre Sterblichkeit

---

[1]) Ann. d'Hyg. Tome 3. pag. 5.

mit der der ärmsten Strafse des 12ten Arrondissements von Paris; wovon ihm 2000 Personen, dem Alter nach, zu Gebote standen. Es ergab sich, dafs von 100 des Jahres starben

zwischen	von den Reichen	von den Armen
30 und 40 Jahr	1,08	1,57
40 - 50 -	1,17	2,13
50 - 60 -	1,99	3,59
60 - 70 -	3,60	7,50
70 - 80 -	8,04	14,36
80 - 90 -	13,22	100,00

Hier stehen also die Armen in Bezug auf Lebensfähigkeit der höheren Classe bedeutend nach. Allein die Untersuchung hat keine Beweiskraft, denn 1) sind 522 Todesfälle der letzteren eine zu geringe Zahl, und 2) sind bei den Armen nur Todtenregister benutzt, welches aus vielfachen Gründen nicht erlaubt ist.

In der That hat man an 2000 Verstorbenen aus einigen Strafsen eine im Allgemeinen dem Alter nach beliebig zusammengesetzte Masse; allein übersieht man diefs, nimmt man sogar an, dafs diese Strafsen von anderen Strafsen keinen Zuwachs erhalten, auch keine Individuen nach anderen Strafsen schicken, so besitzt man an der ärmeren Classe eine solche, die sich gewöhnlich stark vermehrt, deren Todtenregister daher, wie wir früher gezeigt haben, sehr ungünstige Lebensverhältnisse finden lassen mufs. Nun aber sendet ein solches Armenrevier wirklich Individuen nach den wohlhabenderen Revieren, z. B. nach der Chaussée d'Antin, wo sie die Stelle von Dienstboten vertreten. Dadurch wird die Mortalität in dem Armenrevier ebenfalls scheinbar ungünstiger, und die der Chaussée d'Antin ungebührlich günstiger.

Wegen dieser in der Natur der Sache liegenden Verhältnisse hat auch die ähnliche Untersuchung, welche Villermé über den Einflufs der Wohlhabenheit mittheilt, [1]) keine ge-

[1]) Ann. d'Hyg. Tome 3. pag. 294.

nügende Beweiskraft. Er stützt sich dabei auf die Angaben Villot's über das Sterbeverhältnifs in den verschiedenen Revieren von Paris, welche wir im Abschnitt „Critik der Halley'schen Methode" bereits mitgetheilt haben. Andere Untersuchungen derselben Art übergehen wir hier.

Will man Aufgaben solcher Art lösen, so kann diefs nur dadurch geschehen, dafs man die Beobachtungen so einrichtet, um zur Kenntnifs der Werthe, welche früher mit w_p^{p+1} bezeichnet wurden, zu gelangen. Man mufs also aufser der Zahl der Todten in einem bestimmten Alter auch die Zahl der in diesem Alter Lebenden kennen. So allein kann man brauchbare Resultate erlangen, die aber wahrscheinlich in den meisten Fällen kein besonderes Interesse erregen möchten, da nicht wohl zu vermuthen ist, dafs in der Sterblichkeit der Menschen, welche gewöhnlichen Beschäftigungen obliegen, sich sehr bedeutende Unterschiede finden sollten. Es ist wohl möglich, dafs die Classe der Armen und Reichen, namentlich in der ersten Jugend, dergleichen zeigen werden; dabei müssen wir jedoch aufmerksam machen, dafs man in unseren Tagen den Einflufs der Wohlhabenheit ein wenig zu hoch anzuschlagen anfängt, so dafs nur noch fehlte, dafs man die Lebensdauer eines Menschen nach seinen Revenuen bestimmte.

In einem Aufsatze nemlich über die mittlere Dauer der Krankheiten [1]) giebt Villermé an, dafs bei den englischen, in Garnison liegenden Truppen folgende Krankheitsverhältnisse 1823 und 1824 stattgefunden hätten. Es erkrankte

bei der Linien-Infanterie einer von 20,08,
bei der Garde-Infanterie einer von 23,43,
bei der Cavallerie einer von . . . . 24,87.

Vorausgesetzt, dafs diese Zahlen Zutrauen verdienen, dafs überhaupt solche Krankheitsverhältnisse unter allen Umständen grofse Beachtung verdienen, so wäre nun doch zu untersuchen, ob das Alter in den genannten Truppengattungen

[1]) Ann. d'Hyg. Tome 2. pag. 262.

dasselbe; ob nicht für diese oder jene eine besondere Auswahl der robusteren Subjecte getroffen werde; ob nicht die Verschiedenheit des Dienstes, der Anstrengungen u.s.w. von Einflufs sei. Von allem diesen findet sich jedoch nichts; Villermé erklärt vielmehr die Unterschiede durch die Löhnung, die bei der Garde etwas höher als bei der Infanterie der Linie; und bei der Cavallerie noch etwas höher als bei der Garde sei. Das heifst denn freilich, eine an sich vielleicht gültige Wahrheit etwas stark in Contribution nehmen.

Was die Untersuchung über den Einflufs der Krankheiten betrifft, so dürfte sie zu den interessantesten dieser Sphäre gehören; zugleich scheint sie mit so grofsen Schwierigkeiten verbunden zu sein, dafs sie das ganze Talent eines Naturforschers in Anspruch nehmen wird. Es unterliegt keinem Zweifel, dafs die Sterblichkeit durch Gesetze regulirt ist, so dafs sie von ihrer numerischen Seite den Charakter der Nothwendigkeit trägt; wir glauben auch zur Unterstützung dieser Ansicht in einem der folgenden Abschnitte einen wesentlichen Beitrag geliefert zu haben. Nun aber stirbt ein Mensch im Allgemeinen an einer gewissen Krankheit; also ist es wahrscheinlich, dafs auch das Befallenwerden von Krankheiten und ihre Tödtlichkeit bestimmten Gesetzen unterliege. Man weifs darüber bis jetzt so gut als nichts; ungefähre Angaben, dafs eine bestimmte Krankheit die Jugend oder das Alter vorzugsweise treffe, lehren auch nichts. Sie sind in der That wenig brauchbar, denn wir haben in seltenen Fällen ein richtiges Urtheil über quantitative Verhältnisse, und um so weniger, je gröfser die Zahlen sind, um welche es sich dabei handelt; namentlich haben wir über die Verhältnisse der Bevölkerung gar keinen Ueberblick. Es wird schwerlich Jemand die Frage entscheiden, ob zwischen dem 5ten und 10ten Jahr so viele Menschen, als zwischen dem 60ten und 70, oder viermal so viele leben, er hätte es denn berechnet; jeder wird in Erstaunen gesetzt, wenn er zum ersten Male hört, dafs im ersten Jahre $\frac{1}{4}$tel oder $\frac{1}{5}$tel der Geborenen stirbt. Nun mischen sich noch gewisse

Einflüsse in unser Urtheil über dergleichen Verhältnisse, und derjenige, der mit dieser Sphäre vertraut ist, wird an sich selbst zu häufig die Erfahrung gemacht haben, wie leicht ein Irrthum ist, wenn man sich von Eindrücken leiten läfst, deren Werth man nicht näher untersucht hat, als dafs er den ungefähren Angaben, Schätzungen u. s. w. ein Gewicht beimessen sollte. — Ich hoffe, man wird diese Verwarnung hier nicht am unrechten Orte finden.

Was die Untersuchung über die Krankheiten erschwert, ist die Nothwendigkeit, in welcher die Medizin sich befindet, die Krankheiten ihren Zwecken gemäfs einzutheilen. Mag diefs nach den Organen, den Geweben geschehen, welche ergriffen sind, oder nach den Symptomen, welche den Krankkeitsprozefs begleiten, so werden dadurch Abtheilungen hervorgerufen, die wahrscheinlich für den Zweck statistischer Untersuchung zu künstlich sind, um nicht die für uns wichtigen Gesichtspunkte zu verdecken. Ein Beispiel wird diefs klar genug zeigen. In einem folgenden Abschnitte werden wir eine grofse Gruppe von Krankheiten betrachten, die von der Witterung abhängen, einer sehr einfachen Gesetzmäfsigkeit unterliegen, und von denen wir nachweisen werden, dafs sie in einem innigen Zusammenhang mit der Lebenskraft in den verschiedenen Altern stehen. Dies ist jedoch nur möglich, indem wir von der üblichen Systematik der Krankheiten absehen, und uns lediglich an das Resultat, die Sterblichkeit, halten, welches durch sämmtliche Krankheiten im Ganzen hervorgebracht wird. Es würde schwer sein, für den Einflufs der Witterung auf einzelne Krankheiten bestimmte Gesetze zu finden; mindestens scheint diefs nach der Untersuchung von Guerry über die Tödtlichkeit verschiedener derselben im Zusammenhang mit der Witterung.[1]) Und zwar wäre es defshalb schwer, weil viele der gewöhnlichen Krankheiten nicht eigenthümliche, selbstständige Gruppen bilden mögen, sondern mit anderen zusammengehören,

[1]) Ann. d'Hyg. I. Paris 1829. pag. 228.

von denen sie, nosologischer oder therapeutischer Zwecke wegen, getrennt worden sind.

Daraus folgt, dafs die Untersuchung vorläufig noch sehr zu beschränken sein wird, und zwar 1) auf die Erkrankung im Allgemeinen, abgesehen von einer bestimmten Form derselben, und 2) auf einige einzelne Krankheiten, von denen wahrscheinlich ist, dafs sie eine Gruppe für sich bilden, wie Pocken, Cholera u. s. w. Wenn man innerhalb dieser Gränzen die ersten und hauptsächlichsten Gesichtspunkte finden könnte, dann würde man dadurch wahrscheinlich in den Stand gesetzt werden, diese Gränzen später über das Heer von Krankheiten hinaus zu erweitern.

Was nun die Erkrankung anbetrifft, so besitzt man darüber einige Untersuchungen; die hauptsächlichste von der Highland society, einer Gesellschaft zur Unterstützung erkrankter Handwerker in Schottland, die sich über mehr als 100000 einzelne Erkrankungen erstreckt. [1]) Man fand einen Kranken auf 136,95 Personen unter 20 Jahren,

87,89	-	von 20—30
75,74	-	- 30—40
50,61	-	- 40—50
27,65	-	- 50—60
9,23	-	- 60—70
3,14	-	über 70 Jahre.

Von derselben Gesellschaft sind auch Untersuchungen angestellt, um die Zahl der Wochen zu ermitteln, welche ein Individuum von einem gewissen Alter im Durchschnitt des Jahres krank ist.

---

[1]) Sie ist enthalten in dem Werke Report on friendly or benefit societies. Edinb. 1824. Im Auszuge Ann. d'Hyg. Tome 2. pag. 241

Dauer des Krankseins in Wochen.							
Alter.	Wochen.	Alter.	Wochen.	Alter.	Wochen.	Alter.	Wochen.
21	0,575	34	0,663	47	1,108	60	2,346
22	0,576	35	0,675	48	1,186	61	2,500
23	0,578	36	0,688	49	1,272	62	2,736
24	0,581	37	0,702	50	1,361	63	3,100
25	0,585	38	0,718	51	1,451	64	3,700
26	0,590	39	0,737	52	1,541	65	4,400
27	0,596	40	0,758	53	1,633	66	5,400
28	0,603	41	0,784	54	1,726	67	6,600
29	0,611	42	0,814	55	1,821	68	7,900
30	0,621	43	0,852	56	1,918	69	9,300
31	0,631	44	0,902	57	2,018	70	10,701
32	0,641	45	0,962	58	2,122		
33	0,652	46	1,032	59	2,230		

(Von diesen Zahlen werden wohl viele durch Interpolation innerhalb beobachteter Werthe erlangt sein.)

Man kann aus diesen und den vorhergehenden Werthen ungefähr absehen, dafs sowohl die Zahl der Erkrankungen, als auch die Dauer derselben von der Lebenskraft des Individuums abhänge, da beide mit den Jahren wachsen. Um diese Abhängigkeit näher zu untersuchen, kann man dann auf folgende Weise verfahren.

Es sei a_{20} die Zahl der 20jährigen in einer nach richtigen Prinzipien construirten Mortalitätstafel, a_{21} die Zahl der 21jährigen, so wird die Lebenskraft im 21ten Jahre gemessen durch den Bruch $\frac{a_{21}}{a_{20}}$, und solchen Quotienten müfsten alle Erscheinungen proportional sein, welche mit der Lebenskraft in geradem Verhältnifs stehen. Die Erkrankung jedoch steht im umgekehrten Verhältnifs dazu; d. h. sie verhält sich eben so zur Lebenskraft, wie der Tod: mindestens empfiehlt sich diese Annahme als die plausibelste.

Nun ist die Wahrscheinlichkeit, im 21ten Jahr zu sterben, $\frac{a_{20}-a_{21}}{a_{20}}$, da $a_{20}-a_{21}$ die Zahl der Todten im 21ten Jahr angiebt. Es wäre also zu versuchen, ob die durchschnittliche Dauer des Krankseins diesem letzteren Bruch proportional sei, so dafs, diese Dauer mit D_{20} bezeichnet, die Relation stattfinde:

$$D_{20} = C \cdot \frac{a_{20}-a_{21}}{a_{20}}$$

wo C eine Constante ist, die für alle Lebensjahre dieselbe bleibt. Die gewöhnlichen Mortalitätstafeln geben den umgekehrten Quotienten, nemlich $\frac{a_{20}}{a_{20}-a_{21}}$ u. s. w. unter der Ueberschrift: „es stirbt einer von"; bezeichnet man die Werthe dieser Columne mit φ_{20}, φ_{21} u. s. w.

so ist $\varphi_{20} = \frac{a_{20}}{a_{20}-a_{21}}$

und da $D_{20} = C \cdot \frac{a_{20}-a_{21}}{a_{20}}$

so ergiebt sich $D_{20} = \frac{C}{\varphi_{20}}$

und endlich $\varphi_{20} \cdot D_{20} = C$,

d. h. also die Zahl der Wochen, die ein Individuum des Jahres krank verlebt, multiplizirt in den seinem Alter entsprechenden Werth von φ, müfste unter der gemachten Voraussetzung ein Product geben, welches für jedes Alter dasselbe ist, nemlich $= C$.

In wie fern diefs der Fall, lehrt folgende Rechnung, wo die Werthe von φ aus der Sterblichkeitstafel im Abschnitt „über das mathematische Gesetz" genommen sind.

Alter.	φ. D.	Alter.	φ. D.	Alter.	φ. D.
21	55,01	40	59,90	60	81,32
25	57,58	45	63,34	65	113,1
30	59,10	50	75,65	70	187,0
35	59,70	55	81,38		

Diese Werthe entfernen sich so sehr von der Gleichheit, dafs daraus zu schliefsen ist, die Dauer des Krankseins stünde zu der Lebenskraft in keinem einfachen Verhältnifs. Im Allgemeinen ist auch wohl der Begriff „Kranksein" etwas schwankend; ist in verschiedenen Ständen sehr verschieden, hängt von der Wohlhabenheit, der Möglichkeit ab, ärztliche Hülfe zu geniefsen u. s. w. Daher könnte sich sowohl die Zahl der Erkrankten als die Dauer ihres Krankseins scheinbar ganz regellos darstellen, während sie vielleicht einfachen Gesetzen folgen.

Was ferner die einzelnen Krankheiten betrifft, so besitzt man einige Beobachtungen über die an natürlichen Pocken Verstorbenen, dem Alter nach. Es starben an dieser Krankheit zu Paris in den drei Jahren 1824—26 [1])

Alter.	1824	1825	1826	Summe.
0—3 Monat	1	15	7	23
3—6 -	3	29	3	35
6—12 -	7	130	15	152
0—1 Jahr	11	174	25	210
1—2 -	29	293	23	345
2—3 -	45	281	39	365
3—4 -	30	235	26	291
4—5 -	28	175	16	219
5—6 -	21	144	18	183
6—7 -	17	100	10	127
7—8 -	16	61	6	83
8—9 -	10	62	2	74
9—10 -	6	25	5	36
10—15 -	10	110	7	127
15—20 -	12	163	13	188
20—25 -	18	219	27	264
25—30 -	7	105	19	131
30—40 -	4	41	1	46
40—50 -	1	11	2	14
50—60 -	—	2	—	2
60—75 -	—	2	1	3
im Ganzen	265	2193	240	2698

worunter 1580 Männer und 1118 Frauen.

[1]) Gerson und Julius Magazin u. s. w. Bd. 24. pag. 70.

Diese Beobachtungen sind sehr merkwürdig; sie zeigen eine überwiegende Tödtlichkeit der Krankheit in der Jugend, aber nicht im ersten Jahr, sondern im dritten. Zufällig kann man diese sonderbare Erscheinung nicht nennen, denn sie wiederholt sich in den drei epidemischen Jahren (nur 1825 ist die gröfste Sterblichkeit im zweiten Jahr), und ferner zeigt sich dasselbe in den Beobachtungen über dieselbe Krankheit im vorigen Jahrhundert. Nach Lambert nemlich [1]) starben während 15 Jahre im Haag an natürlichen Pocken

0 — 1	Jahr	172
1 — 2	-	170
2 — 3	-	179
3 — 4	-	224
4 — 5	-	160
5 — 6	-	148
6 — 7	-	114
7 — 8	-	78
8 — 9	-	58
9 — 10	-	23

also in den ersten zehn Lebensjahren 1326, in allen übrigen Lebensaltern zusammen nur 129. Und auch hier ist das Maximum der Sterblichkeit nicht im ersten, sondern im vierten Jahr. Nach den Gesetzen der allgemeinen Sterblichkeit sieht man für das letztere gar keinen Grund ab; denn, wiewohl einige Jahre nach der Geburt die mittlere und wahrscheinliche Lebensdauer ihren gröfsten Werth erhalten, so kann man doch nicht begreifen, in welchem Zusammenhang dieser Umstand mit der Tödtlichkeit einer Krankheit stehen soll.

Um so merkwürdiger mufs es erscheinen, dafs etwas Aehnliches bei einer ganz anderen Krankheit, bei dem Stein vorkömmt. Zufolge der Beobachtungen, welche Civiale dem Quetelet an die Hand gab, waren in Luneville von dieser Krankheit befallen [2])

---

[1]) Lambert Beiträge u. s. w Bd. 3. pag. 574.

[2]) Quetelet: sur l'homme etc. Tome I. pag. 235.

0 — 1	Jahr	0
1 — 2	-	17
2 — 3	-	79
3 — 4	-	131
4 — 5	-	145
5 — 6	-	143
6 — 7	-	116
7 — 8	-	119
8 — 9	-	84
9 — 10	-	75

in den ersten zehn Jahren also zusammen 909, in den übrigen Lebensaltern nur 617, woraus zur Genüge hervorgeht, dafs diese Krankheit hauptsächlich das jugendliche Alter treffe, die späteren in sehr geringem Grade. Allein auch hier tritt erst einige Jahre nach der Geburt die gröfste Zahl von Erkrankungen ein.

Was die Pocken und die ansteckenden Krankheiten betrifft, so glaube ich zuvörderst folgenden Satz über dieselben aufstellen zu können:

> Alle ansteckenden Krankheiten, sie mögen contagiöser oder miasmatischer Art sein, vorausgesetzt, dafs sie für gewöhnlich herrschen, werden vorzugsweise die ersten Jahre nach der Geburt befallen, die späteren Lebensjahre dagegen wenig.

Der Grund hiervon ist, weil man fast a priori behaupten kann, dafs der Organismus die Kraft habe, sich solche von Aufsen auf ihn einwirkende Schädlichkeiten, als diesen Krankheiten zu Grunde liegen, zu assimiliren, so dafs sie den gröfsten Theil ihrer Wirkung verlieren. Ohne diese Kraft müfste ein Contagium fort und fort wirken, und Epidemieen könnten nie ein Ende erreichen. Die assimilirende Kraft zugestanden, lehren die Beobachtungen, dafs ein Individuum durch dieselbe nicht blofs gegen ein bereits vorhandenes Contagium oder Miasma abgestumpft werde, sondern mehr oder weniger gegen solche, die ihm im Laufe der Zeit noch drohen, worauf bekanntlich der Werth der Inoculation beruht. Die so eben angeführten Beobachtungen zeigen dasselbe.

Unser Satz soll nicht blofs für die ansteckenden Krankheiten gelten, sondern für alle, deren Ursache eine äufsere für gewöhnlich herrschende ist. Diefs erfordert eine Erläuterung. Der Begriff der Ansteckung ist in neuerer Zeit der Gegenstand vielfacher Bedenken und Discussionen geworden, und die Medizin ist wegen einzelner Krankheiten sogar ungewifs, ob dieselben zu den ansteckenden zu zählen seien oder nicht. Für unsern Zweck jedoch kömmt es auf die Unterschiede von Contagium, Miasma, epidemisch und endemisch wirkenden Krankheiten nicht an, vielmehr nehmen wir, mit Bezug auf den fraglichen Satz, den Begriff der ansteckenden Krankheit in einem weiten Sinn, und können darunter jede Krankheit verstehen, welche einer äufseren, allgemein verbreiteten Ursache ihr Entstehen verdankt. Ist das der Fall, so kann es nicht anders sein, als dafs eine grofse Zahl von Individuen, da sie alle dieser Ursache, ihrer allgemeinen Verbreitung wegen, unterliegen, von der Krankheit befallen werde, so dafs diese letztere ein Hauptkennzeichen einer ansteckenden darbietet. Um diefs an einem Beispiel klar zu machen, wollen wir die Steinkrankheit betrachten. Gesetzt sie verdanke, an den Orten, wo sie häufig vorkömmt, dem Trinkwasser ihr Entstehen (wir brauchen kaum zu bemerken, dafs es unsere Absicht nicht ist, die aetiologischen Momente dieser Krankheit zu entwickeln, sondern nur mittelst eines Beispiels zu einer gröfseren Präzision der Worte zu gelangen), dann würde man die Lithiasis im weitesten Sinn „ansteckend" nennen können; sie gehörte dann mindestens zu den Krankheiten, über welche der obige Satz sich erstreckt, wie diefs auch thatsächlich der Fall ist. Dasjenige, was Contagium und Miasma Gemeinsames haben, ist ja ohnediefs nichts anderes, als dafs beide äufsere Ursachen abgeben, die eine ganz bestimmte Krankheit veranlassen. Die Krankheiten, von denen wir handeln, hätten daher auch so bezeichnet werden können, dafs ihr Grund in äufseren, dem Organismus fremden Verhältnissen oder Stoffen liege; dann jedoch hätte hinzugefügt werden müssen, dafs diese äufseren Verhältnisse der Art seien, um gerade eine bestimmte Krankheit hervorzubringen; ein Zusatz, den das Wort „ansteckend" überflüssig macht.

Für den in Rede stehenden Satz sprechen noch folgende Beobachtungen. Es starben zu Carlisle nach den Angaben von Heysham [1]) 1779—89

	0—5 Jahre	5—10	10—20	in den übrigen Altern
Pocken	225	8	2	3
Masern	28	2	1	0
Scharlach	34	4	3	1

An Scharlach starben in Philadelphia [2]) 1834 von 0—1 Jahr 9, von 1—2 15, von 2—5 37, von 5—10 15, in den übrigen Altern zusammen nur 7.

Bei Krankheiten solcher Art ist es also in der Natur der Sache begründet, dafs sie mit den Jahren an Intensität verlieren.

Den obigen Satz wird man auch in der Art umkehren können, dafs man behauptet:

> Wenn eine Krankheit vorzugsweise das jugendliche Alter betrifft, die späteren weniger, so ist anzunehmen, dafs die Ursachen, die ihr zu Grunde liegen, äufsere sind, welche der Organismus sich nach und nach assimilirt und unschädlich macht. Damit er sich dieselbe assimilire, müssen sie für gewöhnlich oder doch häufig vorhanden sein.

Hierzu wird das Wechselfieber besonders an Orten gehören, wo es endemisch grassirt, und in der That starben in Carlisle an dieser Krankheit zwischen 0 und 5 Jahren 19, zwischen 5 und 10 8 Individuen, in den übrigen Altern zusammengenommen nur ein einziges. Auch die Pest im Orient wird wahrscheinlich zu dieser Categorie gehören, und vorzugsweise das jugendliche Alter betreffen; die asiatische

---

[1]) Statistical account of the British Empire, by J. R. Macculloch, London 1837; Froriep über Versicherungsanstalten, Weimar 1837.

[2]) Ann. d'Hyg. Band XV. pag. 456.

Cholera aber nicht, weil sie in Europa bis jetzt zu den seltenen Krankheiten gehört.

Die nervösen Krankheiten jedoch gehören nicht hieher; nach den wenigen Beobachtungen, die mir zu Gebote stehen, zu urtheilen, grassiren sie in den späteren Lebensjahren gerade am häufigsten, und daher liegen diesen Krankheiten keine Ursachen zu Grunde, gegen welche der Organismus sich abstumpfte.

Von dem Bisherigen kann man eine Anwendung auf die Frage machen, ob die asiatische Cholera eine eigenthümliche Krankheit sei, oder eine der gewöhnlichen, nur in sehr gesteigertem Grade. Die letztere Behauptung hätte einiges für sich; denn die signa pathognomica der Cholera scheinen keinesweges so spezifischer Art zu sein, um nicht auch anderen Krankheiten zuzukommen. So sagt Burdach: [1] „Es ist sehr auffallend, dafs sich an der Cholera kein einziges, constantes, in allen Fällen deutlich hervortretendes, pathognomisches Kennzeichen auffinden läfst, durch welches wir sie von allen anderen Krankheiten unterscheiden können," und Heyfelder [2]): „Unter den Symptomen der Cholera ist keines, das ihr allein und ausschliefslich angehört; im Gegentheil jedes für sich genommen und einzeln betrachtet, wird in verschiedenen anderen Krankheiten wahrgenommen, die zum Theil auch nicht die entfernteste Aehnlichkeit mit derselben haben. — Dasselbe gilt grofsen Theils auch von den Erscheinungen, die wir bei Obductionen an der Cholera verstorbener Individuen wahrnehmen. Man würde vergebens suchen, wenn man den Wahn haben könnte, dafs hier Erscheinungen zu finden seien, die nur Choleraleichen ausschliefslich zukommen."

Inzwischen wenn die Cholera gewissen Schädlichkeiten ihr Entstehen verdankte, die auch sonst, wiewohl nur in geringem

---

[1]) Verhandl. der physicalisch-medizinischen Gesellschaft zu Königsberg über die Cholera. Königsberg 1832. Band I. pag. 284.

[2]) Beobachtungen über die Cholera asiatica. Bonn 1832. pag. 136.

Grade herrschten, dann wäre zu erwarten gewesen, dafs die Krankheit vorzugsweise das jugendliche Alter betreffe, welches gegen dieselben weniger abgestumpft sein müfste. Das ist nicht der Fall gewesen, vielmehr wurden in Königsberg, im höheren Alter über 30 Jahre hinaus, im Verhältnifs zu den Lebenden gerade die meisten befallen. Auch die Tödtlichkeit der Krankheit, d. h. das Verhältnifs der Todten zu den Erkrankten, war in den höheren Lebensaltern bedeutender als in der Jugend, wie wir diefs nachher genauer sehen werden. Somit fand die Cholera die Menschen gegen ihren verderblichen Einflufs unvorbereitet, und man hat deshalb Grund, sie für eine eigenthümliche Krankheit, nicht für eine gesteigerte zu halten.

Ich glaube auch das sonderbare Phänomen erklären zu können, warum gewisse Krankheiten, welche dem jugendlichen Alter eigenthümlich angehören, nicht im ersten Jahr am gefährlichsten sind, oder die meisten Opfer fordere, sondern einige Jahre später, im dritten bis fünften. Nehmen wir die Steinkrankheit, so ist vorauszusehen, dafs sie zu ihrer völligen Ausbildung eine fortgesetzte Einwirkung derjenigen Schädlichkeit verlangen wird, der sie ihr Entstehen verdankt, und daher finden wir sie erst einige Jahre nach der Geburt am häufigsten. Dasselbe kann man aber auch von allen Krankheiten behaupten, welche von einer dem Organismus fremden Ursache herrühren. Sie werden im Allgemeinen nur durch eine wiederholte Einwirkung zum Ausbruch kommen, und die assimilirende Kraft wird nicht gleich anfangs, sondern nach einer gewissen Zeit hervortreten, während im Anfange die einzelnen Einwirkungen sich zu einer um so gröfseren Intensität gleichsam summiren werden. Dieser Ansicht kann man von vorn herein, so viel wir einsehen, nichts entgegensetzen, und sie erklärt, warum z. B. die Pocken einige Jahre nach der Geburt am häufigsten vorkommen, und jedenfalls dann, zufolge der Beobachtungen, am tödtlichsten sind. Diese Ansicht von einer Summation der Wirkungen ist übrigens eine Hypothese, die durch jede Epidemie bewiesen wird. Man sieht dabei immer ein allmähliges Steigen der Krankheit, sowohl der Häufigkeit der Fälle nach, als auch in Bezug auf die Tödtlichkeit derselben. Ist die herrschende Krankheit contagiöser Art, pflanzt sie sich nur von Individuum zu Individuum fort, dann kann man freilich das allmählige Steigen der Häufigkeit der Fälle so erklären, dafs, weil mehr Individuen in den Bereich der Krankheit kommen, auch mehr Grund zu neuen Erkrankungen vorhanden sei. Inzwischen müfste man, um auch die gröfsere Tödtlichkeit zu begreifen, eine fortschreitende Ausbildung des Contagiums annehmen. Diese Erklärung ist dann ferner auf miasmatische Krankheiten nicht anwendbar, zu denen man die Cholera zu zählen scheint. Hier wird man wahrscheinlich keine einfachere, und wie wir glauben, naturgemäfsere finden, als die angegebene.

Aus dem genannten Verhalten des Organismus gegen äufsere Schädlichkeiten ist die grofse Sterblichkeit in den ersten Jahren nach der Geburt im Allgemeinen erklärlich; vorläufig jedoch nur im Allgemeinen. Denn die besprochenen Krankheiten sind einige Jahre nach der Geburt am tödtlichsten, während die Gesammt-Mortalität bei und nach der Geburt am gröfsten ist, und von da nur abnimmt. Dieser Gegenstand erfordert eine eigene Untersuchung, die ich jedoch nicht anstellen kann, da mir Beobachtungen über die Krankkeiten im ersten Jahre fehlen, so wie denn überhaupt für die Krankheiten in ihrem numerischen Verhalten bisher leider so wenig geschehen ist. Nach einigen Angaben zu schliefsen, rührt die grofse Sterblichkeit im ersten Jahre von der sogenannten Cholera infantum, der Entzündung der Luftröhre u. s. w. her, also wahrscheinlich von der Einwirkung der Speise und der Luft auf den Organismus.

Um die Prinzipien zu erfahren, nach welchen Krankheiten, welche den obigen Bedingungen nicht unterworfen sind, vom statistischen Gesichtspunkte aus behandelt werden müssen, und um vorzüglich diejenigen Data zu erfahren, welche die Beobachtungen zu liefern haben, scheint keine Krankheit passender, als die asiatische Cholera. Ich habe über dieselbe nicht so viele Beobachtungen benutzen können, als wünschenswerth war; inzwischen liefern diejenigen, die mir zu Gebote standen, einige nicht unwesentliche Resultate.

1) Die asiatische Cholera hat in der Häufigkeit, in welcher sie die verschiedenen Lebensalter befiel, kein allgemeines Gesetz befolgt.

Es erkrankten, wenn die Totalsumme aller Kranken gleich 1000 angenommen wird,

Alter.	Königsberg [1] 1831	Elbing [2] 1831	Prag [3] 1831–32	Scheveningen [4] 1832	Haag [5] 1832
0 — 10	172,2	186,2	73,1	195,7	271,1
10 — 20	105,2	163,3	85,5	111,5	100,4
20 — 30	150,2	120,3	228,1	115,3	94,4
30 — 40	177,4	186,2	172,2	161,5	172,7
40 — 50	171,3	166,2	168,0	146,2	124,6
50 — 60	107,9	97,4	107,9.	119,2	112,5
60 — 70	85,9	63,	79,	92,3	88,4
70 — 80	30,5	17,2	86,1	57,7	36,1
Anzahl der Erkrankten	2132	349	1696	260	498

(Wir haben hier überall eine Summe von 1000 Erkrankten vorausgesetzt, während in Scheveningen [in Süd-Holland] nur 260 Erkrankungen überhaupt vorkamen; es geschah des Vergleichs halber.)

Diese Beobachtungen nun zeigen keine Gesetzmäfsigkeit, und ob man gleich bemerklich machen könnte, dafs sie nicht

---

[1]) Aus der Königsberger Cholera- und Abendzeitung. Königsb. 1831.

[2]) Aus der Königsberger Cholerazeitung.

[3]) Krombholz General-Rapport über die asiatische Cholera zu Prag 1831 und 1832. pag. 73.

[4]) Gerson und Julius Magazin. Bd. 24. pag. 397.

[5]) ibid. Bd. 26. pag. 82.

zahlreich und genau genug sein mögen, so ist doch von der anderen Seite her bekannt, dafs die Cholera an verschiedenen Orten Europa's mit einer sehr verschiedenen Energie aufgetreten ist, dafs sie also von der Oertlichkeit und von sonstigen Bedingungen sehr leicht und stark mufs influirt werden können. Dann kann man sich auch auf eine Gesetzmäfsigkeit der Erkrankungen nach den Altern keine Rechnung machen.

2) Dasselbe gilt von der Zahl der Todten; auch in ihnen spricht sich kein besonderes Gesetz aus.

Es starben, wenn die Summe der Todten ebenfalls zu 1000 angenommen wird,

Alter.	Königsberg	Prag	Schevenin-gen	Haag	Rom [1]	Genf [2]	Havana [3] 1833	Stadt Neapel [4] 1837
0 — 10	199,8	70,	230	233,3	87,9	92,5	245,4	127,3
10 — 20	71,1	37,4	100	63,0	84,	31,5	104,7	88,1
20 — 30	104,4	161,8	70	74,4	161,9	117,6	199,5	146,1
30 — 40	164,7	158,2	130	185,2	182,5	150,6	156,5	169,4
40 — 50	187,3	210,1	140	133,3	184,0	148,2	122,8	156,3
50 — 60	111,6	141,4	130	144,4	143,7	158,3	86,5	159,8
60 — 70	120,6	124,4	110	118,5	108,6	169,6	50,2	99,7
70 — 80	40,5	96,6	90	48,1	47,2	131,7	34,4	53,2
Anzahl der Verstorbenen	1111	828	102	270	5083	1000	5444	10847

Wir theilen noch das Verhältnifs der Erkrankungen und Todten zur Bevölkerung für Königsberg mit. Wenn man dergleichen Verhältnisse berechnen will, so mufs man die Zusammensetzung des Volks nach Altern kennen. Da uns dieselbe für Königsberg nicht bekannt ist, so wählen wir

---

[1]) Preufsische Staatszeitung vom 1. Juni 1838.

[2]) Ann. d'Hyg. Tome 14. pag 218.

[3]) Ramon de la Sagra ibid. Tome 12. pag. 205.

[4]) Magazin für die Literatur des Auslandes. 1838. Nr. 108.

als Repräsentant dafür Süfsmilch's Tafel. Eine nach richtigen Prinzipien berechnete Tafel würde man hierzu nicht eigentlich anwenden dürfen, da dergleichen Tafeln nur für stationäre Volksmengen gelten.

Verhältnifs der Erkrankten und Todten zu den Einwohnern.

Alter.	erkrankt einer von	stirbt einer von	Erkrankte	Todte.
0 — 1	38,4	47,6	26	21
1 — 2	17,9	20,3	42	37
2 — 3	13,5	23,6	49	28
3 — 4	18,7	30,9	33	20
4 — 5	14,5	20,5	41	29
0 — 5	18,96	26,83	191	135
5 — 10	15,84	32,05	176	87
10 — 15	21,26	52,31	123	50
15 — 20	24,91	86,74	101	29
20 — 25	17,95	43,72	134	55
25 — 30	12,26	37,36	186	61
30 — 35	11,61	23,46	184	91
35 — 40	10,18	21,47	194	92
40 — 45	10,17	18,95	177	95
45 — 50	8,61	14,32	188	113
40 — 55	12,81	23,12	110	61
55 — 60	9,88	18,81	120	63
60 — 65	9,67	12,43	99	77
65 — 70	8,45	12,46	84	57
70 — 75	14,06	22,10	33	21
75 — 80	13,57	17,81	21	16
80 u. darüber			11	8
			2132	1111

Es darf hierbei nicht übersehen werden, dafs die Zahlen der Columnen 2 und 3 nur verhältnifsmäfsige sind, und nur unter der Voraussetzung gelten, dafs die Zahl der jährlich Geborenen 1000 betrage. In Königsberg aber wurden

1817—37 geboren 42353, d. h. in einem Jahre nahe genug 2000. Daher sind die genannten Zahlen sämmtlich zu verdoppeln, und es erkrankte folglich zwischen 35—40 Jahren einer von 20,36 Einwohnern und es starb einer von 42,94.

3) Was die Tödtlichkeit der Cholera in den verschiedenen Altersklassen betrifft, so hat sie ein einfaches und zugleich merkwürdiges Gesetz befolgt. (Unter Tödtlichkeit verstehen wir hier die Wahrscheinlichkeit, welche ein Cholerakranker hat zu sterben.) Multiplizirt man die Wahrscheinlichkeit, welche das Individuum je nach seinem Alter hat, eines gewöhnlichen Todes zu sterben, mit seinem Alter, zieht aus dem Product die vierte Wurzel und halbirt das Resultat, so erhält man die fragliche Wahrscheinlichkeit an der Cholera zu sterben. Ist also die Wahrscheinlichkeit eines Menschen überhaupt im $x$ten Jahre zu sterben, $= v$, dann ist seine Wahrscheinlichkeit an der Cholera zu sterben (versteht sich, nachdem er von ihr ergriffen worden), $\frac{1}{2}\sqrt[4]{vx}$.

Die Gröfse v ist die Zahl der Sterbenden dividirt durch die Zahl der Lebenden, beide im Alter x, also $= \frac{S}{L}$. Man ist aber gewohnt, diesen Bruch umzukehren, und zu fragen, von wie vielen einer in einem gewissen Alter stirbt, d. h. man berechnet den Bruch $\frac{L}{S}$. Wir wollen uns dem anschliefsen und die Frage behandeln, von wie vielen Cholerakranken eines gewissen Alters einer sterben werde. Man hat, um diese Frage zu beantworten, nur $\frac{1}{2}\sqrt[4]{vx}$ in eins zu dividiren, wodurch man erhält $2\sqrt[4]{\frac{1}{vx}}$. Die Gröfse $\frac{1}{v}$ ist die letzte Columne der Sterblichkeitstafel; wir wollen sie, wie schon vorher, mit φ bezeichnen. Dann wird ein Cholerakranker von

$$2\sqrt[4]{\frac{\varphi}{x}} \text{ Kranken sterben.}$$

Was ich an Beobachtungen darüber besitze, enthält die folgende Zusammenstellung. Es stirbt einer von

Alter.	Haag.	Scheveningen.	Königsberg.	Prag.
0 — 10	2,14	2,13	1,65	2,14
10 — 20	2,94	2,90	2,84	4,68
20 — 30	2,35	4,26	2,76	2,89
30 — 40	1,72	3,23	2,07	2,23
40 — 50	1,72	2,53	1,76	1,64
50 — 60	1,44	2,39	1,86	1,56
60 — 70	1,38	2,18	1,37	1,30
70 — 80	1,39	1,	1,46	1,23

Um die beobachteten Werthe mit denen der Formel zu vergleichen, wurde aus ihnen das Mittel genommen. Die Werthe von φ entlehnte ich aus der Mortalitätstafel im Abschnitt über das mathematische Gesetz der Sterblichkeit. Die hier zuletzt angegebenen Werthe sind durchschnittlich für je 10 Jahre; die Königsberger Beobachtungen habe ich zwar aus den Listen nach den einzelnen Lebensjahren genommen, allein es kommen dann so wenig Todte auf ein Jahr, dafs es nicht rathsam erschien, sie in kleineren Intervallen als 10 Jahre zusammenzustellen. Da nun die Zahl der Erkrankungen nach den Altern kein Gesetz befolgt, so kann bei der Berechnung der Gröfse $2\sqrt[4]{\frac{\varphi}{x}}$ der Mittelwerth aus je 10 Jahren nicht genommen werden; ich berechnete sie daher für das in der Mitte des Intervalls liegende Jahr.

Alter.	Es stirbt einer von beobachtet	Es stirbt einer von berechnet
10 — 20	3,34	3,11
20 — 30	3,07	2,82
30 — 40	2,31	2,52
40 — 50	1,92	2,20
50 — 60	1,81	1,90
60 — 70	1,56	1,59
70 — 80	1,27	1,22

Wenn man bedenkt, welche Unsicherheit hinsichts des Alters bei solchen Beobachtungen herrscht, wie unsicher die Angaben über die Erkrankungen sein werden, [1]) und wie gering die Zahl der zu Gebote stehenden Beobachtungen ist, so hoffe ich, wird man die Uebereinstimmung zwischen Beobachtung und Rechnung vollkommen genügend finden. Der Formel zufolge wird von zwei Cholerakranken einer sterben, wenn $\varphi = x$ ist. Diefs findet im 52ten Jahre statt, in welchen für gewöhnlich von 51,41 einer des Jahres stirbt.

Auffallend ist es, dafs die Formel in den ersten zehn Jahren mit der Erfahrung nicht übereinstimmt. Ihr zufolge würden von 4,29 Kindern im ersten Jahre und von 3,29 zehnjährigen eines sterben, während nach der Beobachtung zwischen 0 und 10 Jahren eines schon von beiläufig 2 stirbt. In Scheveningen freilich starb von 0—2 Jahr ein Kind unter 4, von 2—6 Jahr ein Kind unter 2,9; allein die dort beobachteten Fälle sind zu gering, um hier entscheiden zu können. Ob die Erkrankungen in den ersten Jahren nicht gehörig angegeben worden, ob in diesem Stadium Todesfälle auf Rechnung der Cholera gekommen, die nicht dahin gehörten, die vielleicht auf Rechnung derjenigen Cholera zu setzen sind, welche so häufig in den ersten Jahren nach der Geburt herrscht und tödtet, oder ob endlich die Formel für diese Lebensperiode nicht gelte, kann ich nicht entscheiden. Zu bemerken ist, dafs wegen der Natur der Gröfse φ der Ausdruck $2\sqrt[4]{\frac{\varphi}{x}}$ einige Jahre nach der Geburt bis in die höchsten Lebensalter hinauf fast genau eine gerade Linie

---

[1]) Anmerkung. An kleinen Orten, wie Scheveningen, steht es zu vermuthen, dafs bei der Aufmerksamkeit, welche eine solche neue Krankheit erregt, die Listen darüber möglichst vollständig sein werden, und daher habe ich in der Zusammenstellung diesen Ort nicht fortgelassen, obgleich er nur wenig Todte geliefert hat. In grofsen Städten sind Ungenauigkeiten viel eher zu erwarten; so habe ich aus den Königsberger Listen nur 2132 Kranke und 1111 Todte, dem Lebensalter nach, gezogen, während nach anderweitigen Angaben 2221 erkrankten und davon 1327 gestorben sind.

darstellt, so dafs man für ihn schreiben kann $a - bx$, wo sich dann $a = 3{,}57$ und $b = 0{,}03$ findet. Allein auch dieser Ausdruck giebt für die ersten Jahre eine geringere Tödtlichkeit der Krankheit als die Beobachtungen; es würden z. B. im ersten Jahre von 3,54 Kindern, im zehnten von 3,27 eines sterben.

Ich habe noch mittelst der Königsberger Beobachtungen die Tödtlichkeit der Cholera zu Anfang und Ende der Epidemie untersucht und dabei Folgendes gefunden:

4) Die Tödtlichkeit der Cholera wurde in den Altern 0–50 gegen Ende der Epidemie geringer, für die höheren Lebensalter dagegen bedeutender als zu Anfang der Epidemie.

Die Beobachtungen der Epidemie zu Königsberg erstrekken sich vom 23. Juli bis ult. December 1831. Es wurden von den Erkrankten zwei Gruppen gebildet: 1) vom 23. Juli bis 10. September, 2) v. 10. September bis Ende des Jahres, und damit die entsprechenden Todten verglichen.

Alter.	Erkrankungen.		Todte.		Tödtlichkeit.	
	Zeitr. 1.	Zeitr. 2.	Zeitr. 1.	Zeitr. 2.	Zeitr. 1.	Zeitr. 2.
0 — 5	105	86	79	56	1,33	1,54
5 — 10	111	65	57	30	1,95	2,17
10 — 15	70	53	30	20	2,33	2,65
15 — 20	59	42	21	8	2,81	5,25
20 — 25	70	64	31	24	2,26	2,67
25 — 30	135	51	44	17	3,07	3,
30 — 35	117	67	59	32	1,98	2,09
35 — 40	135	59	65	27	2,08	2,19
40 — 45	122	55	66	29	1,85	1,90
45 — 50	140	48	85	28	1,65	1,71
50 — 55	80	30	42	19	1,91	1,58
55 — 60	78	42	35	28	2,23	1,50
60 — 65	65	34	50	27	1,30	1,26
65 — 70	52	32	32	25	1,63	1,28
70 — 75	17	16	9	12	1,89	1,33
75 — 80	12	9	8	8	1,50	1,13
80 u. darüb.	7	4	4	4	1,75	1,
	1375	757	717	394	1,918	1,922

Das angegebene Gesetz gilt also, mit der einen unbedeutenden Ausnahme beim 25ten bis 30ten Jahre, durchweg. Allein im Ganzen hat, wie man sieht, die Krankheit in beiden Zeiträumen verhältnifsmäfsig gleich viel getödtet, in dem ersten starb einer von 1,918 Kranken, im zweiten von 1,922, ein Unterschied, der hier nicht in Betracht kommen kann.

Wie die Zahl der Erkrankungen zur Tödtlichkeit der Krankkeit bei dieser ganzen Untersuchung in keinem angebbaren Verhältnifs steht, so auch hier. Während die Tödtlichkeit im zweiten Zeitraum für die Alter bis 50 Jahren abgenommen, hat die Zahl der Erkrankungen verhältnifsmäfsig zugenommen, und umgekehrt für die höheren Alter. Setzt man nemlich die Gesammtzahl der Kranken des ersten Zeitraums (1375) = 1, so betrug dieselbe im zweiten 0,5505,
für die Alter 0 — 50 Jahre 0,5546,
für die Alter 50 und darüber 0,5369.
Receptivität für die Krankheit und Tödtlichkeit derselben verhielten sich also in beiden Zeiträumen entgegengesetzt.

Wegen des Gesetzes ad 3., verbunden mit den Bedingungen ad 1., folgt

5) Die Gesammtzahl der an der Cholera Erkrankten dividirt durch die Gesammtzahl der daran Gestorbenen, d. h. die Tödtlichkeit der Krankheit im Allgemeinen, kann an verschiedenen Orten verschieden sein, obgleich die Tödtlichkeit in den einzelnen Altern überall ganz dieselbe gewesen ist.

Wenn z. B. an einem Orte verhältnifsmäfsig weniger Individuen von 30 — 40 Jahren erkrankten, dagegen mehr in den höheren Altern, so wird die Tödtlichkeit der Cholera dort gröfser scheinen, ob sie gleich in der That nicht gröfser gewesen zu sein braucht. Aus solchen Angaben also, es sei an einem Orte die Hälfte oder $\frac{3}{5}$tel der Erkrankten gestorben, lafst sich kein Schlufs auf die Intensität der Krankheit machen.

Es bleibt uns hier noch eine Aufgabe zu behandeln, der in neuerer Zeit eine vielfältige Aufmerksamkeit geschenkt worden ist: die Sterblichkeit in den Gefängnissen. Die Lösung derselben hat ihre Schwierigkeit, die von den Autoren, welche darüber handeln, nicht überwunden worden ist. Vielmehr hat man sich begnügt anzugeben, in diesem oder jenem Gefängnisse stürbe des Jahres ein Individuum von 30 u. s. w. Was soll jedoch aus einer solchen Angabe geschlossen werden? Da die Dauer der Gefangenschaft zufällig ist, so ist auch die Zahl der Eingekerkerten und ihre Sterblichkeit etwas ganz Willkührliches. In einem Gefängnisse, wo viele Individuen nur kurze Zeit bleiben, sind angeblich viele Eingekerkerte gewesen, und daher würde dort ein günstiges Sterbeverhältnifs herrschen, wiewohl nur scheinbar. Eben so verschieden und zufällig ist das Alter der Eintretenden. Man braucht daher auch nur die bis jetzt über den Gegenstand mitgetheilten Angaben über die durchschnittliche Sterblichkeit näher zu betrachten, um sich zu überzeugen, dafs ihnen kein sonderlicher Werth zusteht. In dem grofsen Arbeitshause zu Gent [1]) starb einer

1825	von	31,60
1826	-	45,80
1827	-	77,53
1828	-	51,35
1829	-	101,67
1830	-	101,08
1831	-	57,90

Diese Zahlen zeigen schon, dafs es nicht rathsam sei, in das Detail der bisherigen Untersuchungen näher einzugehen.

Es konnte nicht wohl anders sein, als dafs philanthropische Zwecke und Rücksichten der Untersuchung untergelegt wurden; man hat die Gefängnisse mit Epidemien zusammengestellt, hat die Administration der Gefängnisse für das so berechnete Sterblichkeits-Verhältnifs verantwortlich machen

[1]) Quetelet sur l'homme etc. Tome I. pag. 275.

wollen u. s. w. Dergleichen Zwecke sind gewifs im höchsten Grade löblich, löblich selbst noch da, wo sie in Uebertreibungen ausarten: nur mufs man, wenn es mit dem Gegenstand ernst gemeint sein soll, ihn nach richtigen Prinzipien untersuchen, und nicht mittelst solcher Sterbeverhältnisse, die zu nicht Vielem brauchbar sind.

Wir wollen daher die Aufgabe behandeln, aus den Registern über solche Gefangene die wahre Sterblichkeit derselben zu finden. Diese Register ergeben das Alter jedes Gefangenen, die Zeit, die er in dem Hause zugebracht, und endlich die daselbst Verstorbenen dem Alter nach. Gesetzt das jüngste Alter der Eingetretenen betrage 20 Jahre, so schreibe man von 20 ab neben jedes Alter, nicht die Zahl der eingetretenen Gefangenen, sondern die Zeit, welche sie im Gefängnisse zubrachten. Es sei z. B. ein 30jähriger aufgenommen worden, und 10 Monate darin geblieben, so schreibe man für ihn bei dem Alter 30 die Zahl 304 Tage (= 10 Monate). Ist er dagegen 3 Jahre 10 Monate darin geblieben, ehe er freigelassen wurde, ehe er starb, oder sind 3 Jahre 10 Monate verflossen seit dem Tage seiner Aufnahme bis zu dem Tage, wo man die Rechnung anfängt dann schreibe man für ihn

beim	30ten	Jahr	365	Tage
-	31ten	-	365	-
-	32ten	-	365	-
und endlich beim	33ten	-	304	-

Man addire hierauf bei jedem Alter die Menge der verzeichneten Tage, dividire sie durch 365, und kann die so erhaltene Zahl von Jahren als eine Anzahl von Individuen ansehen, die in dem entsprechenden Alter standen und sämmtlich in dem Hause ein Jahr geblieben wären. Nimmt man nun auch die Zahl der in den verschiedenen Lebensaltern Verstorbenen, so erhält man dann die Wahrscheinlichkeit, die ein Individuum im 20ten, 30ten u. s. w. Jahre hat, im Laufe des Jahres zu sterben, und wenn man diese Wahrscheinlichkeit von eins abzieht, die Wahrscheinlichkeit, dafs das Individuum das Ende des Jahres erreiche. Man erhält die schon besprochenen Gröfsen w_{20}^{21}, w_{21}^{22}, w_{22}^{23} ...., aus denen man eine Mortalitätstafel construiren kann. Dieselbe gilt dann für diese Gefangenen, und hängt nur noch, wie jede Anwendung, die man von Beobachtungen macht, von der Menge und Güte derselben ab. Den Beweis dieses Verfahrens sieht man ohne Schwierigkeit ein.

Wegen der in diesem Abschnitt behandelten Aufgaben ist es oft nöthig, die Zahl der Lebenden, Sterbenden und die Sterblichkeit von 5 zu 5, oder 10 zu 10 Jahren zu kennen. Wir geben diese Gröfsen nach der Mortalitätstafel im Abschnitt über das Gesetz der Sterblichkeit. Es ist dabei eine Zahl von 1000 jährlich Geborenen vorausgesetzt.

Lebende, Sterbende und Verhältnifs derselben für verschiedene Intervalle.

Zwischen	leben	sterben	es stirbt einer von	Zwischen	stirbt einer von
0—5 Jahren	3806	299	12,7	0—10 Jahren	20,0
5—10 -	3348	58	58,1	10—20 -	83,4
10—15 -	3111	40	77,8	20—30 -	95,7
15—20 -	2932	33	90,2	30—40 -	87,3
20—25 -	2779	29	95,5	40—50 -	67,3
25—30 -	2638	28	95,9	50—60 -	45,0
30—35 -	2501	27	91,6	60—70 -	25,6
35—40 -	2363	28	83,2	70—80 -	10,5
40—45 -	2217	30	73,4		
45—50 -	2058	33	61,8	5—15 Jahren	66,2
50—55 -	1883	37	50,6	15—25 -	92,7
55—60 -	1685	42	40,0	25—35 -	93,8
60—65 -	1459	48	30,2	35—45 -	78,2
65—70 -	1201	55	21,6	45—55 -	55,9
70—75 -	901	64	14,0	55—65 -	34,8
75—80 -	556	74	7,5	65—75 -	17,5

Wegen der hier angegebenen Zahl der Lebenden ist Folgendes zu beachten. Sie sind aus der Columne „Summe der Lebenden" durch Subtraction gefunden. Es giebt nach der Tafel: 5 Jahr und darüber alte 321439,

10 - - - - 287672,

also zwischen 5 und 10 Jahr 33767 Individuen.

Nun aber ist im Abschnitt über die wahrscheinliche und mittlere Lebensdauer bereits angegeben, dafs jede Zahl der erwähnten Columne um die Hälfte der daneben stehenden Zahl von Lebenden zu grofs sei; also die über 5 Jahr alten um $\frac{1}{2} \cdot 7006$, die über 10 Jahr alten um $\frac{1}{2} \cdot 6430$. Bringt man diesen Fehler in Rechnung, indem man 288 von 33767 abzieht, so ergeben sich zwischen 5 und 10 Jahr 33479, oder für 1000 Geborene 3348 Individuen. (Ganz dasselbe erhält man, wenn diese Zahl direct aus der Formel, worauf die Mortalitätstafel gegründet ist, berechnet wird, welches durch Integration geschieht. Siehe hierüber den Abschnitt über das mathematische Gesetz der Sterblichkeit.) Wie mit dem Intervall 5 bis 10 ist mit den übrigen verfahren, und bei 0 bis 5 zugleich das berücksichtigt worden, was an dem angeführten Orte über die im ersten Jahre Lebenden früher bemerkt worden ist.

Von der mittleren Dauer der Ehen, der Wittwer- und Wittwenschaften.

Die Aufgaben, die sich auf die Dauer der Ehen u. s. w. beziehen, haben in so fern kein theoretisches Interesse, als durch sie keine neuen Gesetze gefunden werden sollen; die Gesetze der Sterblichkeit werden dabei vielmehr schon als bekannt vorausgesetzt. Allein sie haben ein nicht unbedeutendes practisches Interesse, indem sie ein Element behandeln, welches auf die Bevölkerung und deren Zusammensetzung von entschiedenem Einflufs ist; daher scheint es uns nöthig, ihnen einen eigenen Abschnitt einzuräumen.

Es mögen P Männer im 30ten Jahr sich mit eben so vielen Frauen im 20ten Jahr verheirathen, so sind P Ehen gebildet, und es entsteht die Frage, wie viele derselben nach 1, 2, 3 ... n Jahren noch vorhanden sein werden.

Damit eine Ehe nach einem Jahre noch existire, müssen der Mann und die Frau am Leben bleiben. Dieser Fall gehört also zu den zusammengesetzten Ereignissen, und seine Wahrscheinlichkeit ist defshalb dem Product der beiden einzelnen Wahrscheinlichkeiten gleich. Nun ist die Wahrscheinlichkeit eines 30jährigen, noch ein Jahr zu leben, w_{30}^{31}, die einer 20jährigen w_{20}^{21}. Demnach ist die Wahrscheinlichkeit, dafs eine solche Ehe nach einem Jahre noch bestehe, $= w_{30}^{31} \cdot w_{20}^{21}$, und von den P Ehen werden dann noch vorhanden sein $Pw_{30}^{31} \cdot w_{20}^{21}$ (insofern die Zahl der Ehen nach einem Jahre, dividirt durch die anfängliche Zahl der Ehen, $w_{30}^{31} \cdot w_{20}^{21}$, d. h. die Wahrscheinlichkeit ergeben mufs, dafs eine solche Ehe ein Jahr dauere). Wollte man bei dieser Untersuchung eine verschiedene Lebensfähigkeit beider Geschlechter annehmen, so würde man für die Männer überall grofse W schreiben können.

Nach zwei Jahren wird auf dieselbe Weise die Zahl der noch vorhandenen Ehen $Pw_{30}^{32} \cdot w_{20}^{22}$

und nach n Jahren $Pw_{30}^{30+n} \cdot w_{20}^{20+n}$

Aus diesen Werthen folgt, dafs die Zahl der aufgelöseten Ehen betrage nach einem Jahre $P\{1 - w_{30}^{31} \cdot w_{20}^{21}\}$

nach zwei Jahren $P\{1 - w_{30}^{32} \cdot w_{20}^{22}\}$

nach n Jahren $P\{1 - w_{30}^{30+n} \cdot w_{20}^{20+n}\}$

weil die Zahl der nach einem bestimmten Zeitraum noch vorhandenen Ehen zusammen mit der Zahl der bis dahin aufgelöseten, $= P$ sein mufs.

Bei den aufgelöseten Ehen kann man drei Fälle unterscheiden: 1) es sind Mann und Frau gestorben; eine solche gelösete Ehe werden wir eine erloschene nennen; 2) nur die Frau ist gestorben; die Zahl der auf solche Weise getrennten Ehen giebt die Menge der lebenden Wittwer; 3) nur der Mann ist gestorben, welches die Zahl der Wittwen giebt. Da ein anderer Fall nicht möglich, so mufs die Summe der Gröfsen ad 1, 2, 3 zusammen mit der Zahl noch bestehender Ehen, $= P$ sein.

Was zuerst die Zahl der erloschenen Ehen betrifft, so beträgt dieselbe nach dem ersten Jahre $P\{1 - w_{30}^{31}\}\{1 - w_{20}^{21}\}$. Denn die Wahrscheinlichkeit, dafs der Mann bis dahin sterbe, ist $1 - w_{30}^{31}$, die Wahrscheinlichkeit, dafs die Frau todt sei, $1 - w_{20}^{21}$, und das Product beider Gröfsen giebt die Wahrscheinlichkeit, dafs beide zugleich es seien. Auf dieselbe Art ist $P(1 - w_{30}^{30+n})(1 - w_{20}^{20+n})$ die Zahl der nach n Jahren erloschenen Ehen.

Was den Fall ad 2. oder die Zahl der Wittwer anbetrifft, so ist die Wittwerschaft ebenfalls ein zusammengesetztes Ereignifs; der Mann mufs am Leben bleiben, die Frau sterben. Daher giebt es Wittwer,

nach einem Jahre $Pw_{30}^{31}(1 - w_{20}^{21})$,

nach n Jahren $Pw_{30}^{30+n}(1 - w_{20}^{20+n})$.

Fafst man die vier zu unterscheidenden Fälle zusammen, so finden sich also nach n Jahren:

bestehende Ehen $P w_{30}^{30+n} \cdot w_{20}^{20+n}$

erloschene Ehen $P\{1 - w_{30}^{30+n} - w_{20}^{20+n} + w_{30}^{30+n} \cdot w_{20}^{20+n}\}$

Wittwer $P\{w_{30}^{30+n} - w_{30}^{30+n} \cdot w_{20}^{20+n}\}$

Wittwen $P\{w_{20}^{20+n} - w_{30}^{30+n} \cdot w_{20}^{20+n}\}$

und die Summe dieser vier Gröfsen ist P, wie das nothwendig ist.

Man kann diese Werthe in eine Tabelle bringen, indem man von Jahr zu Jahr rechnet, und den gemeinschaftlichen Factor P überall fortlassen, welches darauf hinauskömmt, die Zahl der anfänglichen Ehen = 1 anzunehmen, und sie in Bruchtheilen sich verändern lassen. Würde dann in der Wirklichkeit die Zahl der geschlossenen Ehen 100 sein, so hätte man jede der folgenden Zahlen mit 100 zu multipliziren. Ferner haben wir angenommen, und nehmen auch in der folgenden Tabelle an, das Alter des Mannes betrage bei der Verheirathung 30, das der Frau 20 Jahre; man könnte jede andere Annahme machen, ohne dafs dadurch die Tafel im Wesentlichen verändert würde. Um dieselbe nicht mit zu vielen Zahlentypen zu beschweren, werden wir die unteren Typen fortlassen; sie betragen überall respective 30 und 20, und sind daher entbehrlich.

nach Verlauf von Jahren	bestehende Ehen.	erloschene Ehen.	Zahl der Wittwer.	Zahl der Wittwen.
0	1,	$1-w^{31}-w^{21}+w^{31} \cdot w^{21}$	$w^{31}-w^{31} \cdot w^{21}$	$w^{21}-w^{31} \cdot w^{21}$
1	$w^{31} \cdot w^{21}$	$1-w^{32}-w^{22}+w^{32} \cdot w^{22}$	$w^{32}-w^{32} \cdot w^{22}$	$w^{22}-w^{32} \cdot w^{22}$
2	$w^{32} \cdot w^{22}$	$1-w^{33}-w^{23}+w^{33} \cdot w^{23}$	$w^{33}-w^{33} \cdot w^{23}$	$w^{23}-w^{33} \cdot w^{23}$
3	$w^{33} \cdot w^{23}$	$1-w^{34}-w^{24}+w^{34} \cdot w^{24}$	$w^{34}-w^{34} \cdot w^{24}$	$w^{24}-w^{34} \cdot w^{24}$
4	$w^{34} \cdot w^{24}$	$1-w^{35}-w^{25}+w^{35} \cdot w^{25}$	$w^{35}-w^{35} \cdot w^{25}$	$w^{25}-w^{35} \cdot w^{25}$

Denkt man sich einen stationären Zustand der Verheirathungen, wo jährlich eine stattfindet, und stets in demselben Alter, dann stellt diese Tafel den vorhandenen Zustand in in Bezug auf bestehende, erloschene Ehen, Wittwer und Wittwen dar. Die Zahlen der Tafel haben für diese Categorien dann eine Bedeutung, welche den Zahlen der Columne der Lebenden in einer gewöhnlichen Mortalitätstafel durchaus ähnlich ist. Addirt man z. B. die bestehenden Ehen von unten auf, so erhält man die Summe aller Ehen in einer gegebenen Bevölkerung; addirt man sie etwa bis zum Jahre 4, so erhält man die Gesammtzahl derjenigen Ehen, in denen der Mann 34 Jahr und darüber, die Frau 24 und darüber alt ist. Verfährt man eben so mit den Wittwern und Wittwen, so erhält man die Gesammtzahl derselben, oder wenn die Addition nur bis zu einem gewissen Jahre ausgeführt wird, diese Zahl von diesem Jahre ab. Diese Summen gelten stets unter der Voraussetzung, dafs eine Ehe jährlich geschlossen wird.

(Zu bemerken ist noch, dafs für die bestehenden Ehen der Anfang des Jahres 0, 1 u. s. w. zu verstehen ist, für die drei übrigen Columnen dagegen das Ende des danebenstehenden Jahres. Hiermit verhält es sich genau, wie mit den Lebenden und Sterbenden in der gewöhnlichen Mortalitätstafel.)

Die durch Summirung von unten auf entstehenden Zahlen der einzelnen Columnen haben, wie man sieht, eine ähnliche Bedeutung wie die der Columne der Lebenden in einer Mortalitätstafel. Sie können daher auch eben so wie diese letzteren gebraucht werden, die durchschnittliche oder mittlere Dauer der respectiven Categorieen zu finden. Hat man z. B. die Totalsumme aller bestehenden Ehen bis zum Jahre 0 der Tafel gebildet, und dividirt man sie durch die Zahl der Ehen beim Jahre 0 (in unserm Falle durch 1), so erhält man die durchschnittliche Dauer einer Ehe, welche man gewöhnlich Verbindungsdauer nennt. Das Verfahren, diesen Werth zu ermitteln, ist ganz dasselbe, wie das zur Bestimmung der mittleren Lebensdauer; es läfst sich auf dieselbe Art begründen, und auch hier gilt, dafs man die Dauer zu grofs findet, indem man statt des Inhalts einer

Curve eine Summe von Rechtecken erhält, die gröfser ist als jener Inhalt. Eben so wie bei der mittleren Lebensdauer pflegt man daher auch von der Verbindungsdauer ein halbes Jahr abzuziehen, und dieses wäre ganz streng, wenn die Ehen gleichmäfsig im Jahre erlöschten, z. B. in einem Vierteljahr der vierte Theil derjenigen, welche im ganzen Jahr getrennt werden u. s. w.

Addirt man auf dieselbe Art die Columne der Wittwer und Wittwen von unten auf, und dividirt diese Summe durch die Zahl der anfänglichen Ehemänner und Ehefrauen (in unserem Falle = 1), so erhält man die mittlere Dauer eines Wittwers und einer Wittwe. Betrüge diese Zahl für den Wittwer 9, so würde das heifsen, ein Mann, der sich im 30ten Jahr mit einer 20jährigen Frau verheirathet, hat durchschnittlich 9 Jahre als Wittwer zu leben.

Die Berechnung einer solchen Tafel, wie die obige, ist etwas mühsam; inzwischen hat man doch nur eine Columne derselben, die der bestehenden Ehen, wirklich auszurechnen, aus welcher dann die übrigen ohne weitere Schwierigkeit abzuleiten sind.

In der That, es sei diese Columne bis zum Jahre 0 berechnet worden, und die Summe aller bestehenden Ehen betrage E, so ist

$$E = 1 + w^{31} w^{21} + w^{32} w^{22} + w^{33} w^{23} + \ldots\ldots,$$

wo die Producte so lange addirt werden, bis eines derselben, und dann auch die folgenden, = 0 wird.

Wenn man von E, dem Vorigen zufolge, ein halbes Jahr abzieht, so erhält man die mittlere Verbindungsdauer, welche demnach $E - \frac{1}{2}$ Jahre beträgt.

Nun ist offenbar die Summe der vierten Columne, d. h. der Wittwer

$$\left\{\tfrac{1}{2} + w^{31} + w^{32} + w^{33} + \ldots\right\} - (E - \tfrac{1}{2}),$$

wo die eingeklammerte Gröfse nichts anderes als die gewöhnliche, und zwar corrigirte mittlere Lebensdauer eines 30jährigen bedeutet, die aus den Mortalitätstafeln entnommen werden kann. Nennt man sie M_{30}, so erhält man die

Zahl sämmtlicher Wittwer $= M_{30} - (E - \frac{1}{2})$, und auf dieselbe Art

die Zahl sämmtlicher Wittwen $= M_{20} - (E - \frac{1}{2})$.

Diese letzteren Zahlen sind also bekannt, sobald E es ist, und sie drücken in unserem Falle, da ein Ehepaar angenommen worden ist, zugleich die Dauer der Wittwer und Wittwenschaft in Jahren aus.

Wenn demnach die Verbindungsdauer $(E - \frac{1}{2})$ gefunden ist, so erhält man die mittlere Dauer der Wittwerschaft, wenn man diese letztere Gröfse von der gewöhnlichen mittleren Lebensdauer des Mannes abzieht, und auf entsprechende Weise die Dauer der Wittwenschaft. Diefs sieht man auch ohne Weiteres ein. Denn hat ein 30jähriger Mann z. B. im Mittel noch 31 Jahre zu leben, verheirathet er sich mit einer 20jährigen, und ist die mittlere Dauer einer solchen Verbindung 21 Jahre, dann wird er natürlich noch 31—21 oder 10 Jahre als Wittwer durchschnittlich zu leben haben. Dafs hier von zwei sich verheirathenden Personen zugleich die Dauer der Wittwer- und Wittwenschaft berechnet wird, klingt scheinbar paradox, in so fern aus einer Ehe nicht zugleich ein Wittwer und eine Wittwe hervorgehen können; allein der mittlere Fall, derjenige, den man allein berechnen kann, mufs diefs allerdings voraussetzen.

Es kömmt demnach alles darauf an, die Gröfse $E - \frac{1}{2}$ oder die Verbindungsdauer zu finden, und zu dem Ende müfste man, den practischen Fällen zu genügen, alle möglichen Alterscombinationen bei der Verheirathung machen, da Leute in den verschiedensten Altern sich verheirathen. Man müfste $E - \frac{1}{2}$ z. B. berechnen, wenn ein 35jähriger sich mit einer 24jährigen verheirathet u. s. w.; man hätte daher sehr viele Berechnungen dieser Art zu machen. [1])

[1]) Anmerkung. Zu bemerken ist hierbei, dafs doch nur so viele Rechnungen anzustellen wären, als es Altersunterschiede zwischen den beiden Eheleuten giebt. Denn wenn z. B für einen Unterschied von zehn Jahren die Producte $w^{31} w^{21}$, $w^{32} w^{22}$ u. s. w. gebildet und von dem letzten ab successive addirt worden sind, so liefern diese einzel-

Inzwischen hat Tetens in seinem ganz vortrefflichen Werke (Einl. zur Berechnung der Leibrenten und Anwartschaften, 2 Theile, Leipzig 1785) eine sehr einfache Methode angegeben, alle diese Rechnungen mit einem Schlage auszuführen, vorausgesetzt, dafs man mit einer Annäherung zufrieden ist. Diese letztere ist aber so grofs, dafs bei dem jetzigen Zustand der Mortalitätstafeln und bei dem Zwecke, zu welchem man die Resultate dieser Rechnungen braucht, die stattfindenden Unterschiede übersehen werden können.

Diese Methode beruht in Folgendem. In der Mortalitätstafel, welche man zu Grunde legen will, bilde man aufser den gewöhnlichen Columnen noch eine neue, indem man die Summen der Lebenden noch einmal von unten auf addirt, so dafs man also die Summe der Summen der Lebenden erhält. Hiermit ist alles vorbereitet, und man erhält nun die mittlere Dauer der Ehe, des Wittwers, der Wittwe, durch die einfachste Rechnung. Wir fügen diesem Abschnitt eine Tafel hinzu, welche die neue Columne nach der Kerseboom'schen Mortalitätstabelle enthält, und worauf wir uns im Folgenden beziehen werden.

Es sei das Alter des Mannes bei der Verheirathung 30, das der Frau 20 Jahr. Man nehme 1) die mittlere Lebensdauer [1]) der jüngeren von beiden oder 36,30 doppelt, gleich 72,6; 2) mit dieser Zahl multiplizire man die Anzahl der Lebenden bei dem höheren Alter, also 507; 3) mit dem Product, oder 36808,2 dividire man in die Zahl der neuen Columne, welche sich bei 31 (ein Jahr mehr als das höhere Alter) befindet, also in 313349, so giebt der Quotient 8,51 die mittlere Dauer des Wittwers (und wenn umgekehrt die Frau 30, der Mann 20 Jahr alt wäre, der Wittwe). Da nun die gewöhnliche mittlere Lebensdauer eines 30jährigen 30,99 Jahre ist, so beträgt die mittlere Verbindungsdauer

---

nen Summen die Verbindungsdauer für alle Ehen, in denen der Mann zehn Jahre älter oder jünger als die Frau ist.

[1]) Anmerkung. Von der auf gewöhnliche Weise berechneten mittleren Lebensdauer ist im Folgenden überall $\frac{1}{2}$ Jahr abgezogen.

22,48 Jahre. Da ferner eine 20jährige im Mittel noch 36,30 Jahre zu leben hat, und davon 22,48 Jahre in der Ehe, so lebt sie als Wittwe noch 13,82 Jahre. (Den Beweis dieses Verfahrens siehe am Ende des Abschnitts.)

Ist das Alter des Mannes 50, das der Frau 40 Jahre, so erhält man auf dieselbe Weise als Verbindungsdauer 14,64, für die Dauer der Wittwerschaft 4,90, und für die der Wittwenschaft 10,88 Jahre.

Um die Annahme der Praxis näher zu rücken, wollen wir dem Manne ein Alter von 30, der Frau eines von 24 Jahren geben; so findet man die mittlere Dauer

der Ehe	21,86 Jahre;	die genaue Rechnung[1]) giebt	22,16,
des Wittwers	9,13	- - - - -	8,83,
der Wittwe	11,98	- - - - -	11,68.

Von diesen letzteren Werthen wollen wir eine Anwendung auf eine Bevölkerung machen, und zwar auf eine stationäre. Es betrage in derselben die mittlere Lebensdauer eines Neugeborenen 35 Jahre; werden jährlich 20 Kinder geboren, so beträgt die Volksmenge demnach 700. In dieser Bevölkerung mag, wie in Belgien, auf 140 Personen eine Ehe jährlich geschlossen werden, so finden im Ganzen jährlich 5 dergleichen statt. Da nun die mittlere Dauer einer Ehe 22,16 Jahre beträgt, so giebt es 5·22,16 Ehen in der Bevölkerung, d. h. 110,8. Eben so giebt es 5·8,83 oder 44,15 Wittwer, und 5·11,68 oder 58,40 Wittwen. Damit die Summe aller 700 betrage, ist die Zahl der Unverheiratheten 375,85. Der leichteren Uebersicht wegen wollen wir diese Zahlen auf eine Bevölkerung von 1000 und 2000 reduziren. Dann sind vorhanden:

Verheirathete .	316,6	633,2
Wittwer	63,1	126,2
Wittwen	83,4	166,8
Unverheirathete	536,9	1073,8
Bevölkerung . .	1000,	2000,

[1]) Siehe über dieselbe den Anhang.

Für Belgien zieht man aus Quetelet's Werke (p. 309) folgende Werthe:

In den Städten.

Männer.				Frauen.			
Unverh.	Verh.	Wittwer	Summe.	Unverh.	Verh.	Wittwen.	Summe.
646	315	39	1000	629	287	84	1000
Auf dem Lande.							
659	304	37	1000	628	302	70	1000

Die hier gegebene Ungleichheit in der Zahl der verheiratheten Männer und Frauen unter je 1000 rührt, zum Theil wenigstens, daher, daſs in der Regel die Bevölkerungen aus etwas mehr Frauen als Männern bestehen, zum andern Theil von der Abwesenheit der Männer bei den Zählungen.

Im Departement Meurthe gab es 1822 [1])

	Einwohner männlich	Einwohner weiblich.		
Unverheirathete	102349	113959	575,9	Unverheirathete
Verheirathete .	68131	68389	363,4	Verheirathete
Wittwenschaften	6406	16402	17,0	Wittwer
	176886	198750	43,8	Wittwen
Zusammen	375636		1000	

Nach Struyck gab es in holländischen Dörfern [2])

Unverheirathete . . .	533
Verheirathete	386
Wittwer	33
Wittwen	48
Zusammen	1000

In Berlin waren 1834 unter 1000 Einwohnern 266,7 Verheirathete, im schlesischen Gebirge 392,7 als die Extreme dieses Verhältnisses in der preuſsischen Monarchie, in

[1]) Gerson und Julius Magazin u. s. w. Band 15. 1828. pag. 610

[2]) Süſsmilch göttliche Ordnung. Theil 2. pag. 271

welcher 1819 auf 1000 Einwohner 355 Verheirathete und 1834 nur 338 kamen. [1])

Aus den angeführten Beobachtungen geht hervor, dafs die Zahl der Verheiratheten und Unverheiratheten mittelst unserer Annahme ziemlich gut bestimmt worden. Nicht so verhält es sich mit der Zahl der Wittwen und Wittwer, deren Menge nach der Erfahrung viel geringer ist als nach der Rechnung. Man könnte meinen, es rühre diefs von den Wiederverheirathungen her, und diesen Gegenstand, der ein practisches Interesse darbietet, wollen wir etwas näher erörtern.

Zuerst einige Beobachtungen.

---

[1]) Anmerkung. Dafs 1819 auf dieselbe Zahl von Einwohnern mehr Verheirathete kommen als 1834, erlaubt indefs den Schlufs nicht, dafs die Ehen in Preufsen seltener geworden seien; vielmehr sind sie häufiger geworden. Es gab nemlich in Preufsen

1819 Einwohner 11084933, bestehende Ehen 1968775,
1834 - 13474774, - - 2278333.

Da nun die Zunahme der Einwohnerzahl gröfstentheils durch den Ueberschufs der Geburten hervorgebracht worden, und da Kinder, welche im Jahre 1819 geboren werden, doch nicht bis 1834 schon verheirathet sind, viel weniger die 1820 u. s. w. Geborenen, so mufs man diesen Geburtenüberschufs in gehörige Rechnung ziehen. Er betrug in diesen 15 Jahren 2135808, oder für ein Jahr 142387. Wenn aber 1000 jährlich geboren werden, so leben nach Kerseboom's Tafel zwischen 0 und 15 Jahren 10224,
nach der Tafel, die wir später mittheilen, 10266. Also gab es 1834 in Preufsen, wegen der Mehrgeburten von 1819 an, 1461745 Personen. Zieht man diese von der Einwohnerzahl 1834 ab, so kommen dann auf 1000 Individuen 379,3 Verheirathete, während 1819 nur 355 waren. Die Zahl der Ehen hat folglich zugenommen.

Man sieht hieraus, dafs aus dem Verhältnisse der Verheiratheten zu der Volksmenge kein Schlufs auf die Häufigkeit der Ehen zu ziehen ist, dafs dasselbe gering erscheinen wird, wenn eine Zunahme des Volks durch Geburten stattfindet, und dafs es mit den Beobachtungen hierüber, wie mit den meisten dieser Sphäre steht, dafs sie nemlich an und für sich über die zu Grunde liegenden Gesetze nichts lehren können.

	Departement. 1781.			im vorigen Jahrhund.		
	Breslau.	Glogau.	Oberschles.	Pommern.	Amsterdam.	Haarlem.
erste Ehen	5150	2183	3218	683	704	555
zweite Ehen von Seiten des Mannes. . .	1296	462	575	54	201	118
zweite Ehen von Seiten der Frau	536	185	311	111	95	113
zweite Ehen von beiden Seiten	430	132	176	52	149	65
Gesammtzahl	7412	2962	4280	900	1149	851

	Paris 1815—33.	Havana 1825—29 Freie.
erste Ehen	108064	1564
zweite Ehen von Seiten des Mannes	13569	147
- - - der Frau .	6723	101
- - beiden Seiten . . .	4221	36
Gesammtzahl	132577	1848

Um nun die Zahl der sich wieder verheirathenden Wittwen im Verhältnifs zu den Wittwen überhaupt zu finden, kann man so verfahren. Es sei die Zahl der Wittwen x, wenn es, wie wir berechneten, unter 1000 Individuen 316,6 Verheirathete giebt. Da nun in Ober-Schlesien des Jahres 3218 erste Heirathen stattfinden, so gab es daselbst nach unserer Voraussetzung über die Verbindungsdauer 6436·22,16 oder 142620 Verheirathete, und also $450,5x$ Wittwen. Von den Wittwen verheiratheten sich 487, also von $\frac{450,5}{487}x$ Wittwen eine von Neuem. Statt $\frac{450,5}{487}$ kann man hier 1 setzen, dann verheirathet sich also jährlich von x Wittwen eine wieder, vorausgesetzt, dafs x die Zahl der Wittwen unter 1000 Menschen überhaupt bedeute. Auf dieselbe Weise findet man, dafs in Oberschlesien ein Wittwer von $\frac{3}{5}y$ wieder heirathete, wenn y die Zahl der Wittwer unter 1000 Menschen bedeutet. Man sieht hieraus, dafs die

Zahl der Wiederverheirathungen unbedeutend und nicht im Stande ist, die Differenz zu erklären, welche, in Bezug auf die Zahl der Wittwer und auch der Wittwen, die Beobachtung gegen die Rechnung ergiebt. Allein diese Rechnung mufste auch auf Voraussetzungen gegründet werden, die in der Wirklichkeit nicht in der Art stattfinden, da Leute von den verschiedensten Altern sich verheirathen. Wir haben daher nur zeigen können, wie, mit Zugrundelegung irgend eines Alters für die in den Ehestand tretenden Personen, aus den Sterblichkeitsgesetzen die Zahl vorhandener Ehen, Wittwer und Wittwen gefunden werde.

Wendet man das so eben gefundene Resultat wegen der Wiederverheirathungen an, so würde in den holländischen Dörfern eine Wittwe unter 48, in Belgien auf dem Lande eine von 35, und in den Städten von 42 sich wieder verheirathen. (Von Wittwern würde auf dem Lande sich einer von 11,1 und in den belgischen Städten einer von 11,7 von Neuem verheirathen.) In Paris lehrt dieselbe Rechnung, dafs sich eine von $1{,}38x$ Wittwen wiederum verheirathet, und wenn man x, wie in den belgischen Städten, zu 42 annimmt, eine von 58.

Von directen Beobachtungen hierüber ist mir nur eine von Guden bekannt, welche derselbe in seiner 1782 erschienenen Theorie und Vorschläge zu Wittwenkassen mittheilt; ihr zufolge verheirathete sich im Hannöver'schen im Jahre 1780 eine Wittwe unter 32.

Bei der Verbindungsdauer haben wir noch des sehr einfachen Ausdrucks zu erwähnen, den Moivre und Robert Simpson dafür mittheilen. Ist M die gewöhnliche mittlere Lebensdauer der älteren Person, m diejenige der jüngeren, dann ist die Verbindungsdauer oder die Zeit, welche sie beide zusammen am Leben sein werden,

$$M - \frac{M^2}{3m}.$$

Dieser Ausdruck beruht auf der Hypothese, dafs die Lebenscurve eine gerade Linie sei, und unter dieser Voraussetzung wird der Beweis dafür im Abschnitt über das mathematische Gesetz mitgetheilt werden. $\frac{M^2}{3m}$ bedeutet dabei die mittlere Dauer der Wittwerschaft. Für blofse Ueberschläge ist dieser Werth hinreichend brauchbar, wie das einige Beispiele zeigen werden. Ist das Alter des Mannes bei der Verheirathung 50, das der Frau 40 Jahre, so ist $M = 19{,}44$, $m = 25{,}52$, und hieraus die Dauer der Ehe 14,50. Wir fanden dafür oben 14,64. Ist der Mann 30, die Frau 20 Jahre alt, dann beträgt die Dauer 22,17 und wenn die Frau 24 Jahre alt ist, 21,53 Jahre, wofür wir oben respective 22,48 und 21,86 gefunden haben. Die genaue Rechnung ergiebt im letzteren Fall 22,16 Jahre.

Sind Mann und Frau gleich alt, m also $= M$, dann ist die Dauer der Ehe $\frac{2}{3}M$, und die Dauer der Wittwer- und Wittwenschaft $\frac{1}{3}M$. Das heifst demnach: Wenn zwei Personen gleichen Alters sich verheirathen, dann haben sie die Aussicht, $\frac{2}{3}$ ihrer Lebenszeit verbunden zu durchleben, $\frac{1}{3}$ aber getrennt.

Das oben mitgetheilte Verfahren von Tetens hält eigentlich die Mitte zwischen der genauen Berechnung der Verbindungsdauer und der des Moivre. Es wird dabei nemlich vorausgesetzt, dafs für das jüngere Lebensalter unter beiden verbundenen Personen die Lebenscurve eine gerade Linie sei. Diefs zugegeben, hat der Beweis des Verfahrens keine Schwierigkeit. Da die corrigirte Verbindungsdauer

$$E = \tfrac{1}{2} + w^{31}w^{21} + w^{32}w^{22} + w^{33}w^{23} + \ldots,$$

so ist dieselbe auch

$$\frac{1}{a_{30} \cdot a_{20}} \left\{ \tfrac{1}{2} a_{30} \cdot a_{20} + a_{31} \cdot a_{21} + a_{32} \cdot a_{22} + \ldots \right\}$$

wenn a_{30}, a_{31} ... die zu Anfang des 30ten und 31ten Jahres Lebenden bedeuten.

Setzt man voraus, dafs vom 20ten Jahr ab (also nur für die eine der verbundenen Personen) die Lebenscurve bis zum höchsten Lebensjahre, wofür wir 90 annehmen wollen, eine gerade Linie sei, und demzufolge in jedem Jahr gleich viele sterben, so ist die Zahl der Sterbenden in jedem Jahre $\frac{a_{20}}{70}$, da in 70 Jahren a_{20} ausgestorben sein müssen. Schreibt man δ für $\frac{a_{20}}{70}$, so ist dann

$$a_{21} = a_{20} - \delta$$
$$a_{22} = a_{20} - 2\delta$$
$$a_{23} = a_{20} - 3\delta \text{ u. s. w.}$$

und daher

$$E = \frac{1}{a_{30}} \{\tfrac{1}{2} a_{30} + a_{31} + a_{32} + \ldots\} - \frac{\delta}{a_{30} \cdot a_{20}} \{a_{31} + 2a_{32} + 3a_{33} + \ldots\}$$

Der Minuend ist hier nichts als die gewöhnliche mittlere Lebensdauer eines 30jährigen, oder M_{30}. Was den Subtrahenden betrifft, so ist $\frac{\delta}{a_{30} \cdot a_{20}} = \frac{1}{70 \cdot a_{30}}$; für 70 oder die Ergänzung des Alters 20 zum höchsten Lebensalter nimmt man hier besser die doppelte mittlere Lebensdauer eines 20jährigen oder $2M_{20}$, wie im Abschnitt über das mathematische Gesetz bewiesen wird. Ferner ist die eingeklammerte Gröſse offenbar nichts anderes, als die Summe der Summe der Lebenden, und zwar vom 31ten Jahre ab. Man kann sie mit Σa_{31} bezeichnen; dann folglich ist

$$E = M_{30} - \frac{1}{2M_{20}\, a_{30}} \cdot \Sigma a_{31}$$

und hiernach ist eben das Verfahren von Tetens eingerichtet. Für E könnte man, indem man die Lebenscurve vom 30ten Jahr ab eine gerade Linie sein läſst, auch schreiben

$$M_{20} - \frac{1}{2M_{30}\, a_{20}} \cdot \Sigma a_{21}.$$

Hülfstafel zur Berechnung der Verbindungsdauer nach Kerseboom's Tafel.

Alter	Mittlere Lebens-dauer	Lebende	Summe der Summe der Lebenden	Alter	Mittlere Lebens-dauer	Lebende	Summe der Summe der Lebenden
15	39,60	611	635148	50	19,54	362	97793
16	38,92	606	610653	51	18,86	354	90575
17	38,24	601	586769	52	18,35	345	83719
18	37,56	596	563491	53	17,82	336	77217
19	36,91	590	540814	54	17,30	327	71060
20	36,30	584	518733	55	16,72	319	65239
21	35,73	577	497242	56	16,19	310	59745
22	35,10	571	476335	57	15,65	301	54570
23	34,47	565	456005	58	15,19	291	49705
24	33,84	559	436246	59	14,66	282	45141
25	33,26	552	417052	60	14,12	273	40868
26	32,74	544	398417	61	13,58	264	36877
27	32,27	535	380334	62	13,10	254	33159
28	31,88	525	362795	63	12,56	245	29705
29	31,43	516	345791	64	12,07	235	26505
30	30,99	507	329312	65	11,59	225	23550
31	30,47	499	313349	66	11,11	215	20830
32	30,03	490	297893	67	10,62	205	18335
33	29,52	482	282936	68	10,14	195	16055
34	28,95	475	268469	69	9,66	185	13980
35	28,37	468	254484	70	9,19	175	12100
36	27,79	461	240974	71	8,71	165	10405
37	27,21	454	227932	72	8,24	155	8885
38	26,68	446	215351	73	7,78	145	7530
39	26,11	439	203224	74	7,32	135	6330
40	25,52	432	191543	75	6,86	125	5275
41	24,87	426	180301	76	6,47	114	4355
42	24,23	420	169491	77	6,05	104	3560
43	23,63	413	159107	78	5,70	93	2879
44	23,03	406	149143	79	5,40	82	2302
45	22,36	400	139592	80	5,08	72	1818
46	21,75	393	130447	81	4,74	63	1416
47	21,15	386	121702	82	4,44	54	1086
48	20,57	378	113347	83	4,13	46	819
49	20,01	370	105381	84	3,78	39	606
				85	3,50	32	439

Mittlere Dauer der Verbindung und des Ueberlebens nach Süfsmilch's Tafel, von Tetens berechnet.

Alter des Ueberlebenden	Alter der verbundenen Person	Verbindungsdauer	Dauer des Ueberlebens	Alter des Ueberlebenden	Alter der verbundenen Person	Verbindungsdauer	Dauer des Ueberlebens
15	15	27,68	10,88	30	15	22,80	5,77
	20	26,12	12,44		20	21,85	6,72
	25	24,55	14,01		25	20,88	7,69
	30	22,80	15,76		30	19,73	8,84
	35	20,95	17,61		35	18,44	10,13
	40	19,12	19,44		40	17,11	11,46
	45	17,07	21,49		45	15,51	13,06
	50	15,00	23,56		50	13,82	14,75
	55	13,09	25,47		55	12,21	16,36
					60	10,45	18,12
20	15	26,12	8,91		65	8,77	19,80
	20	24,78	10,25		70	7,41	21,16
	25	23,41	11,62				
	30	21,85	13,18	35	15	20,95	4,54
	35	20,18	14,85		20	20,18	5,31
	40	18,51	16,52		25	19,39	6,10
	45	16,59	18,44		30	18,44	7,05
	50	14,63	20,40		35	17,35	8,14
	55	12,81	22,22		40	16,21	9,28
	60	10,88	24,15		45	14,80	10,69
					50	13,28	12,21
25	15	24,55	7,23		55	11,80	13,69
	20	23,41	8,37		60	10,16	15,33
	25	22,23	9,55		65	8,57	16,92
	30	20,88	10,90		70	7,26	18,23
	35	19,39	12,39		75	6,13	19,36
	40	17,88	13,90				
	45	16,11	15,67	40	15	19,12	3,52
	50	14,28	17,50		20	18,51	4,13
	55	12,55	19,23		25	17,88	4,76
	60	10,70	21,08		30	17,11	5,53
	65	8,94	22,84		35	16,21	6,43

Alter des Ueberlebenden	Alter der verbundenen Person	Verbindungsdauer	Dauer des Ueberlebens	Alter des Ueberlebenden	Alter der verbundenen Person	Verbindungsdauer	Dauer des Ueberlebens
40	40	15,27	7,37	50	75	5,67	11,28
	45	14,05	8,59		80	4,80	12,15
	50	12,70	9,94		85	3,90	13,05
	55	11,38	11,26		90	2,82	14,13
	60	9,87	12,77				
	65	8,37	14,27	55	15	13,09	1,41
	70	7,13	15,51		20	12,81	1,69
	75	6,05	16,59		25	12,55	1,95
	80	5,06	17,58		30	12,21	2,29
					35	11,80	2,70
45	15	17,07	2,65		40	11,38	3,12
	20	16,59	3,13		45	10,76	3,74
	25	16,11	3,61		50	10,01	4,49
	30	15,51	4,21		55	9,24	5,26
	35	14,80	4,92		60	8,26	6,24
	40	14,05	5,67		65	7,20	7,30
	45	13,05	6,67		70	6,29	8,21
	50	11,90	7,82		75	5,46	9,04
	55	10,76	8,96		80	4,66	9,84
	60	9,41	10,31		85	3,82	10,68
	65	8,04	11,68		90	2,79	11,71
	70	6,89	12,83				
	75	5,89	13,83	60	20	10,88	1,19
	80	4,96	14,76		25	10,70	1,37
	85	4,00	15,72		30	10,45	1,62
					35	10,16	1,91
50	15	15,00	1,95		40	9,87	2,20
	20	14,63	2,32		45	9,41	2,66
	25	14,28	2,67		50	8,85	3,22
	30	13,82	3,13		55	8,26	3,81
	35	13,28	3,67		60	7,48	4,59
	40	12,70	4,25		65	6,60	5,47
	45	11,90	5,05		70	5,83	6,24
	50	10,97	5,98		75	5,12	6,95
	55	10,01	6,94		80	4,43	7,64
	60	8,85	8,10		85	3,68	8,39
	65	7,63	9,32		90	2,74	9,33
	70	6,60	10,35				

Alter des Ueberlebenden	Alter der verbundenen Person	Verbindungsdauer	Dauer des Ueberlebens	Alter des Ueberlebenden	Alter der verbundenen Person	Verbindungsdauer	Dauer des Ueberlebens
65	25	8,94	0,94	75	60	5,12	1,64
	30	8,77	1,11		65	4,68	2,08
	35	8,57	1,31		70	4,28	2,48
	40	8,37	1,51		75	3,89	2,87
	45	8,04	1,84		80	3,49	3,27
	50	7,63	2,25		85	3,04	3,72
	55	7,20	2,68		90	2,43	4,33
	60	6,60	3,28				
	65	5,90	3,98	80	40	5,06	0,47
	70	5,27	4,61		45	4,96	0,57
	75	4,68	5,20		50	4,80	0,73
	80	4,10	5,78		55	4,66	0,87
	85	3,47	6,41		60	4,43	1,10
	90	2,64	7,24		65	4,10	1,43
					70	3,80	1,73
70	30	7,41	0,77		75	3,49	2,04
	35	7,26	0,92		80	3,18	2,35
	40	7,13	1,05		85	2,81	2,72
	45	6,89	1,29		90	2,31	3,22
	50	6,60	1,58				
	55	6,29	1,89	85	45	4,00	0,32
	60	5,83	2,35		50	3,90	0,42
	65	5,27	2,91		55	3,82	0,50
	70	4,77	3,41		60	3,68	0,64
	75	4,28	3,90		65	3,47	0,85
	80	3,80	4,38		70	3,26	1,06
	85	3,26	4,92		75	3,04	1,28
	90	2,54	5,64		80	2,81	1,51
					85	2,56	1,76
75	35	6,13	0,63		90	2,17	2,15
	40	6,05	0,71				
	45	5,89	0,87	90	50	0,82	0,18
	50	5,67	1,09		55	2,79	0,21
	55	5,46	1,30		60	2,74	0,26

Von der Fruchtbarkeit der Ehen.

Das gewöhnliche Verfahren, die Fruchtbarkeit der Ehen zu bestimmen, ist dieses: Man dividirt die Zahl der jährlich geborenen Kinder durch die Zahl der jährlich geschlossenen Ehen, und nimmt an, dafs jede Heirath im Laufe der Zeiten so viele Kinder hervorbringen werde, als dieser Quotient angiebt. Sind z. B. 25 Ehen geschlossen und 100 Kinder geboren worden, so wird vorausgesetzt, dafs jede Ehe vier Kinder hervorbringe. Es ist diefs das gewöhnliche Verfahren, und die Beobachtungen, welche es verlangt, sind vielfältig vorhanden. Allein so in Pausch und Bogen für die verschiedenen Ehen einer Bevölkerung berechnet, hat diese Gröfse wissenschaftlich genommen wenig Interesse, und es wird einer viel spezielleren und mühsamen Untersuchung bedürfen, ehe man die Gesetze, welche hier obwalten, enthüllen wird.

So hängt gewifs die Zahl der Kinder einer Ehe von dem Alter beider Eheleute, daher von der mittleren Dauer ihrer Verbindung ab; es steht sogar zu vermuthen, dafs dabei einfache, numerische Gesetze stattfinden werden, die man aber nicht ermitteln kann, weil die Beobachtungen uns über diesen wichtigen Gegenstand in Stich lassen. Sadler und Hofacker haben sich mit der Fruchtbarkeit der Ehen beschäftigt, in so fern sie von dem Alter der Eheleute abhängt; allein sie haben gröfstentheils nur das Alter eines derselben, oder die Altersdifferenz beider angegeben, woraus E_t nicht berechnet werden kann.

Sadler giebt nach Beobachtungen an englischen Pairsfamilien:

Alter der Frau	Zahl der Ehen	Zahl der Kinder	Kinder auf eine Ehe
12 — 15	32	141	4,40
16 — 19	172	797	4,63
20 — 23	198	1033	5,21
24 — 27	86	467	5,43

Nach Granville's Beobachtungen an Wohlthätigkeitsanstalten Londons:

Alter der Frau	Zahl der Ehen	Kinder auf eine Ehe
13 — 16	74	5,08
17 — 20	334	3,70
21 — 24	283	2,91
25 — 28	110	2,61
29 — 32	38	2,03

Diese letzteren Beobachtungen lehren defshalb nichts, weil durch die Art der Beobachtung die Fälle unfruchtbarer Ehen ausgeschlossen sind, während sie nothwendig mit eingeschlossen werden müssen. Die Beobachtungen Sadler's scheinen anzudeuten, dafs die Zahl der Kinder nicht auf eine einfache Weise von der Verbindungsdauer abhänge. Je jünger die Frau bei der Verheirathung, um so länger die Verbindungsdauer, um so gröfser sollte auch die Zahl der Kinder sein; jene Beobachtungen zeigen das Gegentheil. Da jedoch das Alter der Ehemänner nicht angegeben, so mufs man jedes bestimmte Urtheil zurückhalten.

Sadler theilt noch folgende Zahlen mit, ebenfalls nach Beobachtungen an Pairsfamilien:

Altersverschiedenheit. Der Mann ist	Zahl der Ehen	Zahl der Kinder	Kinder auf eine Ehe
jünger	54	263	4,87
eben so alt . . .	18	111	6,17
1 — 6 Jahr älter	126	719	5,71
6 — 11 - -	107	585	5,47
11 — 16 - -	43	240	5,58
16 und darüber	33	150	4,55

Hier sind wahrscheinlich wiederum nur fruchtbare Ehen genommen und die unfruchtbaren ausgeschlossen worden; aufserdem ist die Angabe des Alters der Eheleute nur relativ. Eben so ist es auch mit Hofacker's Untersuchungen, daher wir nicht dahin gelangen, das Gesetz, welches etwa zwischen der Verbindungsdauer und der Fruchtbarkeit stattfindet, zu erfahren.

Für jetzt läfst sich demnach nichts thun, als die Art und Weise anzugeben, auf welche die Beobachtungen eingerichtet werden müssen, damit künftige Forscher das Material zu brauchbaren Untersuchungen erhalten.

Man versteht unter Fruchtbarkeit die Zahl der Kinder, welche eine Ehe im Laufe der Jahre hervorbringt, bis sie durch den Tod auf natürlichem Wege gelöst worden ist. Denken wir uns die Zahl der Verheirathungen $= p$, das Alter des Mannes und der Frau respective 30 und 20 Jahre, so giebt es (siehe den vorigen Abschnitt) im

1ten Jahre:	Ehen p	welche	α_1	Kinder liefern mögen,
2ten -	- $pw^{31}w^{21}$	-	α_2	- - -
3ten -	- $pw^{32}w^{22}$	-	α_3	- - -
4ten -	- $pw^{33}w^{23}$	-	α_4	- - -
5ten -	- $pw^{34}w^{24}$	-	α_5	- - -

Nach der Definition ist dann die Fruchtbarkeit

$$\frac{\alpha_1+\alpha_2+\alpha_3+\ldots}{p};$$

da $\alpha_1+\alpha_2+\alpha_3+..$ die Zahl der Kinder ist, welche die p Ehen nach und nach hervorbrachten.

Um sie zu finden, müfste man demnach die p Ehen alle folgenden Jahre verfolgen, bis sie aufgelöst worden, um so die Zahl der Kinder zu erfahren, welche aus ihnen hervorgingen. Man würde dann finden, dafs die anfänglichen p Ehen im ersten Jahr α_1 liefern, dafs von den nach einem Jahre noch übrigen $pw^{31}w^{21}$ Ehen α_2 Kinder produzirt werden, u. s. f.

Hat man es nun mit einer Bevölkerung zu thun, in welcher jedes Jahr p Ehen stattfinden, wo stets der Mann

30, die Frau 20 Jahr alt ist — eine Bevölkerung, die also in dieser Beziehung vollkommen stationär wäre und in welcher also auch p Ehen gelöset werden — dann ist es einleuchtend, dafs die Zahl der Ehen in der letzten Tabelle den Zustand darstelle, wie er in der Bevölkerung neben einander vorhanden ist. Es giebt in der letzteren dann zu gleicher Zeit p neugeschlossene, $pw^{31} w^{21}$ einjährige u. s. w. Ehen. Die ersteren werden α_1, die zweiten α_2 u. s. w. Kinder hervorbringen, und alle Ehen in einem Jahre zusammen die Zahl $\alpha_1 + \alpha_2 + \alpha_3 + \ldots$ Daraus folgt also: man erhält die Fruchtbarkeit der Ehen, wenn man die Zahl der jährlich Geborenen durch die Zahl der jährlich geschlossenen oder gelösten Ehen dividirt.

Ueber dieses Verfahren ist jedoch Folgendes zu bemerken. Es setzt, wie man sieht, voraus, dafs jährlich p Ehen geschlossen werden; es liefert falsche Werthe, wenn dem nicht so ist. Wächst die Zahl der Ehen aus der einen oder anderen Ursache, dann erhält man durch dasselbe eine zu geringe Fruchtbarkeit, und umgekehrt, wenn die Zahl der Ehen abnimmt, scheinbar eine zu grofse. Es verhält sich hiermit ähnlich, wie mit der Ermittelung der Sterblichkeitsgesetze aus den Listen einer Bevölkerung, in welcher die Zahl der Geburten zu- oder abnimmt. Wie dort die mittlere Lebensdauer ganz verschieden gefunden wird, je nachdem man sie durch die Zahl der Geborenen oder durch die der Gestorbenen berechnete, so auch hier bei der Fruchtbarkeit, wenn dieselbe mittelst der Zahl jährlich geschlossener oder jährlich gelöster Ehen gesucht wird. Nur bei einem stationären Zustand würden beide Quotienten identische Werthe sein, bei einem veränderlichen sind sie verschiedene, und schon deshalb unbrauchbare Werthe, in so fern man im Allgemeinen keinen Grund hat, einem von ihnen gerade eine gröfsere, oder gar eine absolute Zuverlässigkeit zuzuerkennen.

Ein Beispiel wird die abweichenden Resultate, zu welchen

die Arten, die Fruchtbarkeit zu bestimmen, führen, hinreichend darthun. In ganz Preufsen wurden Ehen geschlossen

1820—22	321785
1823—25	321890
1826—28	323057
1829—31	317834
1832—34	387251
Zusammen	1671817 in 15 Jahren.

Die Zahl der Ehen ist also trotz der zusammengefafsten drei Jahre beträchtlichen Schwankungen unterworfen gewesen, und zwischen den einzelnen Jahren dieser Periode waren begreiflich die Schwankungen noch gröfser. Das Jahr 1831 liefs nur 98673 Ehen sich bilden,
1833 dagegen 130540.

Da nun in diesen funfzehn Jahren 7066525 ehliche Kinder geboren worden sind, so würde hiernach die durchschnittliche Fruchtbarkeit einer Ehe betragen

4,23.

In demselben Zeitabschnitt gab es gelöste Ehen

1820—22	210759
1823—25	234099
1826—28	268000
1829—31	328754
1832—34	320647
Zusammen	1362259.

Auch die gelösten Ehen sind daher grofsen Schwankungen, ja gröfseren noch unterworfen, als die jährlich gebildeten. Dividirt man die Menge gelöster Ehen in die Menge geborener Kinder, so ergäbe sich für die Fruchtbarkeit

5,19

weit von dem vorigen Werth verschieden.

Sollte jedoch auch die Gesammtzahl geschlossener oder gelöster Ehen constant geblieben sein, so giebt es noch einen andern Punkt, der berücksichtigt werden mufs. In einer Bevölkerung heirathen die Menschen keinesweges in einem bestimmten Alter, sondern in den verschiedensten, und in dieser ungleichen Vertheilung der Heirathen nach den Altern kann man billiger Weise nicht einmal erwarten, dafs irgend eine Regel beobachtet sein werde. Es können ganz füglich zu einer Zeit verhältnifsmäfsig viele Männer von z. B. 35 Jahren heirathen, und zu einer anderen Zeit weniger; eben so die Frauen; und endlich können zu verschiedenen Zeiten ganz verschiedene Alterscombinationen beider Eheleute stattfinden. Die Ehen einer Bevölkerung werden daher sicherlich nicht nach dem Schema der letzten Tafel vertheilt sein, und auch defshalb wird die Zahl der Geborenen durch die neu geschlossenen oder gelösten Ehen keinen bestimmten, sicheren Werth für die Fruchtbarkeit abgeben. In Bezug auf das Alter der sich Verheirathenden sind folgende Beobachtungen von Interesse.

Auf 100 Heirathende waren [1])

	Genf 1814—33.		Paris.
	Frauen	Männer	Frauen
vor dem 20ten Jahre	8,5	0,8	22,3
20—30	61,8	58,0	50,5
30—40	22,5	26,9	18,8
40—50	5,6	8,0	6,0
50—60	1,5	4,5	1,9
über 60	0,1	1,8	0,5

In ganz Preufsen heiratheten 1820—34 [2])

	Frauen		
	unter 30 Jahr	30—45	über 45 Jahre
Männer unter 45 Jahren	1243168	262639	23120
- zwischen 45 u. 60	38071	53559	24754
- über 60	4555	9627	12324

Also verheiratheten sich daselbst

[1]) Bibliothèque universelle. Genève. Nouv. Ser. Tome X.

[2]) Medizinische Zeitung, herausgegeben vom Verein für Heilkunde in Preufsen. Berlin 1836. Nr. 26.

Männer	unter 45	1528927
-	zwischen 45—60	116384
-	über 60......	26506
		1671817

Frauen	unter 30	1285794
-	zwischen 30—45	325825
-	über 45......	60198
		1671817

Schon der Vergleich zwischen Paris und Genf lehrt, dafs das Alter der Heirathenden etwas sehr Veränderliches ist; noch mehr wird diefs für die Combination des Alters derer, welche zusammen eine Ehe eingehen, der Fall sein, und daher sind Beobachtung und Rechnung über die Fruchtbarkeit so einzurichten, dafs man nicht allein von der ungleichen Zahl der jährlichen Verbindungen, sondern auch von dem ungleichen Alter unabhängig werde.

Besitzt man wie Sadler und Hofacker Beobachtungen über eine hinlängliche Zahl von Familien, so ist die Aufgabe durch die Beobachtungen selbst, wiewohl nicht sehr scharf gelöst. Man weifs dann, wie viele Kinder eine Ehe produzire, wo der Mann 30, die Frau 20 Jahre bei der Verheirathung alt gewesen, und so für die übrigen Alterscombinationen.

Will man jedoch die Untersuchung auf eine ganze Bevölkerung ausdehnen, wo sie allein sichere Werthe geben kann, und zwar so, dafs man mit den Beobachtungen eines oder einiger weniger Jahre ausreiche, dann mufs man von den geborenen Kindern das Alter der Eltern, und aufserdem die Sterblichkeitsgesetze der Bevölkerung kennen. Dabei versteht es sich von selbst, dafs man die unfruchtbaren Ehen nicht ausschliefse; vielmehr nehmen wir im Folgenden an, dafs sie überall den Kinder produzirenden Ehen hinzugethan worden sind.

Es mögen demnach p Ehen, wo Mann und Frau respective 20 und 30 Jahre alt sind, in einem Jahre α Kinder geliefert haben, p_1 Ehen, wo Mann und Frau respective 21 und 31 Jahre alt sind, α_1 Kinder, p_2 Ehen, wo Mann und Frau respective 22 und 32 Jahre alt sind, α_2 Kinder u. s. w., so sind diefs die Data, welche die Beobachtungen zu liefern haben, und mittelst welcher die Rechnung geführt werden mufs.

Nun fanden wir oben, dafs von p Ehen nach einem Jahre noch $pw^{31}w^{21}$ übrig sind; hier aber giebt es p_1. Man multiplizire daher die Zahl der Kinder α_1, welche sie lieferten, mit $\frac{pw^{31}w^{21}}{p_1}$, so erfährt man die Zahl der Kinder, welche die p anfänglichen Ehen im zweiten Jahre hervorgebracht haben würden. Eben so ist die Zahl derer, welche sie im dritten Jahr hervorgebracht hätten,

$$\frac{\alpha_2 pw^{32}w^{22}}{p_2} \text{ u. s. w.}$$

Addirt man diese, sämmtlich auf p anfängliche Ehen reduzirten Zahlen von Kindern, und dividirt durch p, so erhält man die Fruchtbarkeit einer Ehe, wo der Mann 30, die Frau 20 Jahr alt gewesen, =

$$\frac{\alpha}{p} + w^{31}w^{21}\frac{\alpha_1}{p_1} + w^{32}w^{22}\frac{\alpha_2}{p_2} + w^{33}w^{23}\frac{\alpha_3}{p_3} + \ldots$$

Hiermit ist die Aufgabe gelöst, und wie man mit der Ehe [30·20] verfuhr, so hat man mit allen übrigen Ehen zu verfahren, und demnach so viele Untersuchungen und Berechnungen dieser Art anzustellen, als es Altersunterschiede bei den Verheiratheten giebt.

Wäre der Zustand in Bezug auf die Verheirathungen stationär, so würde $p_1 = pw^{31}w^{21}$,
$p_2 = pw^{32}w^{22}$ u. s. w. sein, und der letzte Ausdruck für die Fruchtbarkeit reduzirte sich auf

$$\frac{\alpha + \alpha_1 + \alpha_2 + \alpha_3 + \ldots}{p},$$

wie man ihn gewöhnlich annimmt.

Zur Erforschung der Fruchtbarkeit sind also im Allgemeinen die Sterblichkeitsgesetze nöthig. Aufserdem ist zu bemerken, dafs wir bei der Herleitung des letzten Ausdrucks angenommen haben, eine Ehe bringe in dem Jahre, wo z. B. der Mann 32, die Frau 22 Jahre alt ist, gleich viele Kinder hervor, die Leute mögen nun in demselben Jahre oder mehrere Jahre vorher sich verheirathet haben. Gegentheilige Behauptungen hierüber sind mir nicht bekannt; inzwischen müfste man zuvörderst die Erfahrung hierüber entscheiden lassen, und sollte sie es anders finden lassen, als wir angenommen, dann wären zu den Zahlen p, p_1, $p_2 \ldots$ von Ehen in dem vorigen Ausdruck für die Fruchtbarkeit, nur solche zu nehmen, wo nicht allein Mann und Frau das entsprechende Alter haben, sondern auch gleich lange verheirathet sind. Diefs letztere würde dann ein neues Element der Beobachtung nöthig machen.

Die richtige Erforschung der Fruchtbarkeit und der Gesetze, welche sie befolgt, ist, wie man sieht, etwas so practisch Schwieriges, dafs man kaum hoffen kann, dieselbe anders als auf gewisse Klassen der Bevölkerung, Beamte, Militär u. s. w. ausgedehnt zu sehen. Sich jedoch blofs auf das bisherige Verfahren beschränken, heifst die ganze Aufgabe fallen lassen; denn welche andere Lösung gewährt dasselbe, als dafs die durchschnittliche Menge von Kindern einer gewissen mittleren, mit Bezug auf das Alter der Eheleute jedoch, ganz unbekannten Ehe, eine Zahl in der Nähe von 4 sei, was man zuletzt a priori, vor aller Untersuchung weifs?

Indem wir hier der Vollständigkeit wegen einige Angaben über die Zahl der Kinder einer Ehe so gut mittheilen, als wir früher die Geburts- und Sterbeverhältnisse in verschiedenen Bevölkerungen anführten, bedarf es daher der Erinnerung nicht weiter, dafs man dieselben nur zu ungefähren Rechnungen benutzen dürfe, dafs sie das Maafs der Fruchtbarkeit nicht abgeben, und zum Vergleich zwischen verschiedenen Völkern, Climaten u. s. w. vollkommen untauglich sind. Dergleichen höher gehende Fragen wird man vorläufig wohl auf sich beruhen lassen müssen.

Bei Angaben über Fruchtbarkeit ist immer noch zu untersuchen, ob die unehelichen Kinder von der Zahl der Geborenen ausgeschlossen worden sind; wo das bei den folgenden anging, ist es durch ein *r* angedeutet worden. Dafs diefs nicht unwesentlich, ersieht man daraus, dafs die Fruchtbarkeit für **Belgien** zu 4,72 angegeben wurde, während sie mit Berücksichtigung der unehelichen Geburten nur 4,4 etwa beträgt. Angaben unzuverlässiger Art übergehen wir.

Fruchtbarkeit der Ehen.

Länder.	Kinder.
Schweden 1821—26	4,03
ehemal. Königr. der Niederlande 1825—30	4,83
Preufsen 1820—34 (eine Ehe auf 112 Einw.)	4,38 (*r*)
England 1810—20 - - - 132 -	3,98
Frankreich 1817-26 - - - 131 -	3,90 (*r*)
Belgien . . . . - - - 144 -	4,40 (*r*)
Hannover 1835	4,21
Meklenburg-Schwerin 1836	4,69
Oesterreich 1828—34	4,12 (*r*)
Württemberg 1821—25	4,27 (*r*)
Kurland 1828	4,23 (*r*)
Island 1825—27	5,18
Genf 1814—33 (eine Ehe auf 136 Einw.)	2,75
Guanaxuato 1825	4,34

Was das Verhältnifs der ehelichen zu den unehelichen Kindern betrifft, so kommen auf 1000 der ersteren

in Frankreich 1817—26. . . . 74,9 uneheliche
Königr. Neapel . . . . 48,4 -

Königr. Preufsen 1820—34 .	74,5	uneheliche
- Westphalen 1810—12	88,1	-
Städte von Westphalen	217,1	-
Montpellier	91,6	-
Genf 1814—33.	111	-
Oesterreich 1828—34	113,6	-
Kurland	25,6	-
Königr. Sachsen 1832—37 . .	157,9	-
Paris 1817—23.	567,1	-

Ueber das Verhältnifs der Geschlechter bei der Geburt, Zahl und Geschlecht der Zwillinge u. s. w.

Es ist eine sehr bekannte Thatsache, dafs mehr Knaben als Mädchen zur Welt kommen; allein so einfach sie zu beobachten war, so scheint sie es doch nicht immer gewesen zu sein. Der berühmte und gelehrte spanische Arzt Huart, der im 16ten Jahrhundert lebte, berichtet, [1]) dafs gemeiniglich auf eine Mannsperson, welche auf die Welt kömmt, sechs bis sieben Weibspersonen geboren werden. Nach Süfsmilch [2]) zu urtheilen, ist John Graunt, welcher um das Jahr 1666 schrieb, der erste, welcher aus den Londoner Beobachtungen von 1629 bis 1661 die Regel ableitete, dafs, wenn auch nahe von beiden Geschlechtern gleich viele geboren werden, doch die Knaben stets um eine gewisse Gröfse überwiegen; er fand aus den genannten Beobachtungen auf 100 Mädchen 106,8 Knaben. Vor Graunt ist es, nach Süfsmilch, keinem Manne aufgefallen, dafs jeder eine Frau bekomme. In späterer Zeit hat man sich besonders damit beschäftigt, für das fragliche Verhältnifs einen numerischen Werth zu ermitteln; allein diefs möchte ein ziemlich unfruchtbares Bestreben sein, da derselbe nicht constant ist, vielmehr in einem und demselben Lande zu nicht sehr verschiedenen Zeiten beträchtlichen Schwankungen unterliegt, wie die folgenden Beobachtungen diefs lehren.

---

[1]) Prüfung der Köpfe zu den Wissenschaften, aus dem Spanischen von Lessing. 1752. Hauptstück 15. §. 3.

[2]) Göttliche Ordnung. Cap. 21.

Geschlechtsverhältnifs.

	Frankreich.	Preufsen.	Würtemberg.
1817	1,072		
1818	1,064		
1819	1,064		
1820	1,064	1,060	
1821	1,069	1,062	
1822	1,062	1,058	1,072
1823	1,062	1,061	1,053
1824	1,066	1,061	1,047
1825	1,070	1,056	1,070
1826	1,061	1,056	1,053
1827	1,064	1,059	1,061
1828	1,056	1,063	1,059
1829	1,059	1,062	1,062
1830	1,056	1,057	1,048
1831	1,066	1,058	1,060
1832	1,063	1,062	1,063

Im Mittel ergiebt sich das Verhältnifs für Frankreich 1,0638 (nach Poisson von 1817—1826 1,0656), und es schwankt in den angeführten Jahren innerhalb 1,0720 und 1,0555. Noch gröfser sind die Schwankungen, wenn man die einzelnen Departements dieses Reiches betrachtet. Nach einem 7jährigen Durchschnitt von 1820—26 betrug dasselbe:

Departement.	Geschlechts-verhältnifs.	Bevölkerung.
Cher	1,110	244075
Corse	1,132	182714
Lot et Garonne	1,133	333504
Vienne	1,105	264184
Ain	1,038	335233
Seine	1,038	917540
Yonne	1,022	337511

Die Bevölkerung ist hinzugefügt, zu zeigen, dafs die beobachteten Geburten hinlänglich zahlreich sind, um den Einwand von Zufälligkeiten zu entfernen. Statt also ein unabänderliches Verhältnifs zwischen Knaben und Mädchen zu suchen, welches in der Natur der Sache nicht zu liegen scheint, haben wir vielmehr den Bedingungen nachzuforschen, welche auf dasselbe verändernd einwirken.

In einem sehr verdienstlichen Aufsatze [1]) „Beiträge zur medizinischen Statistik Frankreichs" hat Buek die Departements Frankreichs in zehn Classen je nach der Gröfse ihrer Hauptstädte eingetheilt, und hier zeigt sich in denjenigen, deren Hauptstädte mehr als 100000 E. haben, das Geschlechtsverhältnifs am kleinsten. Allein durchgreifend ist diese Regel nicht; vielmehr hat die dritte Classe mit einer Hauptstadt von 40 bis 50000 E. ein gröfseres Geschlechtsverhältnifs (1,076), als die letzte Classe, deren Hauptstädte unter 5000 E. zählen, und in welchen das Geschlechtsverhältnifs nur 1,067 betrug. Eine bessere Gesetzmäfsigkeit erlangte derselbe Gelehrte durch eine geographische Eintheilung des Landes. Er fand

Zahl der Departements.		Geschlechtsverhältnifs.
Nord - Frankreich	28	1,063
Mittel - -	33	1,067
Süd - -	25	1,068
nördliche Küste	10	1,056
westliche -	7	1,063
südliche -	7	1,066
Innere des Landes	62	1,068

Hiernach kämen im Süden und in den continentalen Theilen des Landes verhältnifsmäfsig mehr Knaben zur Welt als im Norden und an den Küsten. Nach Quetelet jedoch [2]) wurden in Süd-Frankreich 1817—1831 auf 100 Mädchen nur 105,95 Knaben geboren, welches sogar weniger ist als im Durchschnitt für das ganze Reich.

---

[1]) Gerson und Julius Magazin u. s. w. Bd. 15.

[2]) am angeführten Orte pag. 46.

Geschlechtsverhältnifs in Ländern und Städten.

Preufsen 1820—34 . . .	1,060	Berlin 1789—1810 . . .	1,069
— Juden	1,112	Wien 1789—1810	1,041
Niederlande	1,064	Königsberg 1789—1810	1,072
Rufsland 1812—27 . . .	1,089	London 1786—1810 . . .	1,062
Neapel 1821—28	1,062	— 1811—1820 . . .	1,023
Oesterreich	1,061	Genf 1695—1791	1,038
Würtemberg 1820—28 .	1,057	— 1814—1833	1,082
Böhmen	1,054	Kopenhagen 1798—1810	1,046
Grofsbrittanien	1,048	— 1831—32 .	1,068
Schweden 1816—25 . .	1,046	Leipzig 1815—28	1,061
Ostpreufsen 1773—1814	1,059	Stuttgart 1815—28 . .	1,000
Kurland 1831	1,023	Amsterdam 1816—29 . .	1,056
Mailand	1,076	Palermo 1816—25 . . .	1,051
Meklenburg	1,071	Livorno 1818—24	1,038
Corfu 1770—1820 . . .	1,116	Philadelphia 1821—30 .	1,080
Belgien 1816—25	1,065	Paris 1823—32	1,037

Am Vorgebirge der guten Hoffnung wurden 1813 bis 1820 in der freien Bevölkerung 6604 Knaben und 6789 Mädchen, der letzteren also im Verhältnifs von 1,03 mehr, geboren, und zwar wiederholte sich das jedes Jahr. [1]) Inzwischen trat das Geschlechtsverhältnifs bei der Sklavenbevölkerung in die gewöhnliche Gesetzmäfsigkeit; auf 2936 männliche Geburten kamen 2826 weibliche, Verhältnifs 1,04. In Havana [2]) war das Verhältnifs 1825—29 bei den Weifsen 1,02, in der freien farbigen Bevölkerung 1,051. In Tranquebar [3]) 1740—57 und zwar in der christlichen Bevölkerung 1,041. Im span. Amerika [4]) 1,03 nach Humboldt.

Fafst man diese Beobachtungen zusammen, so geben sie zu der Behauptung, dafs in den südlichern Gegenden verhältnifsmäfsig weniger Knaben geboren werden, als in den

[1]) Bisset-Hawkins Elements of etc. London 1829.
[2]) Gerson und Julius Magazin. Bd. 27. pag. 8.
[3]) Süfsmilch göttliche Ordnung. Bd. 2. pag. 256.
[4]) Burdach Physiologie. 2te Aufl. Bd. 1. pag. 404. Leipzig 1835.

nördlichen, wohl einigen Grund, aber keinen sehr sicheren. Ueberhaupt wird die Untersuchung, ob das **Clima** auf diese Erscheinung einen Einflufs übe, grofse Schwierigkeiten darbieten; denn wenn derselbe überhaupt vorhanden ist, so wirken darauf anderweitige Umstände, die in verschiedenen Gegenden sehr verschieden sein können, wie wir später sehen werden, so bedeutend ein, dafs er leicht verdeckt werden kann. Ich versuchte defshalb, ob sich nicht an einem und demselben Orte Unterschiede, je nach den Monaten zeigten, welche auf Rechnung der Witterung zu schreiben wären, da diefs in vielen Fällen das beste Mittel sein möchte, den Einflufs des Clima's zu erfahren. Die **Pariser** Beobachtungen aus den acht Jahren 1817—23 geben folgende Werthe:

Geschlechtsverhältnifs

	bei den ehelichen Kindern	unehelichen Kindern	im Ganzen
Januar	1,081	1,003	1,051
Februar . . .	1,054	1,044	1,050
März	1,061	1,028	1,048
April	1,026	1,011	1,020
Mai	1,019	1,016	1,018
Juni	1,010	0,999	1,006
Juli	1,047	1,076	1,057
August	1,067	1,048	1,061
September . .	1,059	1,062	1,060
October . . .	0,993	1,046	1,012
November . .	1,018	1,017	1,034
December . .	1,018	1,053	1,031

Es scheinen hiernach mit Bezug auf das Uebergewicht männlicher Geburten zwei Maxima und zwei Minima des Jahres stattzufinden. Die beiden Maxima liegen im Januar und August, die beiden Minima im Juni und October; dabei sind August und Juni die extremen Monate. Sieht man auf die Monate der Empfängnifs, so sind demnach am günstigsten für das männliche Geschlecht: November, dann April, am ungünstigsten für das männliche Geschlecht: September, dann Januar. Mit Bezug auf die Witterung ergiebt diefs kein entschiedenes Resultat, insofern November und September Extreme sein sollen, was sie, der Witterung nach, nicht sind.

Ueber diesen Gegenstand theile ich noch die aus den Würtemberger Beobachtungen, und denen zu Philadelphia, berechneten Werthe mit.

	Würtemberg 1821—25.	Philadelphia 1821—30.
Januar	1,020	1,115
Februar . . .	1,062	1,070
März	1,051	1,072
April	1,041	1,098
Mai	1,004	1,091
Juni	1,055	1,081
Juli	1,105	1,125
August	1,062	1,060
September . .	1,062	1,091
October . . .	1,030	1,119
November . .	1,030	1,095
December . .	1,024	1,037

Die Beobachtungen aus Philadelphia [1]) sind unregelmäfsig; die aus Würtemberg [2]) jedoch zeigen ebenfalls zwei Maxima im Juli und Februar, und zwei Minima im Mai und Januar.

Stellt man diese Beobachtungen zusammen, so folgt, dafs Januar und Juli die meisten Knaben produziren, dafs jedoch hierbei ein Unterschied von einem Monat vorkommen kann, so dafs z. B. statt Juli in Paris der August und in Würtemberg statt des Januars der Februar zu setzen ist. April und October, d. h. der Frühling und Herbst, wären demgemäfs die den Knaben günstigsten Zeiten der Conception.

[1]) Emerson in Gerson und Julius Magazin. Bd. 25. pag. 446.

[2]) V. A. Riecke Beiträge zur geburtshülflichen Topographie Würtembergs. 1827. pag. 8.

Weniger bestimmt sind die Monate, wo die wenigsten Knaben zur Welt kommen; inzwischen erlauben vielleicht die angeführten Beobachtungen, dafür den Mai und October zu setzen, und da diesen Monaten Conceptionen im August und Januar entsprechen, so wäre dann der wärmste und kälteste Monate den Knaben am wenigsten günstig. Könnte man diefs für richtig annehmen, wozu freilich der Beweis strenger und umfassender sein müfste, dann würde daraus folgen, dafs die gemäfsigte Zone, deren Clima der Witterung im Frühjahr und Herbst am meisten entspricht, das gröfste Uebergewicht an männlichen Geburten liefere, die heifse und kalte Zone dagegen das kleinste. [1])

Worauf sich der berühmte Fourier stützt, wenn er behauptet, [2]) dafs die Witterung keinen Einflufs auf das Geschlechtsverhältnifs übe, ist mir nicht bekannt.

Eine sehr auffallende Erscheinung ist es, dafs bei den unehelichen Geburten die Knaben weniger überwiegen als bei den ehelichen. Mit diesem Gegenstande haben sich vorzüglich Bickes [3]) und Babbage [4]) beschäftigt. Wir theilen hierüber einige Beobachtungen mit, und werden später darauf zurückkommen.

Geschlechtsverhältnifs.

	eheliches	uneheliches
Preufsen 1820—34 . .	1,060	1,031
Frankreich	1,067	1,048
Neapel 1819—24 . . .	1,045	1,037
Oesterreich	1,062	1,043
Würtemberg	1,060	1,035
Schweden	1,047	1,031
Böhmen	1,057	1,004
Westphalen 1809—11 .	1,047	1,004
Ostpreufsen und Posen	1,058	1,036

[1]) Dasselbe behauptet Buzareingues: Révue médicale. Juin 1838.
[2]) Ann. des sc. natur. Tom. 5. pag 26.
[3]) Zeitung für das gesammte Medizinalwesen. 1830. Nr. 83 und 84.
[4]) Edinburgh Journal of science. July 1829.

Geschlechtsverhältnifs.

	eheliches	uneheliches
Paris	1,038	1,034
Genf 1814—33	1,090	1,015
Amsterdam	1,050	1,088
Leipzig	1,062	1,059
Montpellier 1772—92	1,071	1,008
Frankfurt a. M.	1,028	1,078

Was die Zwillinge anbetrifft, so interessirt hier zuerst das Verhältnifs derselben zu den Geborenen überhaupt.

Zwillinge.

	Zahl derselben	Verhältnifs zu den Geborenen
Königr. Sachsen 1831—35 . . .	3917	1:78,89
- Preufsen 1826—31 . . .	33556	87,34
- Würtemberg 1821—25 .	2547	86,20
- Frankreich		80,
Westphalen 1826—29		87,1
Kurland 1831	281	63,8
Rufsland 1836, evangelisches . .	1319	50,42
Berlin 1825—27	275	88,
Leipzig 1740—49	127	71,
— 1801—31	443	86,66
Hamburg 1823—29		80,
Königsberg 1837	35	60,8
Stuttgart 1750—1822		92,
Paris		91,
London		90,
— Entbindungsanstalt 1761-1824	360	80,1
Dublin - - 1757-1824	2156	50,6

In einem nicht sehr abweichenden Verhältnisse scheinen die Zwillingsgeburten bei den Thieren vorzukommen. Nach den Beobachtungen, die ich besitze, kamen in dem Amte Tapiau 1828—1838 unter 603 geborenen Kälbern fünf Zwillingspaare vor, und unter 449 daselbst 1829—38 geborenen Füllen, drei. Von diesen Zwillingen starben die meisten bald, wie das nach Süfsmilch auch bei den Menschen der Fall sein soll. [1])

Was die Zahl der Drillinge betrifft, so kömmt nach Burdach [2]) auf 6 bis 7000 Geborene eine solche Geburt. In der That kamen in ganz Preufsen 1826—31 431 Drillinge vor, und zwar einer auf 7097 Geborene; in Sachsen gab es 1831—35 34 Drillinge, einer auf 9089 Geborene. Nach Burdach kömmt ferner ein Vierling auf 20- bis 50000 Geborene. In Preufsen gab es deren in dem erwähnten Zeitraum nur sechs; und da die Zahl der Geborenen 2930716 betrug, so würde zu etwa 490000 Geborenen erst ein Vierling gehören.

Bei den mehrfachen Geburten und namentlich bei den Zwillingen, über welche allein hinreichende Beobachtungen vorhanden sind, interessirt dann ferner das Geschlecht der einzelnen. Von Zwillingspaaren sind drei verschiedene Arten möglich. Es kommen zur Welt

Knabe und Knabe,
Knabe und Mädchen,
Mädchen und Mädchen.

Unser gelehrter Arzt Dr. Hirsch machte mich darauf aufmerksam, dafs die verhältnifsmäfsige Zahl dieser drei Fälle a priori mittelst der Regeln der Wahrscheinlichkeit berechwerden könne. In der That, es sei W die Wahrscheinlichkeit der Geburt eines Knaben, w diejenige für die eines Mädchen, so ist die Wahrscheinlichkeit der drei erwähnten Fälle, als zusammengesetzte Ereignisse behandelt, für

$$\text{Knabe} + \text{Knabe} = W \cdot W,$$
$$\text{Knabe} + \text{Mädchen} = 2W \cdot w,$$
$$\text{Mädchen} + \text{Mädchen} = w \cdot w.$$

[1]) Göttliche Ordnung, Bd. I. pag. 197.

[2]) Physiologie. Bd. I. pag. 448 der 2ten Auflage.

Nehmen wir an, dafs auf **100** Mädchen **106** Knaben geboren werden, so ist $W = \frac{106}{206}$, $w = \frac{100}{206}$, und also $WW = 0{,}2648$, $2Ww = 0{,}4996$, $ww = 0{,}2356$. Die Summe dieser drei Wahrscheinlichkeiten ist $= 1$, da einer jener Fälle nothwendig eintreten mufs.

Sobald man also die Brüche $\frac{106}{206}$ und $\frac{100}{206}$ als wirkliche Wahrscheinlichkeiten ansieht, dann müfsten unter **1000** Zwillingen sein

264,8	männliche,
499,6	gemischte,
235,6	weibliche.
1000	

Die Erfahrung ist sehr davon entfernt, diese Verhältnisse zu bestätigen!

In Preufsen war **1826—1831** die Zahl der Zwillinge **33556**, darunter gab es **11262** männliche, **12150** gemischte und **10144** weiblichen Geschlechts; d. h.

335,6	männliche,
362,1	gemischte,
302,3	weibliche.
1000	

Unter diesen Zwillingen waren **34674** Knaben und **32438** Mädchen; ihr Verhältnifs betrug also **1,069** und ist etwas gröfser als das bei den einfachen Geburten. Was jedoch die Vertheilung der Zwillingspaare betrifft, so schliefst sie sich der Rechnung keinesweges an; man bemerkt nur, dafs die gemischten die häufigsten sind, dann die männlichen häufiger als die weiblichen. Sonst aber ist die Zahl der einzelnen Zwillingspaare viel weniger verschieden, als sie es nach der Rechnung sein sollte.

Noch mifslicher steht es hierüber mit den Beobachtungen in Würtemberg und Sachsen. In dem ersteren Lande waren unter **1000** Zwillingen [1]) **1821—25**

306,4	männliche,
353,9	gemischte,
339,7	weibliche.

[1]) Riecke Beiträge u. s. w. pag. 16.

Hier ist also die Zahl der männlichen geringer als die der weiblichen, und daher kömmt es, dafs das Geschlechtsverhältnifs bei den Zwillingen das umgekehrte des gewöhnlichen ist; auf 100 Mädchen kommen nur 93,6 Knaben. Von dem Resultat der Rechnung findet sich bei diesen Beobachtungen, welche sich doch über 2547 Fälle in den genannten vier Jahren erstrecken, nichts wieder, als dafs die gemischten Zwillinge noch immer die häufigsten sind.

Allein auch dieses findet in Sachsen kaum mehr statt. Reduzirt man die in diesem Lande von 1831—35 beobachteten 3917 Zwillinge [1]) auf 1000, so waren darunter

357,0 männliche,
323,7 gemischte,
319,3 weibliche.

Hier also waren der gemischten Zwillinge fast nicht mehr als der weiblichen.

Von anderweitigen Beobachtungen über eine geringe Zahl von Fällen führen wir noch an

	Genf 1814-33	Neapel	Palermo	Maternité (Paris)	zusammen
männliche Zw.	47	37	20	26	130
gemischte -	57	28	11	15	111
weibliche -	52	31	14	13	110
Summe	156	96	45	54	351

Die angestellte Untersuchung lehrt, wie wir glauben, dafs man aus dem Geschlechtsverhältnifs bei der Geburt keine Wahrscheinlichkeit schlechthin für die beiden Geschlechter ableiten könne, und dafs aus diesem Grunde bei den Zwillingen die Rechnung mit der Erfahrung in keiner Uebereinstimmung sei. Es mufs vielmehr Umstände geben, welche das Uebergewicht der Knaben bedingen, Umstände, welche nicht nothwendig sein können, da sie schon bei den Zwillingsgeburten

[1]) Quetelet's Werk übersetzt von Riecke. pag. 54.

andere sind. Wir haben nunmehr anzugeben, welcher Art diese Umstände seien.

Baumann hat in seinem Commentar zur göttlichen Ordnung bereits darauf hingedeutet, es scheine die numerische Gleichheit beider Geschlechter bei der Verheirathung die Absicht der Natur zu sein. Nehmen wir diefs als richtig an, so folgt mit einiger Wahrscheinlichkeit, dafs das Geschlechtsverhältnifs bei der Geburt ein Mittel sein werde, diese Gleichheit zu erreichen. Nun ist das Alter der sich Heirathenden im Allgemeinen etwas ganz unbestimmtes, und hängt von zufälligen Bedingungen ab; man giebt z. B. an, dafs, selbst im Durchschnitt, die Ehen im vorigen Jahrhundert früher geschlossen worden sind, als zu unserer Zeit. Auf welche Weise aber wird es erreicht worden sein, dafs trotz des zufälligen Alters bei der Verheirathung doch eine numerische Gleichheit zwischen beiden Geschlechtern zur Zeit der Fortpflanzung bestehe? Diese Frage ist durch die schönen Untersuchungen Hofacker's und Sadler's beantwortet. Das Geschlechtsverhältnifs bei der Geburt hängt nemlich von dem relativen Alter beider Eheleute ab, je älter der eine von ihnen, desto mehr überwiegt gerade sein Geschlecht unter den Kindern. Hierdurch ist offenbar eine Tendenz zur Gleichheit beider Geschlechter mit Bezug auf die Verheirathung ausgesprochen, und wie wir glauben, ein scharfer Beweis gegen das Naturgemäfse der Polygamie, in so fern es nemlich nicht scheint, als wenn die Natur auf eine entsprechende Weise den Bedingungen der letzteren, d. h. einem bedeutenden Uebergewicht weiblicher Geburten, Folge leiste. Sadler sieht die Sache auf dieselbe Weise an, denn er äufsert sich: [1]) Das Verhältnifs, nach welchem die Geschlechter geboren werden, wird von dem Unterschied in dem Alter der Eheleute geordnet, so dafs das Geschlecht des Vaters oder der Mutter überwiegt, je nachdem der eine oder die andere älter ist. Auf der anderen Seite wird das bei der Geburt

[1]) Sadler: Law of Population, London 1830. II. pag. 333.

überwiegende Geschlecht eine Sterblichkeit haben, welche von dem Unterschiede des Alters der Eltern abhängt, so dafs die Geschlechter sich, mit Rücksicht auf die Zahl, zur gewöhnlichen Epoche des Heirathens das Gleichgewicht halten.

Was die Beobachtungen über diesen interessanten Gegenstand anbetrifft, so sind diejenigen von Hofacker[2]) aus den Familienregistern Tübingens genommen, und erstrekken sich über 2000 Kinder; die Angabe über das Alter der Eheleute scheint sich auf den Moment zu beziehen, wo sie ein Kind erhielten, also nicht das Alter bei der Verheirathung zu sein.

Relatives Alter der Eheleute	Geschlechts-verhältnifs der Kinder	Zahl der Ehen	Zahl der Kinder
Mann jünger als Frau	0,906	117	568
eben so alt . . .	0,933	27	145
1—3 Jahre älter	1,166	66	353
3—6 - -	1,034	81	466
6—9 - -	1,247	30	191
9 und darüber .	1,437	65	273
	1,075	386	1996

Alter des Mannes	Alter der Frau	Geschlechts-verhältnifs.	Zahl der Kinder
24—36	16—26	1,166	325
- -	26—36	0,943	744
- -	36—46	0,955	129
36—48	16—26	1,769	36
- -	26—36	1,144	283
- -	36—46	1,092	364
48—60	16—26	1,	2
- -	26—36	1,900	29
- -	36—46	1,643	74
		1,077	1986

[1]) Hofacker: Ueber die Eigenschaften, welche sich bei Menschen und Thieren von den Eltern auf die Nachkommen vererben u. s. w. Tübingon 1828. pag. 51.

Aehnliche Resultate fand Sadler aus englischen Pairsfamilien, wie man aus folgender Zusammenstellung sieht; die Altersangaben beziehen sich auf die Zeit der Verheirathung.

Der Mann ist	Geschlechtsverhältnifs der Kinder	Zahl der Ehen	Kinder auf eine Ehe
jünger	0,865	54	4,87
gleich alt.	0,948	18	6,17
1—6 Jahre älter .	1,037	126	5,71
6—11 - - .	1,267	107	5,47
11—16 - - .	1,474	43	5,58
16 und darüber. . .	1,632	33	4,55
	1,148	381	

Die Rubrik: Geschlechtsverhältnifs, ist in vollkommener Uebereinstimmung mit dem in Rede stehenden Gesetze.

Einen ferneren wichtigen Beitrag zu dieser Lehre liefert Sadler dadurch, dafs er zeigt, das Alter eines der beiden Eheleute habe an und für sich keinen entschiedenen Einflufs auf das Geschlecht der Kinder, dieses letztere hänge vielmehr nur, wie wir gesehen haben, von dem relativen Alter beider ab. Es geht diefs aus den folgenden Beobachtungen hervor.

Alter des Pairs bei der Verheirathung	Geschlechtsverh. seiner Kinder	Zahl der Ehen	Kinder auf eine Ehe
unter 16 Jahr	1,153	54	4,94
21—26 -	0,938	307	4,50
26—31 -	1,143	284	4,59
31—36 -	1,133	137	4,10
36—41 -	0,987	90	3,33
41—46 -	1,120	58	3,04
46—51 -	0,952	51	3,17
51—61 -	1,588	30	1,47
61 und darüber	0,625	16	0,81
	1,053	1027	

Alter der Frau.	Geschlechts-verhältnifs	Zahl der Ehen	Kinder auf eine Ehe
unter 16 Jahr	1,121	13	5,38
16 — 21 -	1,299	177	5,02
21 — 26 -	1,055	191	5,22
26 — 31 -	1,250	60	3,43
31 — 36 -	1,110	21	3,62
36 und darüber	1,000	9	2,89
	1,165	471	

In so fern durch diese Zahlen eine Gesetzlosigkeit bewiesen werden soll, so leisten sie das hinlänglich, wie man besonders bei der ersteren Tafel sieht, welche das Geschlechtsverhältnifs mit Bezug auf das alleinige Alter des Vaters giebt. Nach Hofacker soll das absolute Alter der Eltern doch von Einflufs sein (pag. 57), und er fand allerdings, dafs je älter der Vater, um so mehr Knaben befanden sich unter seinen Kindern. Diefs Resultat ist mit Sadler in Widerspruch; allein die Untersuchung des letzteren ist hier wohl beweisender, da er neun Altersklassen unterschieden hat, Hofacker nur drei, welches zu wenig ist, einen Mangel an Gesetzmäfsigkeit nachzuweisen. In Bezug auf die Frauen geht auch aus des Letzteren Untersuchung hervor, dafs das Geschlechtsverhältnifs nicht blofs von ihrem Alter abhänge, wie man aus folgenden seiner Resultate sieht:

Alter des Vaters	Geschlechts-verhältnifs	Alter der Mutter	Geschlechts-verhältnifs
24 — 36 Jahr	1,000	16 — 26 Jahr	1,214
36 — 48 -	1,109	26 — 36 -	1,011
48 und darüber	2,000	36 — 46 -	1,112

Wenn auch durch die vorhergehenden Untersuchungen festgestellt ist, dafs das Verhältnifs der Geschlechter bei der Geburt von dem relativen Alter der beiden Eheleute abhänge, so geben sie doch für die numerische Berechnung jenes Verhältnisses keine Data an die Hand. Hofacker giebt nicht das Alter der Eltern bei der Verheirathung, und Sadler giebt es nur relativ durch ein Mehr oder Weniger. Allein es scheint mir, daſs hier folgendes einfache Gesetz stattfinde. Nennt man das Alter des Ehemannes bei der Verheirathung A, das der Frau a, so ist das Geschlechtsverhältniſs ihrer zu produzirenden Kinder

$$\sqrt[4]{\frac{A}{a}}.$$

Im vorigen Jahrhundert soll zu Paris das mittlere Alter des Ehemannes 29,68 Jahre, das der Frau 24,72 betragen haben; so wird es von Villot angegeben. [1]) Mit diesen Daten giebt die Formel für das Geschlechtsverhältniſs der Kinder, den Werth 1,047, und nach Süſsmilch [2]) betrug dasselbe zu Paris im vorigen Jahrhundert 1,042.

Aus genealogischen Tabellen fand Lambert [3]) das mittlere Alter des Ehemannes 27,75, das der Ehefrau 23 Jahre. Hieraus ergiebt sich das Geschlechtsverhältniſs der Kinder 1,048, also kleiner wie es in Europa beobachtet wird.

Nimmt man das erstere Alter zu 30, das zweite zu 24 Jahren an, wie wir dieſs im Abschnitte über die mittlere Dauer der Ehen thaten, so ergiebt sich das fragliche Verhältniſs fast genau so groſs als die gewöhnlichen Beobachtungen, nemlich 1,058.

So lange der Mann älter als die Frau, so lange also A gröſser a, wird das Geschlechtsverhältniſs gröſser als 1; ist $A = a$, so werden, dem in Rede stehenden Ausdrucke zufolge, gleich viele Knaben und Mädchen geboren, und ist endlich A kleiner als a, mehr Mädchen, wie die Beobachtungen das bestätigen. Bei dem mittleren dieser drei Fälle zeigen freilich die vorhergehenden Beobachtungen ein Ueberwiegen des weiblichen Geschlechts; allein Hofacker hatte

[1]) Ann. d'Hyg. Bd. 17. pag. 80.

[2]) Göttliche Ordnung. Bd. 2. Tafel 5.

[3]) Beiträge zum Gebrauch der Mathematik. Bd. 3. pag. 567.

für diesen Fall nur 145 Kinder, Sadler nur 111, Zahlen, die wohl zu klein sind, um schärfere Bestimmungen zuzulassen.

Wenn das Verhältnifs des Geschlechts von dem Alter der Eheleute abhängt, so folgt damit nicht, dafs man dasselbe in einzelnen Fällen werde vorhersagen können; vielmehr wird es in einzelnen Ehen an Abweichungen von diesem Gesetze nicht fehlen. Aus diesen letzteren folgt dann aber auch nicht, dafs das Gesetz ein schwankendes sei, sondern dafs es noch andere Bedingungen, andere Gesetze gebe, welche das Geschlechtsverhältnifs bestimmen, die aber im Ganzen jenem Hauptgesetz unterthan sind.

Wenn auf diese interessante Art eine numerische Gleichheit beider Geschlechter zur Zeit ihrer Verheirathung erreicht werden soll, so mufs man nicht erwarten, hierdurch die Bevölkerung in zwei gleiche, männliche und weibliche, Hälften zerfallen zu sehen. Das wäre schon defshalb nicht möglich, weil die Jahre der Reife und Zeugungsfähigkeit, so wie auch die Sterblichkeit für beide verschieden sind. Wenn man die mannichfachen und so heterogenen Zufälligkeiten erwägt, denen das Leben des Mannes und Weibes ausgesetzt ist, so mufs es eher in Erstaunen setzen, dafs noch eine so nahe Gleichheit beider erlangt werden konnte. In Preufsen lebten Ende 1837 [1])

	Männer.	Frauen.
0 — 7 Jahre	1412127	1402520
8 — 14 -	1065161	1034225
15 — 16 -	328040	315692
17 — 45 -	3042946	2983146
46 — 60 -	781490	892745
60 und darüber	409459	430574
	7039223	7058902

[1]) Preufs Staatszeitung 1838. Nr. 200.

Man hat noch andere Erklärungen für das Uebergewicht der Knabengeburten aufgestellt, die wir hier in Kurzem andeuten wollen. P. Prévost [1]) findet es in dem Vorzug begründet, welcher dem männlichen Geschlecht gewöhnlich eingeräumt wird. Er meint, dafs wegen dieses Vorzuges die weitere Vermehrung einer Familie unterbrochen wird, nachdem Knaben geboren worden, und die desfalsigen Wünsche befriedigt sind. „Nach drei männlichen Geburten z. B. wird man, falls diese Zahl die Gränze bildet, welche man sich vorgesetzt, jede weitere Geburt ausschliefsen; während nach drei weiblichen die männlichen Geburten nicht ausgeschlossen werden." Girou de Buzareingues hat in Abhandlungen, welche sich in mannichfachen Journalen zerstreut finden, den Satz aufgestellt, dafs alles, was bei den Eltern die Kraft der Muskeln stärkt, der Geburt eines Knaben förderlich sei. Er erinnert, dafs die Erstgeborenen häufiger Mädchen als Knaben seien; [2]) er führt an, dafs Ehen, zur Zeit des Carnevals und zur Zeit der Unenthaltsamkeit und Unmäfsigkeit geschlossen, verhältnifsmäfsig weniger Knaben produziren, als die zu anderer Zeit geschlossenen. Nach ihm war das Uebergewicht der Knaben in Frankreich während der Kaiserzeit (1806, 1809 und 10, wo Trägheit und Unmäfsigkeit geherrscht haben sollen) geringer als im Jahre 1813, wo die Bewohner Frankreichs sich unge-

---

[1]) Bibliothèque universelle. Genève. Octobre 1829.

[2]) Anmerkung. Buek fand in der That unter 100 aufs Gerathewohl gewählten Familien Hamburg's in 65 derselben das erste Kind ein Mädchen, und nur in 35 ein Knabe (Gerson und Julius Magazin, Bd. 15. pag. 602). Dagegen fand Riecke unter den Erstgeborenen in Würtemberg $48\frac{2}{3}$ Mädchen und $51\frac{1}{3}$ Knaben, der letzteren also mehr (Geburtshüfl. Topogr von Würtemberg, pag. 14) Die Angabe von Girou, dafs die Erstgeborenen häufiger Mädchen seien, ist also noch nicht bewiesen. Ob es andere Beobachtungen gebe, auf welche man sich bei der sonst gewöhnlichen Annahme über die gröfsere Zahl der Mädchen unter den Erstlingen stützt, weifs ich nicht.

wöhnlichen Arbeiten unterziehen mufsten. In den Städten soll aus ähnlichen Ursachen das Uebergewicht der Knaben bei der Geburt geringer sein, als auf dem Lande. (In der That betrug nach Quetelet das Geschlechtsverhältnifs 1815 bis 1824 auf dem Lande 1,0696, in den Städten Belgiens 1,0666; 1825—29 auf dem Lande 1,0610, in den Städten 1,0529.)

Ueber diese Ansicht ist jedoch zu bemerken, dafs nachdem Sadler und Hofacker eine einfache und naturgemäfse Erklärung des fraglichen Phänomens aufgestellt, es schwierig sein dürfte, Erklärungen anderer Art zu beweisen, besonders wenn man die Beobachtungen nicht erst von dem Einflufs des ungleichen Alters der Eheleute unabhängig gemacht hat. Wenn z. B. 1813 verhältnifsmäfsig mehr Knaben geboren wurden als 1810, so könnte es daher kommen, dafs die Expedition nach Rufsland im Jahre 1812 Frankreich um einen beträchtlichen Theil seiner jungen Leute gebracht hat, wodurch der älteren Ehemänner verhältnifsmäfsig mehr geworden sind. Wenn ferner das Uebergewicht der Knaben in Städten nicht so bedeutend ist als auf dem Lande, so würde man diefs vorläufig dadurch erklären können, dafs entweder die Männer später, oder was vielleicht richtiger ist, die Frauen früher heirathen, wodurch eine gröfsere Differenz des Alters und demzufolge ein gröfseres Geschlechtsverhältnifs entstünde.

So erklärt Sadler das gröfsere Uebergewicht der Knaben auf dem Lande, gegen das in den Manufacturstädten Englands dadurch, dafs, wie er angiebt, die Männer in diesen Städten früher heirathen. Girou schreibt dieses Factum allein auf Rechnung des Landbaues, welcher der Erzeugung eines Knaben günstiger sein soll; aber Sadler's Erklärung scheint natürlicher, besonders da Bickes einige Regierungsbezirke Preufsens, in denen der Ackerbau vorherrscht, mit anderen verglichen hat, wo hauptsächlich Manufacturen betrieben werden, und für die ersteren ein Geschlechtsverhältnifs 1,0621, für die letztern 1,0623, also eigentlich keinen Unterschied findet.

Buzareingues betrachtet zwar auch das Alter der Eltern; [1]) nach ihm sollen sowohl jüngere als ältere Frauen mehr Knaben produziren, ein sehr junger Vater mehr Mädchen, und er beweiset diefs durch Beobachtungen an Thieren. Allein wir haben im Vorigen schon gesehen, dafs das blofse Alter eines der Eheleute keinen bestimmten Einflufs auf das Geschlechtsverhältnifs übe. Die sonstigen physiologischen Ansichten dieses Gelehrten sind unserm Zwecke fremd, auch können seine Beobachtungen an Thieren hier keine Stelle finden, da bei ihnen nur das Alter des Vaters oder der Mutter angegeben worden ist.

Was das Geschlechtsverhältnifs bei den unehelichen Kindern anbetrifft, und namentlich der Umstand, dafs es bei ihnen geringer ist als bei den ehelichen, so müfste gleichfalls auf das Alter der Erzeugenden Rücksicht genommen werden, ehe man überhaupt beurtheilen kann, ob hier etwas zu erklären bleibt, und ob solche Gründe, als Armuth der Mütter, Furcht bei ihnen und Aufregung bei den Männern zulässig seien. Nach C. Bernoulli [2]) soll es, trotz der Beobachtungen, noch nicht ausgemacht sein, dafs bei den unehelichen Geburten die Knaben weniger vorherrschen. Er nimmt an, dafs Frauen ihre illegitimen Kinder dann besonders gern den Listen entziehen werden, wenn sie einen Knaben anzuzeigen haben; er erinnert an die gröfsere Sterblichkeit der Knaben vor und bei der Geburt, die bei den unehelichen noch viel gröfser als bei den ehelichen ist, und hält es defshalb für wahrscheinlich, dafs beide Arten von Kindern in demselben Verhältnifs der Geschlechter zur Welt kommen. —

Wenn wir nunmehr zu den Zwillingen und ihren Geschlechtsverhältnissen zurückkehren, so ist es klar, dafs man

[1]) Ann. des sc. natur. V. pag. 27.

[2]) Ann. d'Hyg. Janvier 1838. pag. 60.

das Geschlecht derselben a priori nicht bestimmen könne, da man die Wahrscheinlichkeit für die Geburt eines Knaben oder eines Mädchens nicht anzugeben vermag. Der Einflufs, den das verschiedene Alter der Eheleute hierauf ausübt, bewirkt, dafs die Frage nach diesen Wahrscheinlichkeiten allgemein nicht zu beantworten ist. Doch scheint es dem Sinne der obigen Forschungen entsprechend, wenn man annimmt, dafs Zwillinge gemischten Geschlechts am wahrscheinlichsten aus Ehen hervorgehen werden, wo keine bedeutende Altersdifferenz unter den Eheleuten stattfindet; dafs Zwillinge männlichen Geschlechts dagegen von solchen Ehen kommen werden, wo der Mann älter als die Frau, und weibliche aus solchen, wo er jünger ist. Diefs vorausgesetzt, würde dann weiter aus den Beobachtungen über Preufsen, die wir vorher anführten, folgen, dafs ein Zwilling überhaupt leichter aus einer Ehe zu erwarten sei, wo Mann und Frau gleich alt, als aus Ehen, wo beide ungleichen Alters; weil die gemischten Zwillingspaare in Preufsen die häufigsten sind. Was die gröfsere Häufigkeit männlicher Zwillingspaare gegen die weiblichen anbetrifft, so würde man sie am einfachsten daraus erklären, dafs die Ehen, in denen der Mann älter als die Frau ist, überhaupt die häufigsten sind, und gerade durch sie, der Voraussetzung zufolge, die männlichen Zwillingspaare hervorgebracht werden. Die Ehen dieser Art sind so viel häufiger, dafs daraus sogar folgt, ein Zwilling werde seltener durch eine Ehe geliefert, wo der Mann älter, als durch solche, wo er jünger ist als seine Frau.

Das Verhältnifs der Ehen gleichen Alters zu den übrigen wird in verschiedenen Ländern verschieden sein, und daraus läfst es sich erklären, woher die Unterschiede, welche wir oben mit Bezug auf die Vertheilung der Zwillingspaare in Preufsen, Würtemberg und Sachsen fanden, rühren. Es ist z. B. möglich, dafs in allen diesen Ländern auf ein Zwillingspaar gemischten Geschlechts gleich viele Ehen gleichen Alters kommen. Da diese Ehen jedoch in dem einen dieser Länder verhältnifsmäfsig zahlreicher sein können, so ist dann auch die Zahl solcher Zwillinge mit Rücksicht auf die übrigen häufiger, und umgekehrt. Um jedoch die hier gegebene Erklärung bestätigen zu können, wären Beobachtungen über das Alter der Eheleute, welche Zwillinge hervorbringen, nöthig, und an diesen mangelt es zur Zeit noch gänzlich. —

Einflufs der Witterung auf die Erscheinungen des Lebens.

a) Einflufs auf die Conception.

Die ausgedehnteste Untersuchung dieses Gegenstandes ist in neuerer Zeit von Villermé angestellt worden.[1]) Er theilt die Zahl der Geburten für ganz Frankreich von 1817 bis 1824 nach den einzelnen Monaten mit; sie ist folgende:

Monat.	Geborene.	reduzirt.
Januar . .	710553	1093
Februar .	672335	1136
März . . .	726028	1117
April . . .	665024	1057
Mai. . . .	626109	963
Juni . . .	563557	896
Juli. . . .	574320	884
August . .	602946	927
September	616268	981
October .	627554	964
November	629004	1000
December	637739	981
Zusammen	7651437	12000

In der dritten Columne ist, wie man sieht, die Gesammtzahl der Geborenen auf 12000 gebracht, und dabei jedem Monat die gleiche Dauer von 31 Tagen gegeben.

Der Februar hat zufolge dieser Reduction die meisten Geburten, der Juli die wenigsten. Dieselbe Gesetzmäfsig-

[1]) de la distribution par mois des Conceptions et des Naissances de l'homme. Ann. d'Hyg. V. pag. 55.

keit zeigt sich in vielen anderen Ländern und Orten, z. B. in dem ehemaligen Königreich der Niederlande, wo nach den Angaben Quetelet's 1815—26 verhältnifsmäfsig geboren worden sind: [1])

Geburten.

Monat.	in den Städten.	auf dem Lande.
Januar . .	1,067	1,102
Februar .	1,122	1,177
März . . .	1,083	1,137
April . . .	1,035	1,014
Mai . . .	0,971	0,927
Juni . . .	0,918	0,862
Juli. . . .	0,893	0,838
August . .	0,932	0,908
September	0,980	0,995
October .	0,977	1,009
November	1,005	1,009
December	1,018	1,022

Die mittlere Zahl der jährlich Geborenen betrug in diesem Zeitraum in den Städten 63983,
auf dem Lande 145026.

Die angeführten Beobachtungen bestätigen die so eben angegebene Regel, und lehren aufserdem noch, dafs die Unterschiede der Geborenen je nach den Monaten auf dem Lande gröfser als in den Städten sind, welches auch Villermé gefunden hat.

Zum Vergleich mögen folgende anderweitige Beobachtungen dienen:

---

[1]) sur l'homme u. s. w. I. pag. 105.

Zahl der Geborenen.

Monat.	Berlin 1819-23	Genf 1814-33	Wür-temberg 1821-25	Ham-burg 6 Jahr	Guade-loupe 1807-15	Havana 1825—29 Weiſse	Havana 1825—29 Farb.	Phila-delphia 1821-30	Buenos Ayres 1822
Januar . .	848	959	905	10,2	1080	624	703	5712	769
Februar .	845	904	833	10,6	1141	573	596	5996	679
März. . .	833	1028	872	10,8	996	600	627	5598	878
April. . .	893	972	790	10,1	1134	636	638	4805	1054
Mai . . .	793	985	850	9,5	953	634	651	4797	929
Juni . . .	803	879	740	9,4	1115	659	620	4855	1111
Juli . . .	860	858	783	8,6	975	661	698	5221	1143
August. .	760	894	785	8,5	851	694	741	5437	1131
September	800	875	855	8,6	851	736	760	5965	1174
October .	810	863	865	9,5	1050	772	736	5567	1030
November	845	806	862	9,8	788	713	706	5652	1069
December	910	902	860	8,8?	1065	700	774	5937	1030
zusammen	10000	10925	10000		12000	8002	8250	65542	12000

Die Beobachtungen aus Berlin und Würtemberg findet man: Riecke, Beiträge zur geburtshülfl. Topographie Würtembergs; diejenigen über Guadeloupe, Buenos-Ayres in der angef. Abhandl. von Villermé (die letzteren befolgen die vorige Regel, wenn man erwägt, daſs Buenos-Ayres auf der südlichen Halbkugel liegt); die Genfer in den Ann. d'Hyg. Bd. 17. Die Zahlen von Hamburg bedeuten die Menge der an einem Tage daselbst Geborenen, und werden von Buek in Gerson und Julius Magazin, Bd. XII. pag. 298 mitgetheilt. Derselben Zeitschr. sind auch die Beobachtungen zu Philadelphia (XXV.)

und zu Havana (XXVII.) entlehnt, welche wegen der ungleichen Dauer der Monate nicht corrigirt zu sein scheinen.

Wenn man von der Thatsache, dafs im Februar die meisten, im Juli die wenigsten Geburten stattfinden, zu den Ursachen derselben gelangen will, so mufs man statt des Moments der Geburt den der Conception in Betracht ziehen, und da eine Geburt im Februar im Allgemeinen einer Conception im Mai entspricht, und eine Geburt im Juli einer im October, so wäre das vorher gefundene Resultat so auszusprechen:

Der Monat Mai ist der Conception am günstigsten, der October am ungünstigsten.

Ehe man jedoch eine weitere Untersuchung über den Einflufs der Jahreszeiten auf die Geburt anstellen kann, ist es nöthig, ein Element zu berücksichtigen, welches hierbei von entschiedener Wichtigkeit ist, die Zahl der Ehen nemlich, welche in den einzelnen Monaten geschlossen werden. Diese Zahl ist sehr verschieden, wie man aus folgender Zusammenstellung sieht.

Zahl der Ehen nach den Monaten.

Monat.	Frankreich 1821—22	Seine-Depart. 1807—17	Kurland 1831	Genf 1814-33	Frankfurt a.M. 1812-23	Königsberg i.P. 1833-37
Januar .	51658	4450	177	193	216	165
Februar .	70464	5022	159	249	253	154
März . .	23960	3978	55	330	277	156
April . .	27074	5130	150	356	257	363
Mai . . .	38163	5453	218	267	308	225
Juni . . .	40781	4805	444	303	283	147
Juli . . .	36778	4866	114	324	281	191
August .	27386	4643	131	307	322	161
September	28816	5046	500	302	272	193
October .	38382	5367	1556	344	301	443
November	51286	5023	1177	338	282	305
December	22976	4629	254	303	248	170
Zusammen	457724	58412	4935	3616	3300	2673

Die beträchtlichen Unterschiede in der Menge der Verheirathungen haben begreiflich einen Einflufs auf die Zahl der Geburten in den verschiedenen Monaten, und zwar auf diejenigen Kinder, deren Geburt von den Ehen, welche erst ein Jahr bestehen, datirt. Es wird also vor Allem nöthig sein zu erfahren, wie viele Kinder von einer bestimmten Zahl Geborener in diesem Falle sind.

Diese Frage läfst sich, wenn auch nicht in aller Schärfe, doch annähernd durch eine eigenthümliche Untersuchung [1]) von Bienaymé beantworten. Im Jahre 1813 wurden nemlich in Frankreich des Krieges wegen 1140000 Mann ausgehoben, dabei jedoch diejenigen Männer verschont, welche vorher eine Ehe eingegangen waren. Dadurch stieg die Zahl der Ehen in diesem Jahre beträchtlich; sie betrug im Durchschnitt der acht vorangegangenen Jahre 223223 jährlich,

im Jahre 1813 aber 387186.

Eine so gesteigerte Menge von Trauungen mufste auf die Zahl der im nächsten Jahre Geborenen entscheidend einwirken, und in der That betrug diese letztere 1814 994082, im Mittel der acht vorangegangenen Jahre nur . . 915769 jährlich. Setzt man den Ueberschufs von 78313 Geborenen auf Rechnung des Ueberschusses von 163963 Ehen, so ergiebt sich, dafs durchschnittlich zwei Ehen, in dem Jahre ihrer Vollziehung, ein Kind hervorbringen.

Beträgt die Zahl der Kinder, welche im Ganzen auf eine Ehe kommen, 4 oder 4,5, so kann man demzufolge behaupten, dafs eine Ehe im ersten Jahr $\frac{1}{8}$ oder $\frac{1}{9}$ derjenigen Kinder produzire, die sie überhaupt hervorbringen wird (was verhältnifsmäfsig viel zu sein scheint). Mit Bezug auf unsere Aufgabe wird man dieses Resultat von Bienaymé so aussprechen, dafs unter einer gewissen Zahl von Geburten, der 8te oder 9te Theil von Ehen desselben Jahres datire. Riecke giebt in dem bereits öfters erwähnten Werke über Würtemberg an, dafs dort der 7te Theil der Geborenen

[1]) l'Institut. Janvier 1838.

Erstlinge seien. Zwischen dieser und der so eben gefundenen Gröfse findet kein nothwendiger Zusammenhang statt, da viele Ehen im ersten Jahre kinderlos bleiben, welche nachher fruchtbar werden. Nur das läfst sich behaupten, dafs die Zahl der Erstgeburten gröfser sein müsse, als die Zahl der Kinder aus einjährigen Ehen.

Wir wollen von dem gefundenen Resultat nunmehr eine Anwendung auf die zu Paris während 85 Jahren, zwischen 1670 bis 1787, Geborenen machen. [1]). Die Beobachtung ergiebt, wenn in beiden Rubriken der Januar 1000 erhält:

Monat.	Geburten.	Ehen.
Januar . .	1000	1000
Februar .	1056	1389
März . . .	1010	231
April . . .	968	741
Mai . . .	915	956
Juni . . .	862	826
Juli. . . .	878	868
August . .	929	799
September	941	850
October .	922	888
November	901	1206
December	857	132
Zusammen	11239	9886

(Die Gesammtzahl der Geburten betrug in diesem Zeitraum 1604087, die der Ehen 373979.)

Auf eine Ehe kamen 4,1 Kinder; also beträgt die Zahl der jährlich Geborenen für die angenommene Zahl von 9886 Ehen 40533, und davon war etwa $\frac{1}{8}$ oder 5067 aus Ehen, welche erst ein Jahr bestanden. Die übrigen 35466 Geborenen aus früher geschlossenen Ehen geben, über die zwölf Monate gleichmäfsig vertheilt, 3000 beiläufig in jedem. Wenn man nun annimmt, dafs das erste Kind einer Ehe 10 Monate

---

[1]) Gerson und Julius Magazin. Bd. XIV. pag. 414.

nach der Verheirathung zur Welt kömmt, wie es auch die Meinung von Buzareingues ist, so kämen in Folge der neu geschlossenen Ehen:

Monat.	Geborene	
	aus 1jährigen Ehen	überhaupt
Januar. . .	118	3118
Februar . .	380	3380
März . . .	490	3490
April . . .	423	3423
Mai	445	3445
Juni	409	3409
Juli	436	3436
August . .	455	3455
September	618	3618
October . .	68	3068
November .	513	3513
December .	712	3712
Zusammen	5067	41067

Die letzte Columne giebt die Zahl der Geburten unter der Voraussetzung, dafs die Witterung darauf keinen Einflufs übe; es ist dabei angenommen, dafs in jedem Monat die gleiche Zahl von **3000** Geburten stattfinde, und dafs die Ungleichheit nur von den Kindern aus einjährigen Ehen, welche hinzugefügt worden, herrühre. Man sieht aus derselben, dafs schon die ungleiche Menge von Trauungen grofse Verschiedenheiten hervorbringt. Dieser Columne zufolge würde das Maximum der Geburten im December stattfinden, das Minimum im October; die Beobachtungen lehren es anders, sie zeigen das erstere im Februar, das zweite im Juli. Hieraus folgt, dafs ein wirklicher Einflufs der Witterung auf die Conception vorhanden ist, dafs aber die schärfere Untersuchung hierüber wegen der ungleichen Vertheilung der Heirathen unthunlich wird. Denn blofs mit Berücksichtigung dieses Elements würde die gröfste Zahl monatlicher Geburten zu der kleinsten sich verhalten wie

$\frac{3712}{3068} = 1{,}210$, während das in den 85 Jahren zu Paris beobachtete Verhältniſs $\frac{1056}{857} = 1{,}232$, also nur unbedeutend gröſser gewesen ist. Die neugeschlossenen Ehen sind folglich für sich schon im Stande, fast so beträchtliche Schwankungen in der monatlichen Geburtenzahl zu bewirken, als diejenigen, welche beobachtet werden.

An Orten, wie in Frankfurt, wo zufolge der obigen Angabe die Zahl der Ehen nach den Monaten sich wenig ändert, variiren auch die Geborenen weniger. In denselben Jahren 1812—23 wurden daselbst geboren:

Januar . . .	1192	Juli	1105
Februar	1069	August	1103
März	1224	September . .	1097
April	1154	October	1043
Mai	1165	November. . .	1092
Juni	1103	December. . .	1154

In Kurland folgt die Zahl monatlicher Geburten scheinbar der umgekehrten Regel, indem dort der August die meisten Geborenen hat, der Januar und Februar die wenigsten. 1831 nemlich wurden nach Bidder's Angabe [1]) geboren:

Januar	1201
Februar	1133
März	1643
April	1476
Mai	1476
Juni	1462
Juli	1426
August.	1725
September. . .	1676
October	1583
November . . .	1568
December . . .	1557

[1]) Gerson und Julius Magazin. Bd. 26. pag. 1.

Allein diese Umkehrung der Regel erklärt sich durch die oben mitgetheilte Zahl der Ehen in diesem Lande. Da October und November dort eine so überwiegende Zahl von Ehen schliefsen sehen, so werden zehn Monate darauf im August und September viele Kinder geboren werden, andererseits im Januar und Februar weniger, da die Zahl der Heirathen im März und April so unbedeutend ist. Hier also sehen wir durch die Geburten aus einjährigen Ehen das Gesetz völlig verändert, ja umgekehrt.

Diefs wird genügen, nachzuweisen, dafs man Villermé nicht beistimmen könne, wenn er der Ansicht ist, dafs die verschiedene Zahl von Heirathen auf seine Untersuchung über die Abhängigkeit der Conception von der Witterung einen geringen Einflufs übe. Diefs Element scheint uns im Gegentheil so erheblich, dafs wir nicht hoffen dürfen, die näheren Gesetze darüber, ohne eine gehörige Berücksichtigung desselben, zu entdecken. Villermé hat dergleichen Gesetze mehrere gefunden; er schreibt der geographischen Lage des Ortes, der Nähe von Sümpfen, der Zeit der Fasten, den Festtagen, der reichlicheren Nahrung, einen mehr oder minder erheblichen Einflufs auf die Empfängnifs zu. Wir müssen uns jedoch enthalten, diese Resultate hier zu reproduziren, da sie nach unserem Dafürhalten, aus angegebenen Gründen, nicht für sicher zu halten sind.

Dasselbe gilt auch von den Todtgeborenen. Ihre Zahl ist den Monaten nach verschieden, befolgt dasselbe Gesetz als die Geburten überhaupt. Allein da auch hier die Vertheilung der Heirathen von Einflufs ist, so enthalten die Beobachtungen ein fremdartiges, in Bezug auf den Einflufs der Witterung, zufälliges Element in sich. Dieses letztere würde man bei den Todtgeborenen, wie bei den übrigen Geborenen nur dadurch entfernen, dafs man alle diejenigen Kinder ausschlösse, welche von Ehen desselben Jahres produzirt worden sind.

In Bezug auf die Todtgeborenen theilen wir folgende Beobachtungen mit:

Zahl der Todtgeborenen.

Monat.	Berlin 1819 bis 1823	Genf 1779-90 und 1816-27	Würtemberg 1822-25	Hamburg 1819-25 täglich	Westflandern 1827-31 Städte	Westflandern 1827-31 Land	Königsberg i. P. 1817-26
Januar . .	90	92	93,5	0,80	140	225	86
Februar .	89	99	76,	0,85	141	197	129
März . .	88	106	84,5	0,92	115	205	103
April . .	87	87	85,	0,69	100	160	96
Mai . . .	85	109	77,	0,60	102	162	93
Juni . . .	78	94	78,	0,61	104	162	94
Juli . . .	79	65	87,	0,60	117	153	87
August .	75	95	81,	0,63	108	136	67
September	75	108	77,5	0,73	108	139	82
October .	77	84	87,	0,60	110	152	85
November	90	80	85,5	0,67	90	143	82
December	87	101	88,	0,75	106	179	81
Zusammen	1000	1120	1000	8,45	1341	2013	1085

(Bei den Beobachtungen über Genf, Hamburg, Westflandern und Königsberg hat jeder Monat die gleiche Dauer von 31 Tagen erhalten, bei den übrigen scheint diefs nicht der Fall zu sein. Die Zahlen für Berlin und Würtemberg gelten nur verhältnifsmäfsig, in so fern die Gesammtmenge der Todtgeborenen dabei = 1000 angenommen worden ist.)

Die Beobachtungen über Westflandern, Königsberg und Hamburg zeigen bei den Todtgeborenen dieselbe Abhängigkeit von der Witterung, wie bei den vorhin angeführten Geburten überhaupt.

Dieselbe Gesetzmäfsigkeit erstreckt sich endlich auch auf die unzeitig und frühzeitig Todtgeborenen, wie man sie aus den Hamburger Listen entnimmt. Ihre Zahl betrug 1821—25

Januar	40	März	53
Februar	51	April	39

Mai	30	September . .	40
Juni	35	October	44
Juli	33	November . .	44
August	42	December . . .	48

Wir beschliefsen diesen Abschnitt dahin, dafs nach den angeführten Beobachtungen allerdings ein Einflufs der Witterung auf die Geborenen und Todtgeborenen stattfindet, dafs zufolge desselben der Februar (in Hamburg der März) die meisten Kinder, der Juli oder August die wenigsten zur Welt kommen sieht, dafs jedoch die Beobachtungen darüber von dem fremdartigen, einflufsreichen Element, der Zahl der Ehen, unabhängig gemacht werden müssen, ehe man diese Untersuchung weiter verfolgen kann.

---

b) Einflufs der Witterung auf die Sterblichkeit.

Bevor wir diese Untersuchung antreten, haben wir eine allgemeinere Bemerkung vorauszuschicken, die sich nicht allein über den folgenden Gegenstand erstreckt, obgleich deren Berücksichtigung hier gerade wichtig erscheint. Es ist keine Frage, und man ist darüber einverstanden, dafs die Sphäre der Mortalität an weniger genauen Beobachtungen sehr zu leiden hat, von denen es ungerecht wäre, die verdienten Männer Rechenschaft tragen zu lassen, welche mit dem oft mühevollen Sammeln der Beobachtungen beauftragt sind. Die mehr oder minder grofse Schwierigkeit der Beobachtungen, eine gewisse Gleichgültigkeit, welche viele Menschen gegen Zahlenangaben empfinden, besonders wenn sie deren Wichtigkeit und Nutzen nicht absehen, tragen in den meisten Fällen die Schuld. Allein das Factum ist vorhanden, in unserer Sphäre häufiger vorhanden als in anderen, und hier gerade am schädlichsten. Bei einem Gebiete, das einer gewissen Ausbildung sich erfreut, sind ungenaue Beobachtungen weniger nachtheilig; kann man sie auch nicht verwerfen, so kann man doch einen Verdacht gegen sie fassen, und der reicht oft schon hin, ihnen die geringe Beachtung zu schenken, welche sie verdienen. Die Sphäre, die wir behandeln, ist so weit nicht ausgebildet; ihr fehlt ein Codex noch gar sehr, und mit dem Mangel an Gesetzen entgehen ihr die Mittel, sich fehlerhafter Beobachtungen zu erwehren, welche diesen Mangel perpetuirlich zu machen drohen. Um die Schwierigkeiten voll zu machen, hat diese Sphäre es mit lebenden Wesen zu thun, bei denen die Erscheinungen nothwendig die complizirtesten sind. Sie versirt also inmitten verwickelter Erscheinungen, inmitten von Beobachtungen, deren Ansprüche auf Genauigkeit sie nicht ermessen kann, und entbehrt dabei des leitenden Fadens.

Unter solchen Umständen sieht man kein anderes Verfahren für möglich ab, als mittelst einer Auswahl unter dem vorhandenen Material vorerst einige allgemeine Gesichtspunkte zu gewinnen, damit man nur zu einem Anfang gelange. Sind diese Gesichtspunkte einfacher Art, und entsprechen sie dem Wesen der Sache, so weit man dasselbe absehen kann, dann mufs man andere Beobachtungen, welche sich ihnen nicht fügen, vorläufig bei Seite legen. Bei einem allmählig sich erweiternden Gesichtskreise wird es sich zeigen, ob die Abweichung solcher Beobachtungen in anderen, durch irgend welche Umstände modifizirten, Gesetzen ihren Grund habe, oder ob sie aus einer Ungenauigkeit entstanden sei. Da eins so gut als das andere möglich ist, so giebt es in der That kein anderes Verfahren, als dieses, so ungerecht es auch dem erscheinen mag, der gerade die Absicht nicht hat, die unförmigen Massen beobachteter Thatsachen etwas zu ordnen. Wir sind in diesem Werke öfters diesen Weg gegangen, und befolgen ihn auch hier. Dabei kann es nicht anders sein, als dafs dieses oder jenes Resultat sich späterhin anders gestalte; allein solche höhere Stufen zur Erkenntnifs verdankt man häufig dem ersten Schritte dazu, und hat dann um so weniger Ursache, ihn ungeschehen zu wünschen.

Die Thatsache, dafs die Sterblichkeit in den einzelnen Monaten des Jahres verschieden sei, und also von der Witterung abhänge, ist wohl lange bekannt, obgleich wenig beachtet. Es gehören zu ihrer Würdigung genauere Beobachtungen, welche zugleich die ungleiche Dauer der Monate berücksichtigen: weil der Unterschied in der Zahl der Todten nicht so grofs ist, um durch die ungleiche Eintheilung des Jahres nicht gröfstentheils verdeckt zu werden. Aufserdem werden die Todtenregister meistens nach Wochen geführt, und zuweilen aus vier oder fünf derselben ein Zeitabschnitt gebildet, der wohl noch Monat heifst, für unsere Untersuchung es aber nicht ist. Man sehe in dieser Beziehung die von Süfsmilch (göttl. Ordn., Theil 2. pag. 451) gegebene Uebersicht der zu Berlin 1746—55 Gestorbenen. Der Monat Juni zeigt hier beinahe die meisten Todesfälle, welches der sonstigen Regel gänzlich zuwider ist. Aber man hat ihm eine Dauer von 35 Tagen gegeben, und dann mufs er hierin freilich dem Januar voranstehen, der nur 28 Tage erhalten, und daher fast die kleinste Sterblichkeit hat. Wie man es hier nachweisen kann, mag es mit anderen Zusammenstellungen gegangen sein, und ich zog es daher vor, unmittelbar aus den Listen der Stadt Königsberg die Todesfälle während der 10 Jahre 1817—26 zu entnehmen, und dabei jedem Monat die Dauer von 31 Tagen zu geben. Die Summe der Verstorbenen betrug 18769, und da jeder einzelne Verstorbene namentlich aufgeführt, und mit anderweitigen, Alter und Geschlecht betreffenden, Angaben versehen war, so war man vor gröberen Irrthümern gesichert. Jahre mit sehr anomaler Sterblichkeit haben in dem erwähnten Zeitraume nicht stattgefunden, mindestens keine bedeutenderen Epidemien geherrscht. Aufserdem besafs ich aus denselben Jahren (mit Ausschlufs von 1826) die Witterungsbeobachtungen des Pfarrers Sommer zu Königsberg, welche den näheren Vergleich mit der Sterblichkeit erlaubten.

Königsberg.

Monat zu 31 Tagen.	Zahl der Verstorbenen.	Mittlere Temperatur.
Januar	1728	— 1°,78 R.
Februar . . .	1909	— 0,54
März	1839	+ 1,44
April	1754	5,47
Mai	1591	9,71
Juni	1431	12,42
Juli	1372	14,18
August	1296	13,82
September . .	1547	10 54
October . . .	1499	6 56
November . .	1567	2,94
December . .	1613	— 1,07
Mittel	1595,5	6,12 R.

In diesen Zahlen liegt eine sehr einfache Gesetzmäſsigkeit; die gröſste Sterblichkeit ist im Februar, die kleinste sechs Monate darauf im August. Von dem ersteren Monat nimmt die Zahl der Todten regelmäſsig bis zum August ab, und steigt von da wieder. Nur der September zeigt eine Anomalie, indem er mehr Todesfälle als der October liefert. [1])

Von anderweitigen Beobachtungen führen wir folgende an.

---

[1]) Es wird hier am Orte sein, von einem ziemlich gewöhnlichen Verfahren abzurathen, die Monate nach der Menge ihrer Sterbefälle zu ordnen. Wenn man in der natürlichen Reihefolge ein Gesetz noch bei weniger genauen Beobachtungen absieht, so geht dieſs bei jener Anordnung meistens ganz verloren; man hebt dadurch die Ungenauigkeiten recht eigentlich hervor, und macht sie zum Bestimmenden. Bei den im Texte angeführten Zahlen leuchtet das Gesetz von selbst ein; wenn man aber angegeben hätte, die Monate folgten so: Februar, März, April, Januar, December, Mai, November, September, October, Juni, Juli, August, so würde man das Gesetz schwer eingesehen haben. Noch schlimmer stünde es mit weniger guten Beobachtungen.

Zahl der Sterbenden.

Monat.	Belgien 1815—26		Genf	Hamburg	Turin	Padua	Stuttgart	Philadelphia	Havana
	Städte	Land	1816–27	täglich	1811	1725–69	1780–1821	1807–26	1825–29
Januar	1,158	1,212	739	11,12	363	6342	1004	4112	1483
Februar . . .	1,088	1,198	727	11,06	255	6089	1094	4283	1367
März	1,050	1,192	735	11,23	293	5270	976	4371	1497
April	1,002	1,120	639	10,29	301	4706	948	4370	1247
Mai	0,946	0,978	646	9,58	247	3888	922	3892	1266
Juni	0,901	0,882	614	9,38	256	3437	789	4699	1169
Juli	0,874	0,809	519	8,50	270	4146	679	5887	1382
August	0,910	0,822	558	8,63	243	4646	734	6632	1286
September . .	0,971	0,888	633	9,10	241	4629	760	5309	1181
October . . .	0,999	0,934	606	8,88	230	4455	737	4554	1300
November . .	1,024	0,935	580	9,75	287	4924	837	4361	1125
December . .	1,076	1,030	710	9,91	361	5350	880	4072	1264
Zusammen	12,000	12,000	7706	117,43	3347	57882	10360	56542	15567

(Die Beobachtungen über Belgien rühren von Quetelet her, die über Stuttgart, welche nur die Erwachsenen enthalten, von Schübler; die über Genf finden sich Ann. d'Hyg. X.; über Hamburg,

Havana und Philadelphia in Gerson und Julius Mag. Bd. 12. 27. u. 25. Die Beobachtungen über Turin stehen in: Annales de l'Observatoire de l'Academie de Turin 1811; die älteren aus Padua in Toaldo: Saggio meteorologico della vera influenza degli astri, stagioni u. s. w. Padua 1770.)

Bei den Zahlen über Belgien, Genf, Hamburg, Padua, Philadelphia ist jeder Monat zu 31 Tagen angenommen, bei den Stuttgarter zu 30 Tagen. Der gröfste Theil der mitgetheilten Beobachtungen zeigt dieselbe Gesetzmäfsigkeit als die Königsberger, nur dafs für den Februar der Januar als der tödtlichste Monat, und statt des August der Juli zu setzen ist, worauf wir später zurückkommen werden. Auch zeigen die Stuttgarter, Genfer und Hamburger Beobachtungen im September die bereits erwähnte Anomalie, die Belgischen dagegen nicht, so wenig bei den auf dem Lande als in den Städten Verstorbenen.

Wir haben den Königsberger Zahlen den Stand des Thermometers hinzugefügt, woraus man entnimmt, dafs die Sterblichkeit mit den Angaben dieses Instruments in naher Beziehung stehe. Die geringste mittlere Wärme hat bei der Rechnung nach vollen Monaten der Januar, die höchste der Juli. Vier Wochen nach diesen Extremen, also im Februar und August, finden wir in Königsberg die Extreme der Sterblichkeit.

Der Stand des Thermometers hängt von der Höhe der Sonne über dem Horizont ab; wenn diese Höhe jedoch das allein Bedingende wäre, dann müfste der 21te December der kälteste Tag und der 21te Juni der wärmste sein. Allein die Wärme der Sonne ruft noch andere Prozesse hervor, die in der Beweglichkeit der Luft und in der Veränderung des Aggregatzustandes des Wassers ihren Grund haben, und welche ebenfalls auf die Temperatur der Orte zurückwirken. Es sind Prozesse, deren Entwicklung eine gewisse Zeit erfordert. Wir finden daher den kältesten und wärmsten Tag erst später, und zwar drei bis vier Wochen später, in der letzten Hälfte des Januar und Juli.

Wenn die Wärme auf das Leben einen Einflufs übt, so wird derselbe ebenfalls Zeit brauchen, sich zu entwickeln; die gröfste und kleinste Sterblichkeit wird daher nicht unmittelbar mit der kleinsten und gröfsten Wärme zusammenfallen; eine Retardation liegt vielmehr ganz in der Natur der Sache, und wir haben hier eine in der That gefunden.

Die Königsberger Beobachtungen zeigen diese vierwöchentliche Verzögerung durchweg; wir werden sie bei der detaillirteren Betrachtung der Sterblichkeit überall finden. Allein behaupten läfst es sich trotz dem nicht, dafs sie genau einen Monat betragen werde, sie kann, da wir nach vollen Monaten eintheilen, leicht ein oder zwei Wochen mehr oder weniger betragen. In Belgien fällt die gröfste Sterblichkeit unmittelbar in den kältesten Monat, die kleinste in den wärmsten. Aber gerade aus den Beobachtungen über dieses Land werden wir später die schlagendsten Beweise für die Retardation der Wärmewirkung ableiten. Aufserdem kann durch Unregelmäfsigkeit der Beobachtungen, durch natürliche Unterschiede in der Vertheilung der Wärme über die einzelnen Tage der Monate, und endlich durch den verschiedenen Charakter der Krankheiten in den Jahreszeiten an manchen Orten eine Verschiedenheit in der Dauer der Verzögerung bewirkt werden.

So wie die Extreme der Sterblichkeit mit den Extremen der Temperatur, so fallen auch die mittleren Zustände beider Erscheinungen zusammen — ein Resultat, welches uns von grofser Wichtigkeit zu sein scheint. Die mittlere Temperatur eines Orts findet ziemlich nahe im April und October statt: der erstere Monat giebt eine etwas zu geringe, der letztere eine etwas zu hohe Temperatur, und so kömmt das Mittel aus beiden der wahren Jahreswärme bis auf $\frac{1}{10}$ Grad nahe. Die mittlere Sterblichkeit von 1595,5 zeigt, wie man aus den angeführten Beobachtungen entnimmt, der Mai und November, d. h. also, auch dieser Zustand findet einen Monat nach dem ähnlichen der Wärme statt.

Was wir hier im Durchschnitt aus zehn Jahren sehen,

zeigen auch die einzelnen Jahre der Periode, welche wir betrachten. Ich werde in der folgenden Zusammenstellung die unmittelbar beobachtete Zahl der Sterbefälle beibehalten, d. h. die Monate nicht auf 31 Tage reduziren, welches hier von geringem Einfluſs wäre. Unter wahrem Mittel der Sterblichkeit ist also hier der zwölfte Theil der jährlichen Sterbefälle, so wie unter wahrer mittlerer Temperatur der zwölfte Theil der Temperaturen der einzelnen Monate verstanden.

	Temperatur.		Sterblichkeit.	
	Mittel aus April und October	wahres Mittel	Mittel aus Mai und November	wahres Mittel
1817	3°,3	5°,9	146	148
1818	5,3	6,0	158	156
1819	6,1	6,2	160	163
1820	6,7	5,3	152	145
1821	7,5	6,1	134	138
1822	7,7	6,9	138	136
1823	6,1	5,7	167	175
1824	6,5	6,8	194	172
1825	5,7	6,2	143	156
1826			164	176
Mittel	6°,1	6°,1	158	156

Aus dieser für das zu beweisende Resultat überaus genügenden Zusammenstellung kann man noch einige Bestätigungen für die vorher gefundenen Gesetze ableiten. Wie z. B. das Jahr 1822 die gröſste Mittelwärme (6°,9) hatte, so lieferte es die kleinste Zahl von Todten in dieser Periode, nemlich 12·136 oder genauer 1638 Todte. Wie die Jahre 1818, 1819 und 1825 fast genau die mittlere Temperatur zeigten, so hatten sie auch nahe die mittlere Zahl von Sterbefällen (im Durchschnitt kommen deren auf ein Jahr 1877).

Inzwischen wollen wir hier gleich darauf aufmerksam machen, dafs zwischen der mittleren Temperatur eines Jahres und der Zahl der Todten, welche es bringt, im Allgemeinen kein nothwendiger Zusammenhang sein wird. Ist das Jahr ein verhältnifsmäfsig warmes, so kann seine höhere Temperatur sowohl von einem wärmeren Winter, als von einem heifsen Sommer herrühren. In dem ersteren Falle aber würde, wie wir im Folgenden nachweisen werden, eine kleinere Zahl von Sterbefällen, im zweiten eine gröfsere zu erwarten stehen. Also kann ein warmes Jahr sowohl mehr Todte haben als weniger, eben so ein kaltes, und eine durchschnittliche Betrachtung wäre hier nicht am rechten Orte. So brachte das Jahr 1826 die bedeutendste Zahl von Todten in dieser ganzen Periode (2115). Es gehörte zu den warmen; allein der Monat Januar hatte, wie man aus den Witterungs-Beobachtungen zu Danzig ersieht, eine um 3° niedrigere Mitteltemperatur als gewöhnlich, die Sommermonate hatten eine höhere Wärme, und beide Ursachen wirkten zusammen, diesem Jahre eine grofse Zahl von Todten zu geben.

Was den Zusammenhang zwischen mittlerer Temperatur und mittlerer Sterblichkeit betrifft, so führen wir aus den mitgetheilten Beobachtungen noch folgende Beweise an. In Belgien fällt die mittlere Sterblichkeit für das Land auf

	Mai	und	December,
für die Städte auf	April	-	October,
in Padua . . . . . auf	April	-	November,
in Genf zwischen	April Mai	-	November December,
in Hamburg -	April Mai	-	im November.

Die mittlere Temperatur eines und desselben Monats ist in verschiedenen Jahren den bedeutendsten Schwankungen unterworfen. Wie angegeben, beträgt sie für den Januar in der Periode 1817—1825 durchschnittlich —1°,8 R. Im Jahre 1823 war sie jedoch nur —9°,7 und 1825 beinahe +1°. Das heifst also, in der Mittelwärme dieses Monats kommen Unterschiede von mehr als 10 Graden vor. Weniger bedeutend, aber doch für eine Mittelwärme noch immer sehr grofs, sind die Unterschiede in den Sommermonaten; der Juli 1822 hatte 15°,7, der von 1821 nur 12°,7.

Diese beträchtlichen Schwankungen der Wärme, während die erzeugende Ursache derselben, die Sonne, in ihrer Einwirkung dieselbe bleibt, rühren von den Windesverhältnissen her, welche in einzelnen Jahren grofse Veränderungen erleiden. Des Folgenden wegen müssen wir in diesen Gegenstand, der keinesweges so einfach ist, ein wenig näher eingehen.

In Europa ist im Winter die mittlere Richtung Südwest; in dem kalten Januar 1823 aber fiel sie beinahe ganz aus Osten. Man kann daraus schliefsen, dafs jener Monat eine so ungewöhnliche Kälte gezeigt habe, weil die herrschenden Winde aus einer kälteren Gegend zu uns kamen. Diese Erklärung ist ohne Zweifel richtig, aber nicht erschöpfend; ganz so einfach ist die Wirkung des Ostwindes im Winter nicht, er bringt nicht blofs eine niedrige Temperatur, sonerzeugt sie auch. In den Sommermonaten wirkt er sogar entgegengesetzt, hier vermehrt er die Wärme, und diefs fand auffallend genug im Sommer 1834 statt, wo die mittlere Windesrichtung, statt wie gewöhnlich zwischen Norden und Westen zu liegen, fast genau nach Osten fiel. Die beträchtliche Hitze dieses Sommers wird Jedem wohl noch erinnerlich sein.

In welcher Art eine vorherrschende Windesrichtung auf die Temperatur wirke, wollen wir versuchen näher anzugeben. Die Erde gewinnt im Sommer an Wärme durch den Einflufs der Sonne, und verliert im Winter daran durch Ausstrahlung. Der Einflufs der Sonne und die Ausstrahlung sind freilich in allen Jahreszeiten vorhanden; allein der erstere überwiegt die letztere im Sommer, und wird von ihr im Winter überwogen. Daher hat der Sommer eine höhere Temperatur, als die durchschnittliche des ganzen Jahres, und der Winter eine niedrigere.

Das, was im Sommer die Sonnenwirkung befördert, wird

also auch die Temperatur erhöhen, und was im Winter die Ausstrahlung vermehrt, wird sie erniedrigen. Nach diesen beiden Seiten aber wirkt die Heiterkeit und Trübe der Luft; je heiterer ein Sommertag, desto wärmer ist er im Allgemeinen, und je heiterer der Tag im Winter, desto kälter ist er. Im ersten Falle nemlich wird die Einwirkung der Sonne erhöht, und im zweiten die Ausstrahlung freier gemacht. Heiterkeit und Trübe der Luft hängen von der Menge Nebelbläschen ab, welche in der Luft schwimmen, und daher von der Feuchtigkeit ab, die bei verschiedenen Winden verschieden ist. Die Lage von Europa bringt es mit sich, dafs die Winde zwischen Süd und West die meiste Feuchtigkeit haben werden; sie trüben auch am häufigsten die Luft, und bringen den meisten Regen. Für gewöhnlich in unserm Welttheil vorherrschend, mäfsigen sie, aus der angegebenen Ursache, zu gleicher Zeit die Hitze des Sommers und die Kälte des Winters; sie erzeugen ein Clima, welches man ein Inselclima nennen kann, dem es sich mindestens nähert. An den Küsten unseres Welttheils ist dieser Charakter des Clima's am entschiedensten; in Dublin z. B. ist der Temperaturunterschied des wärmsten und kältesten Monats 11°,4 R., auf der Insel Man nur 8°,7. In Königsberg beträgt er dagegen schon 15°,9, in Kasan 27°,8 und in Cumberlandhouse in Amerika sogar 37°,2. Obgleich alle diese Orte so ziemlich in einer und derselben Breite liegen, so zeigen sie doch diese beträchtlichen Unterschiede in den Schwankungen der monatlichen Temperaturen; und zwar hauptsächlich defshalb, weil die Winde, je entfernter der Küste, desto trockener sind, daher weder die Sonnenwirkung im Sommer, noch die Ausstrahlung im Winter stören, und so ein Clima hervorbringen, welches man ein continentales nennt, ein Clima mit grofsen Schwankungen des Thermometers.

Wenn die Windesverhältnisse in irgend einem Monat eines Jahres sich ändern, und sich anders verhalten, als nach der Regel zu erwarten stünde, so werden dadurch Aenderungen in der Mitteltemperatur eines solchen Monats eintreten, die man nach dem, was so eben bemerkt worden, vorhersagen kann. Liegt die mittlere Windesrichtung in einem Januar nicht aus SW, sondern aus Osten, so werden heitere Tage, eine vermehrte Ausstrahlung und eine niedrige Temperatur eintreten müssen. Wenn in einem Juli oder August, statt der gewöhnlichen mittleren Richtung des Windes aus NW, eine aus O stattfindet, so werden ebenfalls heitere Tage vorherrschen, und die Wärme eben defshalb zunehmen. So erklärt sich der ungewöhnliche kalte Winter zu Anfang 1823 (auch der von 1838) und der heifse Sommer des Jahres 1834. Wie man bemerkt, erniedrigt der Ostwind im Winter die Temperatur aus doppeltem Grunde, aufser dem angegebenen auch noch defshalb, weil er kältere Luftmassen führt; im Sommer dagegen ist sein Einflufs auf die Temperatur nur der Ueberschufs zweier entgegengesetzter Wirkungen. Er bringt dann etwas kältere Luft, und er erzeugt eine Erwärmung, oder richtiger, er gestattet eine gröfsere, wegen der Heiterkeit der Luft, die ihn begleitet. Die zweite Wirkung jedoch ist mächtiger als die erste, und macht sich daher geltend. Inzwischen werden defshalb die Unterschiede, welche in der Temperatur der Sommermonate einzelner Jahre vorkommen, nicht so bedeutend sein, als die in den Wintermonaten, welches die Beobachtungen denn auch bestätigen.

Die Meteorologie kennt die Ursachen nicht, welche den Winden in den Monaten einzelner Jahre mitunter solche abweichende Bahnen anweisen. Ihre Wirkung ist zu grofsartig und erstreckt sich über zu bedeutende Länderstriche, als dafs man auch nur versuchen dürfte, sie für diesen oder jenen Ort aus lokalen Bedingungen abzuleiten. Allein ihr Resultat, die anomale Witterung, können wir benutzen, um eine wichtige Frage zu beantworten, nemlich diejenige nach der Abhängigkeit, in welcher die Sterblichkeit von dem Clima, oder bestimmter gesagt, von der mittleren Temperatur eines Orts stehe? Nach dem, was vorher nachgewiesen worden, hat die niedrige Temperatur des Winters einen nachtheiligen Einflufs auf das Leben, die höhere des Sommers einen vortheilhaften; aber beide Einflüsse compensiren sich, und bewirken, dafs im Durchschnitt des Jahres die Sterblichkeit von den Schwankungen der Wärme unabhängig ist. Diefs nämlich ist die Bedeutung des Resultats, welches wir fanden, dafs die mittlere Sterblichkeit mit der mittleren Temperatur zusammengehöre. Wenn daher im Ganzen des Jahres die Sterblichkeit dadurch, dafs das Thermometer variirt, weder vergröfsert noch verkleinert wird, wenn sie dieselbe bleibt, das Thermometer mag sich so wenig ändern, als auf den Inseln und an den Küsten, oder so stark als im Innern der festen Länder: so entsteht die weitere Frage, ob die Mortalität vielleicht von der Gröfse der Mitteltemperatur abhänge, ob daher an Orten, die näher der heifsen Zone liegen, die Gesammtsterblichkeit eine andere sei, als an Orten der gemäfsigten und kalten Zone? (Hiermit, glaube ich, hängt die Frage zusammen, ob das menschliche Geschlecht vorzugsweise für eine bestimmte Zone, und für welche, geschaffen sei.)

So wichtig diese Untersuchung wäre, solche bedeutende Schwierigkeiten bietet sie dar. Denn vor Allem wäre die Sterblichkeit an verschieden gelegenen Orten genau zu bestimmen, und nicht etwa das Sterbeverhältnifs, oder die Menge Einwohner, auf welche des Jahres ein Todesfall kömmt, dafür zu nehmen: weil dasselbe in keiner bestimmten Beziehung zur Sterblichkeit steht; und dann würde man, selbst mit richtigen Werthen, nicht einmal angeben können, wie viel von den gefundenen Unterschieden gerade auf Rechnung des Clima's komme. An sehr verschieden liegenden Orten sind meistentheils in jeder Hinsicht so veränderte Lebensverhältnisse, dafs auch von diesen ein Theil der Unterschiede herrühren dürfte. Es wäre defshalb am zweckmäfsigsten, wenn man diese Untersuchung an einem und demselben Orte anstellte, und dazu die Monate oder Jahreszeiten mit sehr anomaler Witterung benutzte. Die blofse Anzahl der Sterbefälle würde dann schon für die Sterblichkeit genommen werden können, vorausgesetzt, dafs die Bevölkerung innerhalb des betrachteten Zeitraums keine beträchtlichen Veränderungen erlitten, auch zu einzelnen Zeiten nicht gerade von ansteckenden Krankheiten sehr heimgesucht worden ist.

Um diefs zu versuchen, nahm ich sämmtliche Monate Januar, in welchen die Kälte gröfser gewesen als im Durchschnitt, und zog aus ihren Temperaturen das Mittel; hierauf diejenigen Monate Januar, in welchen die Temperatur höher ausgefallen war, auch aus ihnen wurde das Mittel gezogen. So mit den übrigen Monaten verfahrend, bildeten sich zwei Gruppen mittlerer monatlicher Temperaturen, von denen die eine die geringeren, die andere die höheren Temperaturen in sich schliefst. Nachdem auf solche Weise die Jahre benutzt worden waren, in denen der Januar kälter war als sonst, wurde aus denselben Jahren die Zahl der Todten im Februar (wegen der angegebenen Retardation) genommen; eben so wurde mit den Jahren verfahren, in denen der Januar wärmer als in der Regel gewesen ist. So bildeten sich zwei Reihen mittlerer monatlicher Sterbefälle, von denen die eine (A) den kälteren Monaten, die andere (B) den wärmeren entspricht, wie sie hier folgen.

Monat.	Temperatur.		Sterbefälle.	
	kleinste	gröfste	A	B
Januar . .	— 7°,6 R.	— 0°,1	216	182
Februar .	— 2,1	+ 0,7	204	168
März . . .	+ 0,2	2,5	170	174
April . . .	4,1	6,6	171	151
Mai . . .	9,1	10,4	161	128
Juni . . .	11,5	13,6	127	149
Juli	13,4	15,1	114	131
August . .	13,0	14,5	150	148
September	9,8	11,5	140	156
October .	5,5	7,4	157	152
November	1,7	4,0	165	155
December	— 3,9	1,4	186	161
Mittel	4,6	7,3	1961	1855

Hier sind aus dem Clima Königsbergs gleichsam zwei gebildet; das eine mit der Jahrestemperatur von 4°,6 entspricht einem mehr continentalen und dabei nördlicher liegenden Orte, das andere mit der Temperatur von 7°,3 einem etwas südlicheren und der Küste näher liegenden. Vergleicht man sie beide in der entsprechenden Zahl von Sterbefällen, so würde daraus folgen:

der Einflufs der mittleren Temperatur scheint der Art zu sein, dafs je niedriger sie ist, desto beträchtlicher die Sterblichkeit, und umgekehrt.

Mir sind nur zwei Untersuchungen über diesen Gegenstand bekannt, von Quetelet und Moreau de Jonnès herrührend. Der erstere Gelehrte theilt Europa in drei Theile, nemlich

nördliches Europa (hierzu Schweden, Norwegen, Dänemark, Rufsland, England),

Mittel-Europa (hierzu Preufsen, Polen, Deutschland, Belgien, Frankreich, Holland, Schweiz, Oesterreich),

südliches Europa (hierzu Portugal, Spanien, Italien, beide Sizilien, Griechenland, europäische Türkei),

und findet durchschnittlich

nördliches Europa, Sterbeverhältnifs			41,1 : 1
Mittel von Europa	-	-	40,8
südliches Europa	-	-	33,7.

Hiernach würde im Süden die Sterblichkeit am gröfsten sein. Allein aufserdem, dafs, wie bereits bemerkt, blofse Sterbeverhältnisse hierüber nichts lehren können, dafs ferner das Sterbeverhältnifs in den südeuropäischen Ländern wohl kaum mit einiger Genauigkeit bekannt sein dürfte, so gehört zum nördlichen Europa England mit dem Sterbeverh. 51,0 : 1. Dieses letztere mufs man billigerweise aus dem Vergleich fortlassen;[1]) dann aber erhält der Norden das mittlere Sterbeverhältnifs von 37,7, und zwischen ihm und Mittel-Europa fände dann sogar die umgekehrte Relation statt.

---

[1]) Siehe pag 89 dieses Werkes

Moreau de Jonnès giebt folgende Werthe an:

Ort.	Breite	Sterbeverhältnifs
Batavia	6° 10′	26:1
Trinidad . . .	10 10	27
St. Lucia . . .	13 54	27
Martinique . .	14 44	28
Guadeloupe .	15 59	27
Bombay . . .	18 36	20
Havana	23 11	33

Man kann jedoch hieraus schwerlich folgern, dafs die Sterbeverhältnisse desto ungünstiger ausfallen, je näher der Ort dem Aequator liegt, wenn man erfährt, dafs nach Thomas von der weifsen Bevölkerung der Insel Bourbon (Breite 21°) auf 44,8 nur einer, und bei der weifsen Bevölkerung Cuba's nach Ramon de la Sagra gar nur einer von 46,9 stirbt, während dagegen in der Hauptstadt dieser Insel einer von 33 sterben soll. —

Was unser so eben gefundenes Resultat hinsichtlich der Abhängigkeit der Mortalität von der gröfseren oder geringern mittleren Temperatur betrifft, so können wir dasselbe jedoch eben so wenig für bewiesen halten. Die Periode von neun Jahren (bei dem zehnten fehlten die Angaben des Thermometers) ist zu klein, wenn man sie noch in zwei Theile zu sondern hat, wo dann nur Mittelwerthe von vier oder fünf Jahren benutzt werden können. Daher sind auch die so erhaltenen Zahlen nicht besonders regelmäfsig. Beide Gruppen A und B zeigen zwar die gröfste Sterblichkeit im Februar (die Anzahl der Todten beim Januar ist eigentlich in der obigen Tabelle die im Februar beobachtete), die kleinste Sterblichkeit im August (für die Gruppe B nur, wenn man die etwas geringere Sterblichkeit im Juni übersieht). Allein die mittlere Sterblichkeit des Jahres fällt nicht genau genug mit der mittleren Temperatur zusammen, und doch scheint dieser Zusammenhang zu natürlich, als dafs man nicht Mifstrauen in Beobachtungen setzen sollte, die ihn nicht ergeben. Die mittlere Temperatur fällt bei beiden Gruppen, wie es die Regel ist, in den April und October; dagegen die mittlere Sterblichkeit der Gruppe A, oder 163,4 in den Juni und December, die mittlere Sterblichkeit der Gruppe B, oder 154,6 in den Mai und December. Daher ist das im Vorigen angewandte Verfahren nur als Beispiel einer Methode anzusehen, wie man aus den Beobachtungen an einem und demselben Orte Schlüsse für Orte mit verschiedener mittlerer Temperatur ziehen könnte.

Eine interessante Untersuchung würde es wahrscheinlich sein, wenn man die Jahreszeiten mit anomaler Witterung auch so benutzte, dafs man den Charakter der Krankheiten, welche sie begleiten, näher erörterte, um zu erfahren, ob die Krankheitsconstitution in einem Sommer, der annähernd ein tropisches Clima hatte, sich ebenfalls der tropischen nähere, und in einem Winter mit einem mehr polarischen Clima, derjenigen der nördlicher liegenden Gegenden. Wir haben in den letzten Jahren der anomalen Witterung genug gehabt, um diese Untersuchung schon mittelst der Erfahrungen der Gegenwart anstellen zu können. Aber um einer solchen Aufgabe Herr zu werden, bedarf es wohl der tieferen Kenntnifs der Medizin, damit man durch den Namen von Krankheiten hindurch auf deren Genius sehen könne.

In der vorigen Zusammenstellung der höchsten und niedrigsten Temperatur mit der Sterblichkeit ist ein anderes hervorzuhebendes Gesetz ausgesprochen. Wir sehen nemlich in den kälteren Wintermonaten eine gröfsere Sterblichkeit als in den wärmeren; in den kälteren Sommermonaten dagegen eine geringere Sterblichkeit, d. h. also

> Eine Erhöhung der Wärme über den normalen Stand vermindert die Sterblichkeit im Winter und erhöht sie im Sommer; die Erniedrigung der Wärme unter den normalen Stand bewirkt in beiden Jahreszeiten das Umgekehrte.

Die Beobachtungen zeigen nur eine Ausnahme von diesem

Satze im März, und eine ganz unerhebliche im August. Aufserdem bestätigen sie ihn in einzelnen Jahren sehr auffallend. Der Januar von 1823 war der kälteste dieser Periode, ein Januar von Moskau. Die Zahl der Todten des Februars beträgt durchschnittlich 191; im Februar 1823 hatte sie jedoch ihren gröfsten Werth, nemlich 247. Dagegen war der Januar 1817 einer der wärmsten dieser Periode (+0°,4), nach den Danziger Beobachtungen sogar der wärmste von 1817—26; die Zahl der Verstorbenen im darauf folgenden Februar betrug auch nur 175. In den Sommermonaten 1821 war die Wärme am geringsten, und in denselben Monaten war auch die Sterblichkeit am kleinsten. Sterben für gewöhnlich im August 130, so starben 1821 nur 95; der Juli 1818 war dagegen um 1°,4 wärmer als sonst, und in dem darauf folgenden August starben auch 140. Die gröfste Zahl von Todten (201) lieferte der August 1826; allein der vorangegangene Juli war der heifseste der ganzen Periode, und scheint aufserdem unter den jungen Kindern eine epidemische Krankheit hervorgebracht zu haben, durch welche, wie wir später noch angeben werden, deren Sterblichkeit ungewöhnlich vermehrt worden ist. Der heifse Sommer 1834 hat ebenfalls eine beträchtlich grofse Zahl von Sterbefällen geliefert.

Ein Theil des so eben aufgestellten Satzes ist, mit Bezug auf das früher Ermittelte, für neu zu erachten. Da nemlich die mittlere Sterblichkeit mit der mittleren Temperatur zusammenfällt, so folgt, dafs im Ganzen die Sterblichkeit, wie schon bemerkt worden, davon nicht affizirt wird, dafs die Temperatur von Monat zu Monat sich verändert. Das bewirkt vielmehr nur, dafs nun die Sterblichkeit sich auch verändert, und z. B. im Winter gröfser ist, weil das Thermometer einen niedrigeren Stand als den mittleren zeigt. Je niedriger dieser Stand, um so gröfser wird dann auch die Sterblichkeit sein; daher war dieser Theil des Satzes schon aus dem früher Ermittelten zu erwarten. Dafs dagegen im Sommer die Sterblichkeit desto gröfser sei, je höher die Temperatur, war daraus nicht zu erwarten, und ist in so fern eigenthümlich.

Etwas Aehnliches, wie der fragliche Satz, ergiebt die vortreffliche Untersuchung Buek's über die Sterblichkeit zu Hamburg. [1]) Es starben daselbst durchschnittlich des Tages,

Monat.	an den wärmsten Tagen	an den kältesten Tagen
Januar	10,1	10,6
Februar . . .	9,5	10,8
März	10,4	10,4
April	9,3	9,9
Mai	9,4	8,7
Juni	8,3	8,5
Juli	7,8	7,5
August	8,3	7,4
September . .	8,8	7,9
October . . .	8,7	7,9
November . .	9,3	8,8
December . .	9,5	8,7
Mittel	9,1	8,9

Dieser Gelehrte fand ferner, dafs täglich sterben:

bei einer Temperatur	—15° R. und darunter:	12,3 Personen,
	— 5 - - -	11,5
	— 5 bis 0	10,7
	0 - +5	9,3
	+ 5 - 10	8,8
	10 - 15	8,1
	15 und darüber . . .	10,9

Inzwischen da hier Sterbefälle und Temperaturen von ein und demselben Tage genommen, und die Retardation der Einwirkung daher nicht berücksichtigt worden ist, so scheint durch diese Untersuchung, welche im Allgemeinen der un-

[1]) Die Gesetze der Sterblichkeit für Hamburg. Gerson und Julius Magazin, Bd. 12. pag. 292.

srigen ähnliche Resultate giebt, mehr nur der Einflufs der Temperatur auf den tödtlichen Beschlufs der Krankheit bewiesen zu sein.

Die Behauptung, dafs die Schwankungen der Sterblichkeit von denen der Temperatur abhängen, kann man auch dadurch beweisen, dafs man zeigt, die Gröfse der ersteren Schwankungen werde bedingt durch die der zweiten Art. Unter Schwankung der Temperatur verstehen wir hier die Differenz in der mittleren Temperatur des wärmsten und kältesten Monats. Unter Schwankung der Sterblichkeit verstehen wir die Differenz der Zahl der Todten in den Monaten mit gröfster und kleinster Sterblichkeit, dividirt durch die mittlere monatliche Zahl derselben. In Königsberg z. B. hat der Februar 1909, der August 1296 Todte: ihre Differenz oder 613 dividirt durch die im Durchschnitt jeden Monats Sterbenden, nemlich 1595,5, giebt 0,3842 für die Gröfse der Variation der Sterblichkeit. Bei der ersten Mittheilung dieser Untersuchung habe ich für die letztere Gröfse den Quotienten aus der gröfsten monatlichen Sterblichkeit durch die kleinste genommen. Allein der jetzt gebrauchte Ausdruck erscheint natürlicher, insofern er = 0 wird, wenn keine Schwankung vorhanden ist.

Aus den schon angeführten Beobachtungen ergiebt sich, mit Benutzung der anderweitig bekannten Temperaturen:

Ort.	Schwankung der Temperatur	Schwankung der Sterblichkeit
Padua	18°,9 R.	0,602
Stuttgart . . .	16,1	0,481
Königsberg . .	15,96	0,384
Genf	15,8	0,343
Hamburg . . .	15,4	0,279
Mittel	16,4	0,418

Obgleich diese Zahlen nicht ganz regelmäfsig sind, so zeigen sie doch ohne Ausnahme, dafs die Variationen in der

Zahl der Todesfälle desto gröfser ausfallen, je gröfser die Variationen der Temperatur sind.

Nach dem Satze, den wir vorher mitgetheilt haben, findet im Winter nnd Sommer ein Gegensatz bei der Einwirkung der Wärme statt; eine Erniedrigung derselben bringt in der ersten Jahreszeit eine vergröfserte und in der zweiten eine verkleinerte Sterblichkeit hervor. Wir wollen versuchen, den Satz anders auszudrücken, wodurch diese Art Entgegensetzung wegfiele.

Die Feuchtigkeit (worunter wir die Gasart Wasserdampf verstehen, welche in der Luft stets vorhanden ist, und welche von den Nebelbläschen unterschieden werden mufs, die im Grunde schon wieder Wasser, aber noch in der eigenthümlichen Form von kleinen Blasen sind) steht in einer sehr nahen Beziehung zur Wärme. Es ist bekannt, dafs ein bestimmter Raum nur eine gewisse Menge Wasserdampf aufnehmen kann, so lange seine Wärme ungeändert bleibt; nimmt aber die Temperatur des Raumes zu, so kann er mehr Wasserdampf aufnehmen, und wenn sie abnimmt, weniger, wefshalb dann ein Theil des vorhandenen Dampfes als Wasser oder als Nebelbläschen sich niederschlägt. Daraus folgt, dafs im Sommer eine gröfsere Menge Feuchtigkeit vorhanden sein wird als im Winter, und diefs bestätigt auch die Beobachtung. Nach denen, welche Kupffer in Petersburg anstellte, waren z. B. im Juli 1835 im Mittel 4,59 Gran Wasserdampf in jedem Cubikfufs Luft, im darauf folgenden Januar dagegen nur 1,8 Gran. Da die Feuchtigkeit während des Jahres dasselbe Gefetz befolgt als die Wärme, im kältesten Monat im Allgemeinen am geringsten ist, im wärmsten am gröfsten, so kann man also auch sagen, die gröfste Sterblichkeit falle mit der geringsten Menge Feuchtigkeit, die kleinste Sterblichkeit mit der gröfsten Menge derselben zusammen.

Was nun die Monate mit anomaler Witterung betrifft, wo die Temperatur höher oder niedriger als in der Regel ist, so haben wir bereits bemerklich gemacht, dafs auch hierbei die Feuchtigkeit eine beträchtliche Rolle spiele, dafs nächst den Winden sie es sei, welche diese Veränderung der Temperaturen bewirkt. Der Wasserdampf selbst ist freilich eine durchsichtige Gasart wie die Luft, und er trübt sie also nicht. Allein wenn er in gröfserer Menge vorhanden, dann ist ein Niederschlag desselben in der Form von Nebelbläschen leichter zu erwarten, und dadurch entstünde diejenige Wirkung auf die Temperatur, welche wir vorher auseinandersetzten. So sehen wir, dafs ein verhältnifsmäfsig warmer Winter auch immer ein feuchter, und ein kalter Winter ein trockener ist. Dagegen ist ein trockener Sommer ein heifser, und ein feuchter Sommer ein verhältnifsmäfsig kalter. Wenn wir also die Ursache der Schwankungen der Sterblichkeit in der Feuchtigkeit suchten, so würden wir gefunden haben, dafs ein trockener, Winter sowohl als Sommer die Sterblichkeit vergröfsere, der feuchte Winter und Sommer sie verminderc. Hierbei fiele dann jede Art von Entgegensetzung fort, und die bisher gefundenen Resultate wären sämmtlich in folgendem einfachen Satz enthalten:

Je gröfser die Feuchtigkeit der Luft, desto geringer die Sterblichkeit, und umgekehrt.

Feuchtigkeit und Wärme haben beide einen so entschiedenen Einflufs auf alles Lebende, dafs von vorn herein, wie wir glauben, sich weder die Einwirkung der einen noch der andern auf die Sterblichkeit in Abrede stellen lassen wird, oder auch nur für minder wahrscheinlich sollte erachtet werden können. Welche dieser beiden Ursachen die eigentlich wirksame sei, läfst sich auch von meteorologischer Seite nicht bestimmen. Möglich und gar nicht unwahrscheinlich ist es, dafs keine von beiden ausschliefslich wirke, dafs vielleicht die Feuchtigkeit hauptsächlich auf phthisische Kranke wirke, die Wärme auf solche, die an Entkräftung sterben, oder wie man sonst will. Es sind diefs Fragen, die ins Gebiet der Pathologie gehören.

Bei der bisherigen Untersuchung haben wir die Todten jeden Alters zusammengefafst; es ist nun zunächst zu untersuchen, wie der Einflufs der Witterung sich in den verschiedenen Lebensaltern gestalte. Schübler, vor allen aber Quetelet, haben sich mit dieser Frage beschäftigt. Sie schien anfangs complizirter Art zu sein, allein ich hoffe, dafs es mir gelungen sei, dieselbe auf einen sehr einfachen Satz zurückgeführt zu haben, [1]) der ganz im Geiste des bisher Ermittelten ist, so dafs daraus wohl für beide eine gegenseitige Unterstützung erwächst.

Was zuvörderst die frühe Jugend anbetrifft, die Sterblichkeit im ersten Jahre, so treffen wir hier denselben Uebelstand, der uns schon bei den Geburten begegnete: die ungleiche Zahl der Heirathen in den verschiedenen Monaten. Die Gesetzmäfsigkeit mufs hierdurch getrübt werden, und das zeigen denn auch die Beobachtungen.

Sterbefälle im ersten Lebensjahre.

Monat.	Königsberg 10 Jahre	Stuttgart 1822—33	Belgien 1827—31
Januar . .	500,7	286	5,30
Februar .	550,2	244	4,73
März . . .	546,6	253	4,65
April . . .	473,9	235	4,05
Mai . . .	444,5	302	3,83
Juni . . .	455,3	336	3,44
Juli. . . .	507,4	390	3,36
August . .	483,6	354	3,66
September	593,0	302	3,49
October .	493,0	279	3,59
November	445,1	235	3,62
December	421,8	222	4,25

Vom Januar ausgehend, sieht man bei diesen Zahlen anfangs das frühere Gesetz; die gröfste Sterblichkeit ist im Januar oder Februar und nimmt von da ab. Allein nicht bis zum Sommer hin. Vielmehr steigt sie in Königsberg vom Mai ab, in Stuttgart vom April, und erreicht ein

[1]) In: Burdach Physiologie. Bd. 3. 2te Aufl. pag. 585.

zweites Maximum respective im September und Juli; so dafs in den Monaten, welche sonst die kleinste Sterblichkeit zeigen, bei dieser Altersklasse eine gröfsere Mortalität beobachtet wird. Am auffallendsten ist diefs in Königsberg und Stuttgart, wo im September und Juli mehr sogar sterben, als im Januar und Februar. Die Beobachtungen über Belgien deuten nur ein zweites Maximum im August an, und zeigen es nicht so entschieden als die genannten Orte; jedoch werden wir dasselbe bei den Unterabtheilungen des ersten Jahres im Folgenden deutlicher hervortreten sehen.

Was Königsberg betrifft, so läfst sich ein Theil dieser Anomalie begreifen. Im August und September 1826 mufs daselbst eine epidemische Krankheit unter den Kindern bis 1 Jahr alt geherrscht haben. Es starben in diesen Monaten 81 und 107 derselben, während im Durchschnitt auf diese Monate nur 45 und 54, also nur etwa die Hälfte, kömmt. Läfst man ein solches Jahr, wie billig, fort, dann beträgt die Zahl der Todten für zehn Jahre im August 447,6, im September 540,2. Im September ist dann noch immer ein zweites Maximum der Sterblichkeit, allein es ist dann mindestens nicht gröfser als das im Februar, in welchem Monat 550,2 starben.

Betrachtet man nun die verschiedene Zahl von Heirathen in Königsberg, die wir oben mittheilten, so sieht man eine überwiegend grofse Zahl derselben im October und November. Daraus erwächst den Monaten August und September eine grofse Zahl von Geburten, und bei der bedeutenden Sterblichkeit gleich nach der Geburt, eine grofse Zahl von Sterbefällen. Inzwischen ist dieser Grund hier nicht einflufsreich genug, um das zweite Maximum zu erklären. Wäre er das, so müfsten auch die Todtgeborenen ein zweites Maximum im September zeigen; das zeigen sie aber nicht, wie man aus den früher angeführten Beobachtungen über dieselben ersieht. Somit scheint in den Lebensverhältnissen dieser jungen Kinder in der That irgend ein Umstand vorhanden zu sein, der im Sommer ihre Sterblichkeit gegen die sonstige

Regel vermehrt. Wir haben diese Thatsache etwas näher zu untersuchen.

Lombard in Genf ist derjenige, der sich bei dieser Untersuchung von der ungleichen Zahl der Ehen unabhängig gemacht hat. [1]) Er theilt zu dem Ende aus den Genfer Listen die Zahl der in 24 Jahren (von 1779—90 und von 1816—27) im ersten Monat Gestorbenen, und zugleich die in zehn Jahren (von 1814—23) Geborenen mit. Dividiren wir die ersteren Zahlen in die letzteren, so erhalten wir die verhältnifsmäfsige Sterblichkeit in den einzelnen Monaten, verhältnifsmäfsig defshalb, weil von den Geborenen nur zehn Jahre benutzt worden sind.

Monat.	Geborene	Gestorbene	Sterblichkeit
Januar . .	455	162	2,81
Februar .	460	139	3,31
März . . .	486	161	3,02
April . . .	481	122	3,94
Mai . . .	466	94	4,96
Juni . . .	417	86	4,85
Juli. . . .	368	72	5,11
August . .	425	72	5,90
September	409	85	4,81
October .	428	93	4,60
November	390	106	3,68
December	422	149	2,83

Man sieht hier die gröfste Sterblichkeit im Januar, wo verhältnifsmäfsig von 2,81 Geborenen einer im ersten Monat stirbt; die kleinste im August. Man sieht also die gewöhnliche Regel, und wenn es einen Umstand giebt, der auf die jungen Kinder im Sommer tödtlich wirkt, so ist er bei den Kindern im ersten Monat nicht vorhanden. Diefs letztere wird auch aus Quetelet's Beobachtungen, auf welche wir

[1]) De l'influence des saisons sur la mortalité à différens âges. Ann. d'Hyg. Bd. X. pag. 93.

sogleich kommen werden, hervorgehen. Die einmonatlichen Kinder schliefsen sich hierin folglich den Todtgeborenen vollkommen an, und zeigen einen regelmäfsigen Verlauf der Sterblichkeit nach der Jahreszeit.

Villermé und Milne Edwards haben sich mit dieser Untersuchung ebenfalls beschäftigt.[1]) Inzwischen besafsen sie nur die in den drei ersten Monaten nach der Geburt in ganz Frankreich Gestorbenen, und durch solche Beobachtungen wird die Untersuchung von der ungleichen Zahl monatlicher Heirathen und Geburten nicht hinlänglich unabhängig, wefshalb wir nicht weiter darauf eingehen.

Quetelet unterscheidet bei seinen Beobachtungen, welche sich über ganz Belgien von 1827—1831 erstrecken, vier Abschnitte im ersten Lebensjahr. Er giebt einzeln die Sterblichkeit im ersten Monat, von 1 bis 3, von 3 bis 6 und endlich von 6 bis 12 Monaten. Der erste und zweite Zeitraum zeigt die gröfste Mortalität im Januar, die kleinste im Juli und Juni; bei dem zweiten jedoch bildet sich schon ein anderes Maximum im August, und wird bei den zwischen 3 und 12 Monat alten Kindern sehr entschieden, namentlich bei den 3 bis 6 Monat alten, wie man aus den später mitzutheilenden Beobachtungen ersehen wird.

Riecke[2]) schreibt dieses zweite Maximum der Sterblichkeit auf das Vorherrschen von Krankheiten des Verdauungssystems, wozu dieses Alter überhaupt inclinirt, und welches im Sommer bedeutender als im Winter zu sein scheint. Nach Niles und Rush starben zu New-York während 11 Jahre an der Cholera infantum im August 527, im Januar, Februar, März des Monats nur 2. Aus dieser Erklärung des zweiten Maximums im Sommer würde dann unmittelbar folgen, dafs die todt zur Welt kommenden Kinder davon nichts zeigen können, und wenn es auch, wie wir gesehen haben, bei den einmonatlichen nicht Statt findet, so darf

---

[1]) Ann. d'Hyg. Bd. II. pag. 291.

[2]) in seiner Uebersetzung des Werkes von Quetelet, pag. 190.

man vielleicht daraus schliefsen, dafs jene Krankheit eine längere Zeit zu ihrer Entwicklung braucht, oder vorzugsweise solche ältere Kinder treffe, die aufser Milch auch andere Nahrung schon erhalten.

Nachdem das erste Lebensjahr vorüber, findet nur noch ein Maximum und ein Minimum der Sterblichkeit während des Jahres unter folgender einfacher Regel statt:

Je gröfser die Lebensfähigkeit in einer Altersperiode, desto später tritt das Maximum und auch das Minimum der Sterblichkeit ein.

Mit Bezug auf die Retardation in dem Einflufs der Witterung, welche wir oben gefunden, würde also dieser Satz lehren, dafs je gröfser die Kraft des Lebens sei, um so länger dauere der Widerstand gegen jenen Einflufs. Mit einigen Ausnahmen ergiebt sich dieser Satz aus den Beobachtungen über Belgien, welche sich über 400000 Verstorbenene erstrecken. Ihnen zufolge ist das

	Maximum der Sterbl.	Minimum der Sterbl.
der $1\frac{1}{2}$ bis 2jähr.	im Januar,	im September oder August,
- 2 - 3 -	- März,	- August,
- 3 - 5 -	- April,	- September,
- 5 - 8 -	- März,	- August oder October,
- 8 - 12 -	- April,	- October,
- 12 - 16 -	- Mai,	- October,
- 16 - 20 -	- April,	- October,
- 20 - 25 -	- Mai,	- Juli,
- 25 - 30 -	- März,	- Juli,
- 30 - 40 -	- Februar,	- Juli,
- 40jähr. und aller folgenden Alter:	im Januar,	- Juli.

Obgleich in diesen Resultaten noch einige Unregelmäfsigkeiten sind, so geht doch das angegebene Gesetz so deutlich daraus hervor, dafs man die einzelnen Abweichungen wohl unbedenklich auf zufällige Umstände, Epidemieen und auf Fehler der Beobachtung schreiben darf. Die letzteren scheinen bei so schwierigen und complizirten Beobachtungen (es sind **240** verschiedene Gruppen derselben gebildet) fast unvermeidlich. Einem dieser Umstände wird es wohl zuzuschreiben sein, wenn die 12 bis 18 Monat alten Kinder am häufigsten im April, am seltensten im September sterben. Nach der angeführten Regel müfsten statt April, Januar oder Februar, statt September, Juli oder August, die Extreme in dieser Altersperiode bilden.

Für diejenigen, welche eine nähere Kenntnifs der Sache verlangen, folgen hier die Beobachtungen Quetelet's selbst.

Monat.	0-1 Mon.	1-3 Mon.	3-6 Mon	6-12 Mon.	12-18 Mon.	18-24 Mon.	2-3 Jahr.	3-5 Jahr.	5-8 Jahr.	8-12 Jahr.	12-16 Jahr.	16-20 Jahr.
Januar . .	1,39	1,39	1,24	1,28	1,10	1,23	1,22	1,23	1,20	1,08	0,95	0,93
Februar .	1,28	1,18	1,06	1,21	1,11	1,18	1,13	1,16	1,17	1,06	0,95	0,94
März. . .	1,21	1,15	1,02	1,27	1,24	1,21	1,30	1,26	1,32	1,27	1,14	1,07
April. . .	1,02	1,95	0,90	1,18	1,30	1,18	1,27	1,29	1,24	1,34	1,14	1,18
Mai . . .	0,93	0,89	0,95	1,06	1,25	1,03	1,12	1,13	1,20	1,21	1,19	1,15
Juni . . .	0,83	0,82	0,95	0,84	1,03	0,84	0,94	0,94	0,96	0,99	1,04	1,03
Juli . . .	0,78	0,83	0,99	0,76	0,88	0,80	0,82	0,78	0,78	0,88	0,97	1,00
August. .	0,79	0,94	1,06	0,87	0,81	0,76	0,73	0,74	0,74	0,82	0,95	0,99
September	0,86	0,83	0,99	0,81	0,74	0,75	0,76	0,73	0,76	0,81	0,96	0,89
October .	0,91	0,92	0,94	0,82	0,77	0,81	0,78	0,79	0,75	0,76	0,81	0,87
November	0,93	0,97	0,86	0,86	0,78	1,01	0,91	0,89	0,85	0,80	0,86	0,95
December	1,07	1,13	1,02	1,03	0,98	1,18	1,01	1,05	1,02	0,96	1,04	1,01
Mittel	1,00	1,00	1,00	1,00	1,00	1,00	1,00	1,00	1,00	1,00	1,00	1,00

Monat.	20-25 Jahr.	25-30 Jahr.	30-40 Jahr.	40-50 Jahr.	50-65 Jahr.	65-70 Jahr.	75-90 Jahr.	90 und darüber.
Januar .	0,97	1,05	1,11	1,17	1,30	1,43	1,47	1,58
Februar .	1,00	1,04	1,13	1,15	1,22	1,32	1,39	1,48
März . .	1,09	1,11	1,11	1,13	1,11	1,18	1,16	1,25
April . .	1,02	1,06	1,04	1,05	1,02	0,99	1,01	0,96
Mai . . .	1,09	1,02	0,99	0,99	0,93	0,91	0,87	0,84
Juni . . .	0,96	1,02	0,92	0,86	0,85	0,77	0,77	0,75
Juli . . .	0,90	0,91	0,85	0,86	0,77	0,71	0,67	0,64
August .	0,92	0,96	0,94	0,94	0,85	0,80	0,75	0,66
September	0,96	0,95	0,99	0,93	0,89	0,88	0,84	0,76
October .	0,95	0,93	0,95	0,87	0,90	0,86	0,84	0,74
November	1,03	0,97	0,94	0,95	1,00	0,98	1,00	1,03
December	1,11	0,97	1,03	1,11	1,15	1,17	1,21	1,29
Mittel	1,00	1,00	1,00	1,00	1,00	1,00	1,00	1,00

Auch für die Monate mit der mittleren Zahl von Todten gilt auf ähnliche Weise das obige Gesetz. Die Beobachtungen zeigen im Allgemeinen, wie bereits angeführt wurde, dafs diese Monate der Mai und November seien. Bei den jungen Kindern und den über 50 Jahr alten Personen ist es statt des Mai der April, bei den 2- bis 30jährigen dagegen ist es der Juni und December, und bei den 16- bis 20jährigen sogar der Juli, so dafs auch dieser Zustand später eintritt, wenn die Lebenskraft gröfser ist, wiewohl die Beobachtungen diefs mehr andeuten, als wirklich beweisen.

Was die Intensität betrifft, mit welcher die Witterung auf die verschiedenen Altersklassen wirkt, so wird sie durch die Schwankungen der Sterblichkeit gemessen; je gröfser nemlich diese letztere ist, mit desto gröfserer Intensität wirkt dann auch die Witterung. Wenn die Zahl der Todten in jedem Monat dieselbe wäre, so würde die Schwankung der Sterblichkeit, und auch jene Intensität = 0 sein. Ich habe daher aus den voranstehenden Beobachtungen die Variationen der Sterblichkeit in der Art berechnet, dafs ich die kleinste Zahl von Todten von der gröfsten abgezogen, und die Differenz durch die mittlere Zahl von Todten (in unserm Falle = 1) dividirt habe. Hiernach ergab sich

Intensität des Einflusses der Witterung auf die verschiedenen Altersklassen.

0 — 1	Monat	0,61
1 — 3	-	0,57
3 — 6	-	0,38
6 — 12	-	0,52
12 — 18	-	0,56
$1\frac{1}{2}$ — 2	Jahre	0,48
2 — 3	-	0,57
3 — 5	-	0,56
5 — 8	-	0,58
8 — 12	-	0,58
12 — 16	-	0,38
16 — 20	-	0,31
20 — 25	-	0,21
25 — 30	-	0,20
30 — 40	-	0,28
40 — 50	-	0,31
50 — 65	-	0,53
65 — 75	-	0,72
75 — 90	-	0,80
über 90	-	0,94

In den Altern 20 bis 30, wo die Lebenswahrscheinlichkeit am gröfsten ist, ist der Einflufs der Witterung am geringsten; in der Jugend und im höchsten Alter dagegen ist dieser Einflufs 3- bis 4mal so grofs. Daraus ergiebt sich

der Einflufs der Witterung auf die Sterblichkeit ist desto gröfser, je geringer die Lebenskraft ist.

Nach der Mortalitätstafel im folgenden Abschnitt ändert sich die Lebenswahrscheinlichkeit vom 15ten bis 34ten Jahr nur wenig; es stirbt in diesen beiden Jahren von 87,4 und 89,5 einer, und in den Jahren, welche dazwischen liegen, einer von höchstens 98,4. Wenn nun die Einwirkung der Witterung von der Lebenskraft abhängt, so wird dieselbe in diesem Zeitraum nicht sehr verschieden, und jedenfalls am unbedeutendsten sein müssen. Daher rührt es, dafs leicht Unregelmäfsigkeiten stattfinden können, in so fern Beobachtungsfehler, oder einzelne anomale Jahre dann von gröfserem Einflufs werden. Auf solche Weise liefert bei den 20- bis 25jährigen der Monat Juli die kleinste Zahl von Todten, während man dafür den October erwarten sollte. Ueberhaupt zeigt sich diese Altersklasse in den voranstehenden Beobachtungen ziemlich unregelmäfsig, und hat, selbst wenn man von kleinen Unterschieden absieht, mehrere Maxima, welches gewifs von zufälligen Fehlern herrührt.

Aus dem letzten Satze folgt noch, dafs gegen den Einflufs der Witterung keine Abstumpfung mit den Jahren stattfindet, denn derselbe ist im Alter eben so bedeutend, ja bedeutender noch als in der Jugend. Dabei ist jedoch zu bedenken, dafs dieser Einflufs mit anderen äufseren Einwirkungen, gegen welche sich eine Abstumpfung oder Assimilation findet, nicht zu vergleichen ist; denn er ist für das Leben im Ganzen nicht nachtheiliger Art. Wenn er es im Winter auch gefährdet, so schützt er das Leben im Sommer; wir haben gesehen, dafs beide Einflüsse sich compensiren und daher im Ganzen den Effect 0 haben.

Eine wichtige Untersuchung auf diesem Gebiete ist die nach dem Verhalten der einzelnen Krankheiten in den Jahreszeiten. Dr. Buek hat diesen Gegenstand für Hamburg behandelt, [1]) indem er die Todtenregister dieser Stadt in den fünf Jahren 1821—25 benutzte, welche sich über 17857 Todesfälle erstrecken. Damit man den Einflufs dieser und jener Krankheit auf die allgemeine Sterblichkeit kennen lerne, theilen wir von seiner interessanten Untersuchung zuerst Folgendes mit.

Unter 1000 Todten (ohne Todtgeborene) starben an

Phthisis	235,49	Eclampsia.	107,12
Marasmus	109,36	Apoplexia	93,93

[1]) am angeführten Orte pag. 311.

Hydrops	64,06	Encephalitis	5,75
Scrophulae et Rhachitis	38,03	Delirium tremens .	4,84
Febris nervosa . .	33,79	Puerperium	4,12
Hydrocephalus . .	26,64	Morbilli	3,09
Dentitio	26,58	Hernia incarcerata	3,09
Atrophia	23,68	Scirrhus Mammae.	2,67
Enteritis	19,56	Scirrhus Ventriculi	2,62
Pleuritis	18,83	Syphilis	1,64
Variolae	16,59	Peritonitis puerp. .	1,45
Scarlatina	16,23	Metrorrhagia . . .	1,33
Tussis convulsiva .	15,38	Dysenteria	0,48
Tracheitis	13,38	Asthma Millari . .	0,42
Hepatitis	6,11	Urolithi	0,24
Scirrhus uteri . . .	5,51	Unglücksfälle . . .	28,65
		übrige Krankheiten	69,34

Von einigen dieser Krankheiten theilt Buek die tägliche Sterblichkeit in den einzelnen Monaten des Jahres mit. Sie ist folgende:

Monat.	Apoplexia	Hydrops	Puerperium	Encephalitis	Pleuritis	Eclampsia
Januar . .	1,05	0,81	0,05	0,05	0,23	0,86
Februar .	0,98	0,74	0,09	0,04	0,29	1,09
März . . .	0,92	0,65	0,08	0,06	0,30	1,29
April . . .	0,99	0,61	0,05	0,03	0,30	1,11
Mai	0,75	0,46	0,05	0,08	0,23	0,96
Juni . . .	0,84	0,51	0,04	0,06	0,16	0,84
Juli	0,77	0,39	0,03	0,05	0,06	0,88
August . .	0,69	0,42	0,03	0,04	0,09	0,91
September	0,76	0,51	0,06	0,07	0,05	0,97
October .	0,75	0,57	0,04	0,06	0,08	0,87
November	0,82	0,67	0,05	0,00	0,14	0,86
December	0,90	0,63	0,05	0,07	0,11	0,99

Monat.	Hydro-cephalus	Trachei-tis	Febris nervosa	Hepa-titis	Enteritis	Phthisis
Januar . .	0,25	0,12	0,32	0,03	0,15	2,26
Februar .	0,25	0,14	0,34	0,05	0,14	2,23
März . . .	0,31	0,18	0,28	0,03	0,19	2,24
April . . .	0,29	0,13	0,24	0,07	0,19	2,33
Mai . . .	0,28	0,09	0,28	0,04	0,14	2,14
Juni . . .	0,20	0,10	0,33	0,07	0,16	2,19
Juli	0,21	0,07	0,34	0,07	0,14	1,88
August . .	0,21	0,11	0,39	0,07	0,13	1,98
September	0,22	0,11	0,29	0,04	0,27	1,99
October .	0,17	0,08	0,26	0,09	0,26	2,17
November	0,26	0,15	0,25	0,06	0,14	2,05
December	0,26	0,15	0,33	0,05	0,21	2,15

Unter den bedeutenderen Todesursachen hat nach dieser Zusammenstellung

Apoplexia:	Maximum im	Januar,	Minimum im	August,
Hydrops:	- -	Januar,	- -	Juli,
Phthisis:	- -	April,	- -	Juli,
Eclampsia:	- -	März,	- -	Juni.

Die Nervenfieber tödten am häufigsten im Februar, August, und am seltensten im April und November. Hierin kann man schwerlich einen Einfluſs der Witterung erkennen.

Addirt man die in jedem Monat täglich Sterbenden, so erhält man folgende Zahl von Sterbefällen an jedem Tage:

Januar	6,18	Juli	4,89
Februar . . .	6,38	August	5,07
März	6,53	September . .	5,34
April	6,34	October . . .	5,40
Mai	5,50	November . .	5,45
Juni	5,50	December . .	5,90
		Mittel	5,71

Im Ganzen zeigen also die Sterbefälle an diesen Krankheiten dieselbe Gesetzmäſsigkeit, wie die Zahl aller Sterbefälle in Hamburg, das Maximum im März, das Minimum im Juli, die mittlere Sterblichkeit zwischen April-Mai, und zwischen November-December. Wenn an diesem Orte der März eine etwas gröfsere Sterblichkeit als Januar und Februar hat, so rührt diefs, wie man aus den angeführten Beobachtungen sieht, von der Eclampsia her, woran im März $1\frac{1}{2}$mal so viel als im Januar sterben. Liefse man die an dieser Krankheit Gestorbenen fort, so wird das Maximum der Sterblichkeit im Januar, das Minimum ungeändert im Juli gefunden. Buek führt an, dafs die an Eclampsia Gestorbenen gröfstentheils Kinder seien, welche angeblich an Krämpfen gestorben sein sollen, und wahrscheinlich an anderen Krankheiten gestorben sind. Hierbei ist zu bemerken, dafs in Hamburg der Monat März, nach den oben angeführten Beobachtungen, die meisten Geborenen hat.

Von dem mathematischen Gesetz der Sterblichkeit.

Für die Theorie ist die Frage, ob in dem successiven Absterben einer Anzahl Neugeborener ein einfaches mathematisches Gesetz enthalten ist, offenbar eine sehr wichtige. Wir haben bereits an einem andern Orte (Burdach, Physiologie, 3ter Bd. 2te Aufl. pag. 632) darauf aufmerksam gemacht, dafs es bei den grofsen Abweichungen der gewöhnlichen Mortalitätstafeln unter einander ganz zweifelhaft sei, ob überhaupt dem Sterben bestimmte Gesetze zu Grunde liegen, welche, ohne einen Spielraum innerhalb gewisser Gränzen auszuschliefsen, doch den Charakter von nothwendigen an sich tragen. Hieran knüpft sich eine andere wichtige Frage. Wir sehen gleich nach der Geburt eine grofse Sterblichkeit eintreten; ist diese Erscheinung in der Natur der Sache begründet, ist sie also nothwendig oder vielleicht ein Resultat unzweckmäfsigen Verfahrens, das wir mit diesen jungen Geschöpfen einschlagen? Wenn ein Gesetz dem Sterben zu Grunde liegt, wenn aus ihm die unverhältnifsmäfsig grofse Sterblichkeit der Neugebornen folgte, die wir beobachten, so wäre die letztere Frage aufs sicherste erledigt. Die folgende Untersuchung wird diefs hoffentlich leisten; bevor wir sie jedoch mittheilen, haben wir über die Versuche zu berichten, welche von anderen Autoren gemacht sind, die Sterblichkeit einer Formel zu unterwerfen.

Als Lambert in seiner schönen Abhandlung (über die Sterblichkeit, Todtenlisten, Geburten und Ehen [1]) die Beobachtungen über London berechnen wollte, welche die Todten nur für gewisse Altersperioden, nicht für jedes Lebensjahr einzeln, angaben, war er genöthigt, an ein Mittel

[1]) Beiträge. Bd. 3. pag. 483.

zu denken, die zwischenliegenden Jahre zu interpoliren. Diefs würde zweckmäfsig zu bewirken sein, wenn man eine Formel besäfse, welche die Zahl der Lebenden y für jedes Alter x finden liefse; die vorhandenen Beobachtungen könnten dann gebraucht werden, die Constanten der Formel zu bestimmen. An dem angeführten Ort giebt nun Lambert für die Curve des Lebens der Londoner Bevölkerung

$$y = 10000 \left\{\frac{96-x}{96}\right\}^2 - 6176 \left\{e^{-x:13,682} - e^{-x:2,43114}\right\}$$

So wie die Formel hier mitgetheilt, wird sie von Lambert selbst in einem Briefe an Gaeta [1]) angegeben, während in den Beiträgen u. s. w. statt 31,682 13,682 im Exponenten steht. Die Zahl 96 bedeutet das höchste Lebensalter, über welches hinaus die Formel nicht angewandt werden darf; e ist, wie gewöhnlich, die Basis der natürlichen Logarithmen oder die Zahl 2,71828...

Setzt man für x Null, so verschwinden die Exponentialgröfsen, das erste Glied wird $= 10000$, d. h. also es sind 10000 Neugeborene vorausgesetzt, und die Formel giebt nun die Zahl derer, welche im Alter x davon noch am Leben sind. Für $x = 1$ erhält man $y = 8146$, d. h. im ersten Jahre sterben 1854 Kinder, welches eine geringe Mortalität ist. Und dessen ungeachtet findet man im 10ten Jahre nur noch 5153 Lebende, im 20ten nur noch 4838, d. h. also das wahrscheinliche Leben betrüge nur beiläufig 15 Jahre, welches gegen alle Erfahrungen streitet. Bei einer so geringen Sterblichkeit der Kinder im ersten Lebensjahre müfste dasselbe vielmehr einige 30 oder 40 Jahre betragen. Ja schon mit den eigenen Beobachtungen ist die Formel in gar keiner Uebereinstimmung; denn diesen zufolge sterben im ersten Jahr von 10000 Geborenen mehr als 2600! Und was noch entschiedener für die Unzulässigkeit der Formel

[1]) Gaeta und Fontana: Dottrina degli azzardi di Moivre etc. Milano 1776. LVI.

spricht: während sie, wie gesagt, im ersten Jahr 1854 sterben läfst, sterben im darauf folgenden zweiten Jahr beinahe eben so viele, nemlich 1739. Nach unsern Beobachtungen jedoch stirbt im zweiten Jahre noch nicht der vierte Theil von der Zahl im ersten Jahr Sterbender.

Lambert hat schwerlich diesen Mangel an Uebereinstimmung übersehen; vielmehr erkennt er ihn dadurch an, dafs er von seiner Formel nachgehends keinen Gebrauch macht, selbst den nicht, zu welchem sie eigentlich aufgestellt worden; denn er interpolirt die fehlenden Werthe mittelst einer graphischen Methode.

Der zweite Versuch, die Sterblichkeit durch eine Formel darzustellen, rührt von dem berühmten Thomas Young her. [1]) Er giebt folgende

$$z = 368 + 10x - 11\{156 + 20x - x^2\}^{\frac{3}{2}} + \frac{1}{285 + 2{,}05x^2 + 2\left(\frac{x}{10}\right)^6} - 5{,}5\left(\frac{x}{50}\right)^{10} + \frac{(5{,}5)^2}{4000}\left(\frac{x}{50}\right)^{20} - 5500\left(\frac{x}{100}\right)^{40}$$

z bedeutet hier die im Alter x Sterbenden, vorausgesetzt, dafs 100000 geboren worden sind. Es bedarf keines Beweises, dafs eine solche Formel für unsere Zwecke ganz untauglich ist, da sie an Complizirtheit kaum ihres Gleichen haben dürfte. Zum Ueberflufs wird noch das Glied $\{156 + 20x - x^2\}^{\frac{3}{2}}$ für alle Lebensalter über 26 Jahre hinaus imaginär und von der Form $\sqrt{-1}$.

Aufser den beiden erwähnten Formeln, welche sich über sämmtliche Lebensjahre erstrecken, hat Littrow eine gegeben, [2]) welche die Zahl der Lebenden, jedoch nur vom 10ten Jahre ab, finden läfst:

$$y = 598{,}1673 - 8{,}417455x + 0{,}230895x^2 - 0{,}005247x^3 + 0{,}000032x^4$$

Im ersten Theil seiner Beiträge hat Lambert eine ähnliche Formel, welche noch ein sechstes Glied x^5 enthält.

---

[1]) Philos. transactions for 1826. Part III. London.

[2]) Littrow: Ueber Lebensversicherungen und andere Versorgungsanstalten. Wien 1832. pag. 52.

Wir theilen sie nicht mit, da ihr Urheber selbst keinen besondern Werth darauf gelegt hat.

Noch ein merkwürdiger Versuch, die Zahl der Lebenden, aber nur von einem gewissen Alter ab, darzustellen, rührt von B. Gompertz her. [1]) Er giebt für die Zahl der Lebenden

$$y = a \cdot m^{(n^x)}$$

wo a, m, n Constanten sind, welche durch die Beobachtungen zu bestimmen sind. Die Zahl der Geborenen wird dabei, wie man sieht, gleich am angenommen.

Allein diese Formel scheint sehr unnatürlich zu sein. Der Verfasser wendet sie auf die Northamptoner Tafel an, wie man weiſs, eine Tafel mit sehr groſser Sterblichkeit. Er setzt $a = 8441$, $m = 0{,}7404$, $n = 1{,}0261$, und so stimmt die Formel mit den Beobachtungen vom 15ten bis 60ten Jahre sehr gut. Berücksichtigt man jedoch auch die Jahre unter 15, so bleibt über die Unzulänglichkeit dieses Ausdrucks kein Zweifel. Es leben zufolge derselben im 0ten Jahr am oder 6250, und davon wäre die Hälfte zwischen dem 46ten und 47ten Jahr gestorben; somit betrüge die wahrscheinliche Lebensdauer eines Neugeborenen 46,4 Jahre. Die Formel soll jedoch die Northamptoner Beobachtungen darstellen, denen zufolge das wahrscheinliche Leben noch nicht 9 Jahre beträgt. Ferner, während die Formel 6250 Geborene annimmt, läſst sie die Zahl der einjährigen 6201 finden; d. h. es stirbt im ersten Jahr das $\frac{1}{128}$te Kind! Nach der Northamptoner Tafel starben von 1165 im ersten Jahr 300, d. h. mehr als der vierte Theil.

Stimmt die Formel mit den Beobachtungen in der ersten Jugend nicht, so giebt sie in den höchsten Altern ebenfalls keine sehr natürlichen Werthe. Ihr zufolge kann die Zahl der Lebenden nie gleich Null werden, die Menschen also bei keinem Alter ganz ausgestorben sein. Von 6250 Geborenen

---

[1]) On the nature of the function expressive to the law of human Mortality u. s. w. Philos. trans. for 1825. Part II. London.

würden nicht weniger als 162 das 100te Jahr erreichen, und im 132ten noch einer am Leben sein. Im Königreich Preufsen müfsten dann also beiläufig 12000 Personen im Alter von 100 Jahren leben. Gompertz scheint der Behauptung gar nicht abgeneigt, dafs dem menschlichen Leben kein bestimmtes Ziel gesteckt sei; so dafs, wenn es nur Menschen genug gäbe, einige davon jedes beliebige Alter erreichen könnten. Er erinnert bei dieser Gelegenheit an das Alter der Patriarchen. Darüber wird man schwerlich je entscheiden können, und den Einwand gegen Gompertz's Ausdruck entlehnen wir daher auch nicht von diesem Mangel einer Lebensgränze, sondern davon, dafs nach ihm eine Zahl von Lebenden die hohen Alter erreiche, welche ungleich gröfser ist, als selbst die übertriebensten Angaben, die man darüber besitzt.

Ueber die zuletzt angeführten Formeln wollen wir noch bemerken, dafs es für unsere Aufgabe kein Interesse hat, blofs die Zahl der Lebenden in den mittleren Altern darzustellen; das Charakteristische des Lebensverlaufes liegt gerade in der Periode unmittelbar nach der Geburt, in der Art, dafs wenn man diese Periode ausschlösse, mannichfache Formeln ausreichen dürften. So genügt in vielen Fällen schon die Annahme, die Lebenscurve sei eine gerade Linie, also $y = a - bx$ die Formel für die Lebenden. Es ist diefs eine Hypothese von Moivre, welche zu vielen Zwecken sehr brauchbar ist, und welche wir daher etwas näher zu entwickeln haben; sie wird nur dann entschieden falsch, wenn man sie auf die jüngeren Jahre anwendet.

Statt $a - bx$ kann man, der Allgemeinheit unbeschadet, auch setzen $\alpha\left\{1 - \frac{x}{\beta}\right\}$. Gesetzt nun, man wolle die Lebenscurve vom 30ten Jahre ab für eine gerade Linie annehmen, und man zählte x vom 30ten Jahre, so dafs z. B. für das 37te Jahr $x = 7$ wird. Dann ist offenbar α die Zahl der 30jährigen, wofür man a_{30} schreiben kann, und die Formel wird

$$y = a_{30}\left\{1 - \frac{x}{\beta}\right\}.$$

Auch die Bedeutung von β ist klar; β ist nichts als die Ergänzung des Alters 30 zu dem höchsten, d. h. die Anzahl Jahre, welche zum höchsten Lebensalter noch fehlen. Denn wenn man für x diese Altersergänzung setzt, so mufs $y=0$ werden. Man kann eben so gut vom 40ten Jahre ausgehen, und $y=a_{40}\left\{1-\frac{x}{\beta_1}\right\}$ setzen. Die Werthe a_{30}, a_{40}, β, β_1 nimmt man aus einer Mortalitätstafel. Nach der Kerseboomschen z. B. ist $a_{30}=507$, und da im Lebensjahre 95 alle aussterben, so wäre $\beta=66$.

Aus dem Vorhergehenden ist es einleuchtend, dafs man weit entfernt ist, das mathematische Gesetz zu kennen, welches die Sterblichkeit regiert, und dafs man auch nicht einmal einfache, leicht anwendbare Interpolationsformeln besitze. Nach vielfältigen Versuchen, die ich in der einen und andern Rücksicht anstellte, bin ich endlich glücklich genug gewesen, dasjenige Gesetz zu entdecken, wonach die Sterblichkeit regulirt ist. Es lautet so:

> Die Anzahl der Todten bis zu einem gewissen Lebensalter ist proportional der vierten Wurzel aus diesem Lebensalter.

Ist also x das Lebensalter, so ist die Summe der Verstorbenen bis zu diesem Jahre $=a\sqrt[4]{x}$. Wir werden im Folgenden zu gröfserer Einfachheit voraussetzen, dafs nur ein Mensch geboren werde, der in Bruchtheilen nach und nach absterbe; würde man 1000 Geborene annehmen, so wären die ermittelten Zahlen sämmtlich mit 1000 zu multipliziren.

Da nun bis zum Alter x $ax^{\frac{1}{4}}$ gestorben sind, so erreichen dieses Alter $1-ax^{\frac{1}{4}}$, und man hat demnach den einfachen Ausdruck für die zu Anfang x Jahr Lebenden:

$$y=1-ax^{\frac{1}{4}}.$$

Die Gröfse a ist durch die Beobachtungen zu bestimmen, und es leuchtet ein, dafs sie nichts anderes sei, als die

Sterblichkeit der Kinder im ersten Jahre, weil a die Zahl der Todten für $x=1$ bedeutet. Stirbt also von fünf Geborenen im ersten Jahr einer, so wäre $a=\frac{1}{5}$ u. s. f. Man kann jedoch a auch durch andere Beobachtungen finden; nach der Kerseboom'schen Tafel z. B. erreichen, wenn einer geboren wird, 0,627 das zwölfte Jahr. Man hat daher

$$1-a(12)^{\frac{1}{4}}=0{,}627$$

$$a=\frac{0{,}373}{12^{\frac{1}{4}}}=0{,}2004$$

welcher Werth von $\frac{1}{5}$ wenig genug verschieden ist.

Wir wollen nun zuvörderst, mit Zugrundelegung dieses Werthes von a, die Zahl der Lebenden in den verschiedenen Altern berechnen, und mit der früher mitgetheilten Tafel Kerseboom's vergleichen.

Alter	nach Kerseboom	nach der Formel	Alter	nach Kerseboom	nach der Formel
0	1000	1000	16	606	600
1	804	800	17	601	594
2	768	762	18	596	588
3	736	737	19	590	582
4	709	717	20	584	577
5	688	701	21	577	572
6	676	687	22	571	567
7	664	675	23	565	562
8	653	664	24	559	557
9	646	654	25	552	553
10	639	644	26	544	548
11	633	636	27	535	544
12	627	628	28	525	540
13	621	620	29	516	536
14	616	613	30	507	532
15	611	606	31	499	528

Man mufs gestehen, dafs diese Uebereinstimmung überraschend ist; in der Regel unterscheiden sich die beobachteten und berechneten Werthe nur um ein Jahr, und auf einen solchen Zeitraum wären auch die besten Beobachtungen fast nicht einmal sicher, da das Alter stets in vollen

Jahren genommen wird. Einzelne Abweichungen fallen aufserdem offenbar den Beobachtungen zur Last, z. B. die beim Jahre 5. Denn nach Kerseboom beträgt die Zahl der Sterbenden

im Jahre	0	196			
	1	36	im Jahre	4	21
	2	32		5	12
	3	27		6	12

Hier kommen zwischen den Jahren 3 und 6 Sprünge vor, wie sie schwerlich in der Natur der Sache liegen.

Berechnet man die Sterblichkeit der Kinder im ersten Jahre nach der Methode der kleinsten Quadrate, aus allen Beobachtungen bis zum Jahre 25, so ergiebt sich $a = 0{,}1998$.

Bis zum 25ten Lebensjahre giebt bald die Formel, bald die Beobachtung etwas mehr Lebende, wie das billigerweise nicht anders zu erwarten ist. Von da ab jedoch giebt die Formel beständig mehr Lebende, und zwar zunehmend mehr. Wir haben diefs später genauer zu untersuchen, und wollen daher hier nur vorläufig bemerklich machen, dafs das angegebene Verhältnifs nothwendig ist. Die Formel $1 - \frac{1}{5}x^{\frac{1}{4}}$ kann unmöglich bis in die höchsten Lebensalter gelten; damit sie Null werde, müfste $x^{\frac{1}{4}} = 5$ oder $x = 5^4 = 625$ sein. Das heifst, das Menschengeschlecht würde erst mit diesem Jahre vollkommen ausgestorben sein. Man sieht hieraus schon, dafs vom 25ten, 30ten Jahre ab, ein weiteres Glied zu $ax^{\frac{1}{4}}$ treten müsse, welches in dem ersten Drittel oder Viertel des Lebens ganz unbedeutend ist, für gröfsere Werthe von x jedoch bedeutender wird, und das Leben in der Nähe des 90ten Jahres beschliefse, wie diefs Regel ist.

Nach der Formel $y = 1 - ax^{\frac{1}{4}}$ berechnet man leicht die wahrscheinliche Lebensdauer eines Neugeborenen. Man hat zu dem Ende für x die Bedingung:

$$1 - ax^{\frac{1}{4}} = \tfrac{1}{2}$$

woraus $$x = \left(\frac{1}{2a}\right)^4$$

Hier hat man für a diejenigen Werthe zu setzen, welche die Tabellen ergeben. Es steht a priori zu erwarten, dafs zwischen dem auf diese Weise berechneten und dem nach den Beobachtungen stattfindenden, wahrscheinlichen Leben, eine Uebereinstimmung sein werde, weil, wie wir in dem Abschnitt „Critik der Halley'schen Methode" nachgewiesen haben, die gewöhnlichen Tafeln berichtigt werden könnten, wenn man die Zahl der in den verschiedenen Altern Sterbenden oder Lebenden mit gewissen Factoren multiplizirte. Von diesen Factoren, die man freilich nicht kennt, ist doch im Allgemeinen anzunehmen, dafs sie innerhalb eines gewissen Zeitraums von vielleicht 15 bis 20 Jahren nicht sehr von einander abweichen werden, und wenn diefs der Fall ist, dann haben sie auf die Dauer des wahrscheinlichen Lebens einen geringen Einflufs, sofern dasselbe 15 oder 20 Jahre nicht überschreitet. Obgleich demnach diese Lebensdauer in den meisten Tafeln falsch ist, so rührt der Fehler doch gröfstentheils von der Sterblichkeit der Kinder im ersten Jahre her, welche diese Tafeln übertreiben. Folgt man aber dieser Sterblichkeit, und bestimmt demgemäfs a, so wird in die Formel derselbe Fehler eingeführt als in die Tafeln, und sobald jene naturgemäfs ist, so wird sie für die fragliche Gröfse nahe denselben Zeitraum finden lassen. Wie sehr diefs der Fall ist, lehrt die folgende Zusammenstellung. (Die gebrauchten Tafeln sind gröfstentheils bekannt genug, um ein genaueres Citiren überflüssig zu machen; die über Böhmen rührt von Stelzig her, die über Ostpreufsen habe ich aus 30jährigen Beobachtungen berechnet, und die von Burdach findet sich im dritten Bande seiner Physiologie, als Mittelwerth mehrerer anderer Tabellen.)

	Sterblichkeit der Kinder a	wahrscheinliches Leben beobachtet	wahrscheinliches Leben berechnet
Böhmen	0,350	5 Jahr	4,2 Jahr
Ostpreufsen	0,284	8	9,6
London (Hodgson) . . .	0,290	8	8,8
Baumann	0,273	10,7	11,3
Süfsmilch.	0,250	18	16

	Sterblichkeit der Kinder a	wahrscheinliches Leben	
		beobachtet	berechnet
Baumann	0,245	18 Jahr	17,3 Jahr
—	0,241	21	18,5
Belgien	0,225	25	24,4
Burdach Kollectivtabelle	0,222	24	25,7
Schweden (Wargentin) .	0,209	35	32,8

Hier findet also fast eine Identität zwischen Beobachtung und Rechnung statt, obgleich das wahrscheinliche Leben zwischen 5 und 35 Jahren schwankt. Man bedenke dabei, dafs die bisherige Formel nur eine Constante a enthält. Nach Lambert's oben angeführter Formel findet sich dagegen für $a = 0{,}185$ ein wahrscheinliches Leben von nur 15 Jahren!

Ich gestehe übrigens gern, dafs diese grofse Uebereinstimmung bei Tafeln, die so gewifs unrichtig sind, einigermafsen mehr zufällig als reell genannt werden mufs. Ein Beispiel hierüber aus der Wargentin'schen Tafel. Betrachtet man die Zahl der Lebenden in den Jahren vom 15ten ab, dann ergiebt sich die Sterblichkeit der Kinder im ersten Jahre nahe so grofs, als wir sie nach den gewöhnlichen Angaben angenommen haben, und wenn man z. B. von dem Resultat ausgeht, dafs nach dieser Tafel die Hälfte der Geborenen im Jahr 35 ausgestorben sei, so würde man für a den sehr wenig verschiedenen Werth: 0,2056 finden. Inzwischen werden wir später zeigen, dafs mit gehöriger Berücksichtigung der Todtgeborenen dieser Werth sich gleich 0,2466 findet. Daher besteht diese Tafel schon in den Jahren bis 35 aus zwei mit einander ganz unverträglichen Elementen, und verdient ein geringes Zutrauen. Die Uebereinstimmung in der Dauer des wahrscheinlichen Lebens ist in diesem Falle also ganz zufällig; in den übrigen Fällen des vorigen Vergleichs jedoch, wo diese Dauer kleiner ausfällt, ist aus Gründen, die vorher angegeben worden, eine Uebereinstimmung von mehr Gewicht, da sie selbst bei Tafeln, welche wegen der zunehmenden Bevölkerung an sich unrichtig sind, erwartet werden kann.

Wie bereits in dem Abschnitt: Critik der Halley'schen Methode (pag. 121) angeführt worden, hat Bienaymé gefunden, dafs von **1000** in Frankreich Geborenen **608,8** das **20**te Jahr erreichen; er hat die Wichtigkeit dieses, obwohl nur partikulären Resultats, so vollkommen erkannt, dafs er die Absicht gehabt zu haben scheint, die Zuverlässigkeit der benutzten Beobachtungen amtlich bescheinigen zu lassen. Vergleichen wir sein Resultat mit der Formel $1-\frac{1}{5}x^{\frac{1}{4}}$. Wenn wir annehmen, dafs in Frankreich $\frac{1}{20}$tel der Geborenen todt zur Welt komme, so würde Bienaymé gefunden haben, dafs von **1050** Geborenen (inclusive der Todtgeborenen) **608,8** oder von **1000** **579,8** das **20**te Jahr erreichen. Die Formel giebt dafür **577,1**!

Wir wollen jetzt diese letztere auf die Sterblichkeit in den ersten Monaten, ja in den ersten Tagen nach der Geburt anwenden. Man besitzt hierüber einige Angaben, welche wegen der Schwierigkeit der Beobachtungen nicht ganz zuverlässig sein werden; wenn jedoch auch hier die Formel sich den Beobachtungen möglichst anschliefst, dann ist es wohl keine Frage, dafs sie der wahre Ausdruck eines Naturgesetzes sei. Ich bin bei dieser Untersuchung auf folgenden merkwürdigen Satz gekommen:

Die Zahl der Todtgeborenen ist nahe gleich der Sterblichkeit in den ersten **24** Stunden nach der Geburt.

Da $ax^{\frac{1}{4}}$ die Zahl der Todten bis zum Jahre x angiebt, so ist $a(\frac{1}{365})^{\frac{1}{4}}$ die Zahl der Todten am ersten Tage. Nimmt man a, wie bisher gleich $\frac{1}{5}$, so erhält man für die letztere Zahl **0,0458**, d. h., wenn einer geboren worden, so stirbt davon innerhalb der ersten **24** Stunden **0,0458**, oder von **21,9** Geborenen stirbt einer.

Für $a = 0{,}220$ stirbt am **1**ten Tage $\frac{1}{19,9}$ der Geborenen,
$= 0{,}230$ - - - - $\frac{1}{19}$ - -
$= 0{,}250$ - - - - $\frac{1}{17,5}$ - -

Diese Zahlen stellen jedoch sehr nahe das Verhältnifs der Todtgeborenen zu den Geborenen dar, wie es die bisherigen Beobachtungen ergeben.

Verhältnifs der Todtgeborenen zu den Geborenen.

Würtemberg 1821—25 . . .	1 : 20,
Dänemark 1828	1 : 24,7
Schleswig 1826	1 : 21,7
Lüneburg 1820—22	1 : 20,
Königreich Sachsen 1837 . .	1 : 21,7
Königsberg 1835—38 . . .	1 : 23,9
Kopenhagen 1826	1 : 17,
Breslau 1818	1 : 21,
Leipzig 1801—25	1 : 17,7
Hamburg 1820—27	1 : 16,
Berlin 1764—69	1 : 20,2
— 1785—1821	1 : 19,5
Harlem 1821—26	1 : 17,5
Paris 1804—14	1 : 22,1
Philadelphia 1827—30 . . .	1 : 23,8

Ein ähnliches Verhältnifs findet auch in den grofsen Gebäranstalten statt. In der zu Wien[1]) war 1801—29 das fragliche Verhältnifs $\frac{1}{22}$; in der zu Dublin[2]) 1757—1824 $\frac{1}{17,2}$. Bei Beobachtungen aus grofsen Ländern kann es wohl nicht anders sein, als dafs viele Todtgeborene den Listen entgehen, wodurch ihr Verhältnifs zu gering wird. So kamen in Preufsen[3]) 1820—34 auf 7593017 Geborene nur

[1]) Meifsner, Forschungen des 19ten Jahrhunderts im Gebiet der Geburtshülfe Leipzig. Theil 4. pag. 299.

[2]) Gerson und Julius Magazin. Bd 12. pag. 30.

[3]) Medizin Zeitung, herausg. vom Vereine u s. w November 1835.

257068, d. h. nur $\frac{1}{29,5}$tel Todtgeborene. In Westflandern[1]) soll diefs Verhältnifs 1827 — 30 auf dem Lande gar nur $\frac{1}{38,2}$ gewesen sein, wogegen es in den Städten dieser Provinz $\frac{1}{20,4}$ betrug. Einer geringeren Genauigkeit noch hat sich dieses Verhältnifs in Böhmen[2]) und überhaupt in Oesterreich zu erfreuen; es soll daselbst nur $\frac{1}{64}$ und $\frac{1}{85}$ betragen! Wegen solcher unvollständigen Beobachtungen ist es schon sehr wünschenswerth, die einfachen Gesetze dieser Sphäre zu kennen; es sind die besten und oft die einzigen Waffen, dergleichen Angaben zurückzuweisen, denen man sonst sehr blofsgestellt ist.

Schübler und Stimmel haben die ganz interessante, hieher gehörige Bemerkung gemacht, dafs das Verhältnifs der Todtgeborenen, bei zunehmender Genauigkeit der Listen immer gröfser werde. Es betrug zu Stuttgart

1700 — 1709	1:39,4
1710 — 1719	35,8
1750 — 1769	29,4
1770 — 1789	27,3
1790 — 1811	25,1
1812 — 1822	22,9
1823 — 1833	19,1

Die Erfahrung hat es überall bestätigt, dafs unter den Todtgeborenen mehr Knaben als Mädchen sind. Es rührt diefs zunächst von zwei Ursachen her: von der gröfseren Zahl männlicher Geburten überhaupt, und von ihrer gröfseren Sterblichkeit unmittelbar nach der Geburt. Wir wollen annehmen, dafs auf 100 Mädchen 106 Knaben geboren würden, dafs die Sterblichkeit der Mädchen im ersten Jahre a_w, der Knaben a_m betrage. Nach dem obigen Satz ist die Zahl der todtgeborenen Kinder proportional dem Werthe von a, also wird man haben:

todtgeborene Knaben $106 \cdot a_m \cdot C$
todtgeborene Mädchen $100 \cdot a_w \cdot C$,

---

[1]) Quetelet: sur l'homme etc. pag. 129.

[2]) Meifsner Forschungen, ibid. pag. 295.

wo C eine Constante $=\sqrt[4]{\frac{1}{365}}$ ist. Das Verhältnifs beider ist demnach $1,06\frac{a_m}{a_w}$, und da a_m gröfser als a_w, so ist der letztere Werth gröfser als 1,06, oder es müssen mehr todtgeborene Knaben zur Welt kommen, als aus dem blofsen Geschlechtsverhältnifs folgen würde. Die Sterblichkeit beider Geschlechter ist bis jetzt wenig bekannt; inzwischen wollen wir versuchen, sie für die ersten Jahre der Jugend aus dem Geschlechtsverhältnifs der Todtgeborenen abzuleiten.

In Paris wurden 1823—1832 todt geboren: [1]) Knaben 8916, Mädchen 7274. Das Geschlechtsverhältnifs bei der Geburt betrug dort überhaupt 1,040. Man hat daher

$$\frac{8916}{7274} = 1,04 \cdot \frac{a_m}{a_w}$$

und hieraus $\frac{a_m}{a_w} = 1,179$

d. h. wenn von einer bestimmten Zahl Mädchen 100 im ersten Jahr sterben, so müfsten von derselben Zahl Knaben 117,9 sterben.

In Dänemark [2]) wurden 1828 todt geboren: Kn. 882, M. 690, und da das Geschlechtsverhältnifs bei der Geburt in demselben Jahre 1,059 betrug, so findet sich für das Sterbeverhältnifs beider Geschlechter oder $\frac{a_m}{a_w} = 1,207$.

Im Königreich Sachsen [3]) kamen 1837 todt zur Welt: 1720 Kn., 1260 M.; das Verhältnifs der Geschlechter bei der Geburt betrug in demselben Jahre 1,055. Hieraus ergiebt sich $\frac{a_m}{a_w} = 1,293$.

Endlich waren in Preufsen 1820—34 147705 todtgeborene Knaben und 109363 Mädchen, woraus $\frac{a_m}{a_w} = 1,275$.

---

[1]) Quetelet: sur l'homme etc. pag. 133.

[2]) Quetelet u. s. w., übersetzt von Riecke. pag. 115.

[3]) Mittheilungen des sächsischen statistischen Vereins, 10te Lieferung. Preufs. Staatszeitung 1838. No. 308.

Was die directen Beobachtungen über die Sterblichkeit beider Geschlechter betrifft, so besitzt man darüber bis jetzt nur wenige. Nach Finlaison [1]) sterben auf 100 Frauen: 109 Männer in Holland, 111,8 zu Chester, 107 zu Montpellier, 112 zu Amsterdam. Diese Verhältnisse sind kleiner, als wir durch die Berechnung aus den Todtgeborenen gefunden haben. Allein das ist natürlich; denn Finlaison's Angaben beziehen sich auf die durchschnittliche Sterblichkeit aller Lebensalter, und diese nähert sich für beide Geschlechter der Gleichheit wahrscheinlich mehr, als ihrer Sterblichkeit in den ersten Jahren.

In Bezug auf diese letztere führen wir folgende Beobachtungen an. In Preufsen [2]) starben 1820—34 im ersten Jahr, inclusive Todtgeborene, von 1000 geborenen Knaben 220,9, von eben so vielen Mädchen 187,4. Hieraus ergiebt sich $\frac{a_{m'}}{a_w} = 1,179$, also eben so grofs, wie aus den Todtgeborenen zu Paris berechnet worden ist. In Berlin starken nach Süfsmilch (Theil 2. pag. 317) auf 100 Mädchen 123,8 Knaben, inclus. Todtgeborene. Berücksichtigt man das Uebergewicht männlicher Geborenen im Verhältnifs von 1,069, so sterben auf 100 Mädchen 115,8 Knaben, nach Wargentin 109, nach Baumann 117,7. Auch diese Verhältnisse sind kleiner als die, welche die Todtgeborenen in Sachsen, Dänemark und Preufsen so eben haben finden lassen. Daher ist die gröfsere Zahl männlicher, todt zur Welt kommender Kinder keine blofse Folge des Uebergewichtes dieses Geschlechts bei der Geburt, verbunden mit ihrer gröfseren Sterblichkeit nachher, und man bedarf zur Erklärung dieser Thatsache der Annahme, dafs bei dem Act der Geburt irgend ein Umstand, etwa, wie man angegeben hat, die gröfsere Aussbildung des männlichen Körpers, den Knaben vorzugsweise verderblich sei.

[1]) On the evidence and elementary facts, on which the tables of live annuities are founded London 1829.

[2]) Preufs. Staatszeitung 1835. No. 323.

Der Satz, dafs die Zahl der Todtgeborenen der Sterblichkeit am ersten Tage nahe gleich kommt, scheint auch bei manchen Thierklassen stattzufinden. Einige Beobachtungen aus der Provinz Ostpreufsen, die ich besitze, sind zwar an sich zu gering, um die Frage einer scharfen Prüfung unterwerfen zu können; allein sie dienen vielleicht dazu, für diese Art Untersuchung Theilnahme zu erwecken. Ich selbst hoffe dergleichen Untersuchungen später in gröfserem Maafsstabe benutzen zu können, und ich gestehe, es scheint mir wahrscheinlich, dafs ein so einfaches Gesetz, wie die vierte Wurzel, nicht blofs bei den Menschen gelten möchte.

In der Domäne Kleinhof bei Tapiau wurden 1828—1838 geboren **603** Kälber, darunter **59** oder $\frac{1}{10,2}$ Todtgeborene. Von den **603** Geborenen wurden **117** bald nach der Geburt theils verkauft, theils geschlachtet; daher bleiben **486**, von denen im ersten Jahr inclusive der Todtgeborenen **203** starben. Hieraus ergiebt sich $a = 0,418$, und mit diesem Werthe findet man die Sterblichkeit am ersten Tage $= \frac{1}{10,5}$, also fast genau so grofs als die Zahl der Todtgeborenen. Inzwischen kann auf diese Uebereinstimmung kein allzu grofses Gewicht gelegt werden, weil, abgesehen von der geringen Zahl der Beobachtungen, die Verkauften und Geschlachteten eine Unsicherheit hervorbringen, indem sie bei der Berechnung von a als gar nicht geboren, fortgelassen, und daher auch die Todtgeborenen entsprechend vermindert werden mufsten. Ich füge noch hinzu, dafs, bei dem ermittelten Werthe von a, das wahrscheinliche Leben beim Rindvieh nur etwas über **2** Jahre betragen würde.

Von Pferden wurden in derselben Domäne 1829—38 geboren **449**, darunter todt geboren $29 = \frac{1}{15,5}$. Hieraus ergiebt sich die Sterblichkeit der Pferde im ersten Jahre **0,282**. Demgemäfs müfsten im ersten Jahre von **449** Füllen **127** sterben; es starben jedoch nur **94**. Das wahrscheinliche Leben der Pferde betrüge für den gefundenen Werth von a, **9,83** Jahre. —

Aus dem Bisherigen ist es einleuchtend, dafs bei der Anwendung der Formel auf beobachtete Werthe, die Zahl der Todtgeborenen nicht übergangen werden darf; dieselben müssen vielmehr einmal unter die Zahl der Geborenen und dann unter die am ersten Tage Verstorbenen aufgenommen werden. Uebersieht man diefs, so würde zwischen den beobachteten und berechneten Werthen keine Uebereinstimmuug sein. Nimmt man nun a zu $\frac{1}{5}$ an, so giebt $ax^{\frac{1}{4}}$, vorausgesetzt, dafs einer geboren worden:

bis zum Ende des	Verstorbene	Lebende
1ten Tages	0,0458	0,9542
2 - -	,0544	,9456
3 - -	,0602	,9398
1ten Monats	,1075	,8925
2 - -	,1278	,8722
3 - -	,1414	,8586
4 - -	,1520	,8480
5 - -	,1607	,8393
6 - -	,1682	,8318
7 - -	,1748	,8252
8 - -	,1807	,8193
9 - -	,1861	,8139
10 - -	,1911	,8089
11 - -	,1957	,8043

Die im ersten Vierteljahr Lebenden sind Fig. 4. graphisch dargestellt. Man sieht, dafs es ein und dasselbe Gesetz ist, welches an den ersten Tagen nach der Geburt eine so grofse Sterblichkeit verursacht, und in späterer Zeit eine verhältnifsmäfsig so viel geringere, und daraus folgt dann, dafs die beträchtliche Sterblichkeit der Kinder nicht von zufälligen Ursachen herrührt, sondern nothwendig ist.

Was den Vergleich dieser Resultate mit den Beobachtungen betrifft, so wird es zweckmäfsig sein, sich von dem Werthe a ganz unabhängig zu machen, indem man das Verhältnifs der Sterblichkeit z. B. in den zwei oder drei ersten Monaten zu der im ersten Monat sucht. Die Zahl der Todten beträgt in den ersten beiden Monaten nach der Geburt $a(\frac{2}{12})^{\frac{1}{4}}$, im ersten Monat $a(\frac{1}{12})^{\frac{1}{4}}$. Das Verhältnifs beider ist unabhängig von a und gleich $2^{\frac{1}{4}} = 1{,}189$; eben so ist das Verhältnifs der drei ersten Monate zum ersten: $3^{\frac{1}{4}} = 1{,}316$ u. s. f.

Um diefs Verfahren auf die Beobachtungen Quetelet's über ganz Belgien [1]) anzuwenden, haben wir zuerst die Zahl der Todtgeborenen zu ermitteln, welche nicht hinzugerechnet worden sind. Sie sind auch nicht beobachtet worden, und es findet sich hierüber nur die Angabe, dafs in den Städten Westflanderns auf 5424 Geburten 266 Todtgeborene kämen, im übrigen Theile der Provinz 383 auf 14637. Demnach kämen auf 1000 Geborene etwa 324 Todtgeborene. Nach Quetelet lebten dann zu 0 Jahren (incl. Todtgeborene) 10324, am Ende des ersten Monats 9040, des zweiten 8794 u. s. w. Die nachstehende Tafel enthält unter der Ueberschrift „beobachtet", die Verhältnisse der Gestorbenen zu denen im ersten Monat.

Verhältnifs der Todten in Belgien.

in den	beobachtet	berechnet
ersten 2 Monaten	1,192	1,189
- 3 -	1,328	1,316
- 4 -	1,442	1,414
- 5 -	1,531	1,495
- 6 -	1,613	1,565
ersten Jahre . . .	2,002	1,861
- 5 Jahren	3,177	2,783
- 10 -	3,501	3,310
- 15 -	3,676	3,663
- 20 -	3,877	3,937
- 25 -	4,145	4,162
- 30 -	4,397	4,356

Wenn man erwägt, dafs die Sterblichkeit in den ersten Monaten nach der Geburt auch von der Witterung und der

[1]) am angef. Orte pag. 170.

ungleichen Zahl der Geburten in den einzelnen Monaten nothwendig affizirt sein mufs, so wird man nicht anstehen, die Uebereinstimmung überaus gut zu finden. Innerhalb des ersten Jahres giebt die Beobachtung durchgängig ein etwas gröfseres Verhältnifs als die Rechnung. Diefs rührt zum Theil wohl davon her, dafs wir die Zahl der Todtgeborenen (324 auf 10000 Geborene), aus Mangel an eigentlichen Datis, zu klein angenommen haben.

Aus Genf besitzt man zwei Reihen von Beobachtungen [1]), die für unsern Zweck zu gebrauchen sind; die erstere von Odier erstreckt sich über die Jahre 1801—13, die zweite von Mallet enthält die Sterbefälle von 1814—33. Nur geben sie beide verschiedene Werthe; namentlich kommen nach Mallet 646 Todtgeborene auf 10925 lebend Geborene, nach Odier dagegen auf 9485 Geborene überhaupt, nur 374 Todtgeborene. Die erstere Zahl von todt zur Welt kommenden Kindern ist zu grofs; auch giebt Mallet selbst ein Paar Umstände an, wodurch sie zu grofs ausfallen mufste; z. B. sind dazu 57 Kinder, die bei der Geburt nicht sechs Monat alt gewesen, gerechnet worden, die unserer Absicht ganz fremd sind. Es schien mir daher am rathsamsten, bei der Angabe Odier's wegen der Todtgeborenen zu bleiben, und auf die 10925 von 1814—33 Geborenen demgemäfs nur 431 solcher zu rechnen. Mit dieser Veränderung ergeben die Beobachtungen beider Autoren dann übereinstimmende Resultate.

Es starben

in	nach Mallet	nach Odier
dem ersten Monat	1178	1122
den 2 - -	1344	
- 3 - -	1427	1399
- 6 - -	1600	
dem ersten Jahr	1942	1885
den 2 - -	2378	2317

[1]) Ann. d'Hyg. Janvier 1837. Band XVII.

Vergleicht man auch hier die Summe der Todten in den verschiedenen Zeiträumen mit der im ersten Monat, so ergiebt sich

Verhältnifs der Todten in Genf.

in den	nach Mallet	nach Odier	Formel
ersten 2 Monaten	1,141		1,189
- 3 -	1,212	1,248	1,316
- 6 -	1,358		1,565
- Jahr	1,648	1,681	1,861
- 2 Jahren	2,018	2,065	2,213

(Die hier in der zweiten Columne mitgetheilten Zahlen sind um eine kleine Gröfse von denen verschieden, die ich in Burdach's Physiologie, 3. Bd. pag 638, angegeben habe, da sich nachgehends ein Druckfehler in den Genfer Beobachtungen gefunden hat.)

In den drei ersten Tagen nach der Geburt sterben nach Odier, die Todtgeborenen stets mitgerechnet, 654; nach ein und drei Monaten, wie schon angeführt, 1122 und 1399, innerhalb der ersten fünf Jahre 2812. Vergleicht man diese Zahlen von Todten mit der in den drei ersten Tagen, so erhält man folgende Verhältnisse:

	1,716	2,140	4,299
nach der Formel:	1,778	2,359	4,966

Im Allgemeinen sind von diesen Verhältnissen die berechneten stets gröfser als die beobachteten, und diefs, glaube ich, rührt von den unehelichen Kindern her, die in der ersten Jugend einer übermäfsig grofsen Sterblichkeit unterliegen, und die man defshalb mit den übrigen nicht zusammenstellen sollte. Begreiflich wird dieser Umstand in Städten einen gröfsern Einflufs üben, als auf die Beobachtungen über ganze Länder, und so zeigt es sich auch bei der Carlisler Sterblichkeitstafel. Obgleich ihre Resultate sich der Formel viel besser anschliefsen, als die Genfer Beobachtungen, so sind doch auch hier die berechneten Verhältnisse meistens etwas gröfser als diejenigen, welche die Beobachtungen finden lassen. Ich setze die Zahl der Todtgeborenen in Carlisle gleich $\frac{1}{20}$tel der Geborenen, und dann ergiebt sich für die Zahl der Todten:

in	Zahl der Todten	Verhältnifs der Todten	
		beobachtet	berechnet
dem ersten Monat	1033		
den 2 - -	1187	1,149	1,189
- 3 - -	1274	1,234	1,316
- 6 - -	1530	1,481	1,565
- 9 - -	1785	1,728	1,732
- 12 - -	2039	1,974	1,861

Endlich habe ich noch die Sterblichkeit, wie sie in der Hauptstadt Cuba's, in Havana 1825—29 beobachtet worden ist, [1]) mit der Formel verglichen. Unter der freien Bevölkerung starben daselbst 0 bis 3 Monat 986 (ehelich)

0 - 1 Jahr 1686 -

0 - 3 - 2308 -

Die Zahl der Todtgeborenen ist nicht angegeben; ich setze dieselbe nach den gewöhnlichen Erfahrungen = 700, und dann ergiebt sich die Sterblichkeit im Verhältnifs zu der in den drei ersten Monaten:

im ersten Jahr 1,464, berechnet 1,414

in drei Jahren 1,889, - 1,861

Ich glaube die bisherigen Untersuchungen dahin abschliessen zu können, dafs durch sie die Gültigkeit der Formel $1 - ax^{\frac{1}{4}}$ in diesen Stadien des Lebens aufser allem Zweifel gesetzt werde.

Wir kommen nunmehr zur Bestimmung der Sterblichkeit in den Altern über 30 Jahre. Vorher jedoch ist noch einiges über die gewöhnlichen Mortalitätstafeln zu sagen,

[1]) Gerson und Julius Magazin. Bd. 27. pag. 22.

und zwar zuerst, um gegen den Gründer unserer Wissenschaft nicht undankbar zu sein, über

1. die alte Halley'sche Tafel, die früheste, welche wir besitzen.[1]) Sie hat es mit der Sterblichkeit zu Breslau in den Jahren 1687—91 zu thun, und ist keinesweges eine der schlechteren; vielmehr gehört sie zu den besseren, die uns die Beobachtungen bis jetzt an die Hand gegeben haben, und steht bis zum 30ten Jahre der Kerseboom'schen Tafel kaum nach. Folgender Vergleich wird diefs beweisen.

Lebende.

Alter	nach der Formel	nach Halley	nach Kerseboom
4	717	732	709
9	654	661	646
14	613	628	616
19	582	598	590
24	552	567	559
29	536	531	516

Durch diese Tafel würde man also eine richtigere Vorstellung von der Sterblichkeit der Menschen erhalten haben, als durch die Tafeln von Süfsmilch und Duvillard. Sie lehrt z. B., dafs die Hälfte der Geborenen im 33ten Jahre gestorben ist, welches wenig von der Wahrheit abweicht. Obgleich sie aber beim 5ten Jahr schon ziemlich gut übereinstimmt, so giebt sie doch für die früheren Jahre seltsame Werthe, z. B. sterben ihr zufolge von 1000 Geborenen im ersten Jahr nur 145![2]) In den höheren Lebensaltern giebt

[1]) Edm. Halley: an Estimate of the degrees of Mortality of Mankind, drawn from curious tables of the births and funerals of the city of Breslaw, with an attempt to ascertain the price of annuities upon lives (Phil. trans. London for 1693. pag. 596).

[2]) Anmerkung. Die Autoren sind defshalb bei dieser Tafel in Ungewifsheit, und einige nehmen an, dafs die Zahl der Lebenden nicht vom Jahre 0, wie gewöhnlich, sondern vom Jahre 1 anfange. In der Tafel steht freilich als Altersüberschrift der unbestimmte Ausdruck

diese Tafel zu wenig Lebende, in welchem Falle sich übrigens auch die Kerseboom'sche befindet.

2. Die Tafel Wargentin's über die Frauen in Schweden. Es starben ihr zufolge von 1000 Geborenen 209 im ersten Jahr, und mit einer solchen Sterblichkeit wäre eine Uebereinstimmung mit den Resultaten der Formel zu erwarten. Allein es sind zuvörderst die Todtgeborenen in Anschlag zu bringen. Nach Wargentin sollen sie nur $\frac{1}{37}$tel der Geborenen betragen; diefs ist offenbar zu gering, und nun findet auch zwischen den Zahlen seiner Tafel und der Formel keine Uebereinstimmung statt. Nimmt man aber die Zahl der Todtgeborenen zu $\frac{1}{20}$tel an, so fände sich die Sterblichkeit im ersten Jahr 0,2466, und somit tritt diese Tafel, mindestens für die erste Jugend, in die Categorie der von Süfsmilch, Duvillard, überhaupt in die Categorie derer, welche die Sterblichkeit übertreiben, und bei denen es fruchtlose Mühe wäre, sie mit der Formel im Detail der einzelnen Jahre zu vergleichen.

3. Die Carlisler Tafel. Sie hat die Zahl der Todtgeborenen ausgeschlossen, und ist daher ebenfalls unmittelbar nicht zu gebrauchen. Ich nehme wie schon vorher an, dafs die letzteren $\frac{1}{20}$tel der Geburten betragen haben, dann ergiebt sich die Sterblichkeit im ersten Jahr 0,1942, und nachdem diese Correction angebracht worden, folgender Vergleich:

---

current year; es läfst sich jedoch zeigen, dafs darunter der Anfang des Jahres, nicht das Ende desselben zu verstehen sei. Auch ist es fast eben so unwahrscheinlich, dafs von 1000 Geborenen 145 im zweiten Jahre sterben, als im ersten. Unbegreiflicher Weise ist übrigens die Tafel in den ersten Jahren nach der Geburt mit den Worten des Textes in gar keiner Uebereinstimmung. Bei so bewandten Umständen schien es am zweckmäfsigsten, bei den Angaben der Tafel stehen zu bleiben.

Alter	nach der Formel	Carlisle
5	701	664
10	644	615
15	606	600
20	577	580
25	553	560
30	532	537
35	514	511

Demnach hat diese Tafel anfangs zu wenig Lebende, von dem 15ten Jahr jedoch ab stimmt sie mit der Formel überaus gut.

Umgekehrt verhält es sich

4. mit der Tafel über Genf nach den Beobachtungen von Odier, zufolge welcher die Sterblichkeit im 1ten Jahr 0,1987 beträgt. Diese Beobachtungen sind in der ersten Jugend, wie wir gesehen haben, sehr brauchbar; allein in den späteren Jahren geben sie die Zahl der Lebenden zu grofs. Es leben im 5ten Jahr 704, im 10ten 668, im 20ten 615, im 30ten 550,

nach der Formel:

im 5ten Jahr 701; im 10ten 644, im 20ten 577, im 30ten 532.

Bei einer Stadt wie Genf, welche von Aufsen Zuwachs erhält, der Sammelplatz so vieler Fremden ist, kann es nicht befremden, wenn Resultate aus den blofsen Sterberegistern mit einem Gesetz nicht besonders übereinstimmen wollen; auch braucht man nur die Tafel näher anzusehen, um sich zu überzeugen, dafs sie offenbare Unregelmäfsigkeiten jeglicher Art enthält. —

Aus dem Vergleiche, welcher vorher in Bezug auf die wahrscheinliche Lebensdauer angestellt worden, geht hervor, dafs das einfache Glied $ax^{\frac{1}{4}}$ die Summe der Todten ungefähr bis zum 30ten Jahre, und demgemäfs die Zahl der bis dahin Lebenden mit einer so grofsen Genauigkeit darstelle, als man von den bisherigen Beobachtungen über Volksmengen, die Schwankungen aller Art ausgesetzt sind, nur erwarten konnte. Ich wählte als Typus hauptsächlich die

Tafel Kerseboom's, und sie scheint in der That des Lobes würdig, welches Déparcieux ihr ertheilt hat (Süfsmilch, Th. 2. pag. 310). Süfsmilch selbst ertheilt ihr diefs Lob im Allgemeinen nicht, vielmehr hält er Kerseboom's Zahlen, was das erste Drittel des Lebens anbetrifft, für ganz unbrauchbar, da sie mit den Zahlen seiner eigenen Tabelle durchaus nicht übereinstimmen. Diefs aber ist nothwendig; denn da Süfsmilch's Mortalitätstafel aus zunehmenden Bevölkerungen entstanden ist, und eine viel zu grofse Sterblichkeit ergiebt, so kann eine richtige Tafel mit der seinigen nicht wohl übereinstimmen. Süfsmilch läfst aus seinen Listen ein Paar epidemische Jahre fort, er betrachtet nur Landleute; allein es hilft nicht, seine Zahlen geben stets weniger Lebende als die von Kerseboom. Vom 35ten Jahre ab ertheilt er jedoch dieser Tafel alles Lob; über dieses Alter hinaus findet er mit der seinigen eine Uebereinstimmung, die, wie er sagt, alle seine Erwartungen übertroffen habe. Er leiht ihr demzufolge von diesem Jahre ab bis zum 70ten eine Brauchbarkeit für ganze Provinzen.

Aber gerade das, was Süfsmilch an den Kerseboomschen Zahlen so Uebereinstimmendes fand, mufste sie für unsern Zweck nothwendig in demselben Zeitraum als verdächtig erscheinen lassen. In der völligen Ungewifsheit, in welcher die gewöhnlichen Mortalitätstafeln über die Gesetze des Sterbens lassen, so dafs man nicht sagen konnte, ob die Hälfte der Geborenen beim 20ten oder 40ten Jahre gestorben sei, war es nöthig, diejenigen Beobachtungen vorzugsweise zu beachten, welche günstige Werthe für die Mortalität geben. Wenn die Bevölkerungen Europa's im vorigen Jahrhundert und in diesem abgenommen hätten, so würde man sich umgekehrt in der Nothwendigkeit befunden haben, die ungünstigsten Tafeln anzuwenden. So aber empfahlen sich zu dem vorliegenden Zweck die Tafeln von Kerseboom und Déparcieux. Die letztere jedoch, welche Déparcieux 1746 aus 9360 Tontiniten bildete, fängt erst einige Jahre nach der Geburt an, bleibt also gerade über eine der wichtigsten Gröfsen, die Sterblichkeit der Kinder im ersten Jahr, Auskunft schuldig, und Florencourt's Ergänzung der Tafel [1]) für diese Jahre ist nicht besonders geschickt, da er von 1000 Kindern 255 im ersten Jahre sterben läfst, welches mit der Sterblichkeit in den späteren Jahren ganz unverträglich ist. Aufserdem sagt Bienaymé über diese Zahlen, dafs sie sogar für die Jahre bis 40 eine beträchtliche Ungewifsheit lassen, wahrscheinlich wegen der geringen Menge von Beobachtungen, welche Déparcieux besafs; wir werden nachher sehen, in wie fern diese Behauptung richtig ist. Somit blieben vornehmlich die Kerseboom'schen Zahlen. Wenn diese jedoch vom 35ten Jahre ab mit Süfsmilch's Zahlen übereinstimmen, dann wird man sie von diesem Jahre ab verlassen müssen, und nicht hoffen können, durch sie die Aufgabe für die höheren Alter zu lösen. Eine andere Betrachtung führt zu demselben Resultat. Obgleich über die Volksmenge in Belgien, oder in einzelnen Provinzen dieses Königreichs keine älteren Beobachtungen existiren, welche Quetelet sonst sicherlich angeführt haben würde, so kann man doch nicht bezweifeln, dafs dieses Land 50 oder 60 Jahre zurück eine kleinere Bevölkerung gehabt habe, als jetzt. Giebt man diefs zu, so läfst sich leicht zeigen, dafs Kerseboom's Tafel für die höheren Lebensalter zu wenig Lebende gebe, weil sie nur so viele giebt wie die belgischen Mortalitätstafeln. Von 1000 Frauen des Landes, deren Sterblichkeit in der ersten Jugend dieselbe ist als die Kerseboom'sche, erreichen

Alter	nach den Tafeln von Quetelet	nach den Tafeln von Kerseboom
30	481	507
40	411	432
50	346	362
60	276	273
70	176	175

[1]) Florencourt: Abhandlungen aus der juristischen und politischen Rechenkunst. Altenburg 1781. Tafel VII.

Ungeachtet in den Jahren bis 50 der Frauen weniger sind, findet doch in den höheren Altern eine Uebereinstimmung statt, welches nicht anders zu erklären sein möchte, als dafs Kerseboom für diese Alter zu wenig Lebende ansetzt.

Aufserdem dafs es also zweifelhaft war, ob dem letzteren in den höheren Lebensstufen zu folgen sei, um mindestens annähernd die Gesetze der Sterblichkeit in diesem Zeitraum zu erfahren, traten noch ein Paar Umstände hinzu, welche völlig irre leiteten, so dafs am Ende, mindestens für mich, die Aufgabe darin bestand, Zahlen, die gar keine Zuverlässigkeit hatten, durch algebraische Ausdrücke darzustellen, die ihrerseits unbekannt waren. Aus unsern gewöhnlichen Mortalitätstafeln ist nemlich das Vorurtheil entstanden, als wenn die höchste Lebenskraft im 12ten oder 18ten Jahre stattfände (nach Süfsmilch im 12ten, nach Lambert im 18ten). Ferner gaben diese Tafeln in den genannten Jahren eine sehr grofse Lebenskraft; es sollte dann einer von 132, von 159 u. s. w. sterben, ja man hat Tafeln, wo im 13ten Jahr von 292 nur einer des Jahres stirbt. Dabei zeigt es sich, dafs wenn die Sterblichkeit der Kinder sehr grofs sei, die Lebenskraft in diesen Jahren nur um so bedeutender ausfalle. Von allem diesen wollte die Formel $1 - ax^{\frac{1}{2}}$ nichts wissen; sie giebt gar keine so grofse Lebenskraft, sie giebt sie nicht im Anfang des Jünglingalters, und endlich lehrt sie, dafs je gröfser a oder die Sterblichkeit der Kinder im ersten Jahr sei, desto geringer gerade betrage das Maximum der Lebensfähigkeit. Setze ich $a = \frac{1}{4}$, wie in Süfsmilch's Mortalitätstafel, so starb in den Jahren, welche die höchste Lebenskraft haben sollten, einer von etwa 70, nicht von 132 oder gar von 159. Indem ich mich nun bemühte, jene naturwidrigen Resultate der Formel für die Lebenden aufzudrängen, schien es mir, dafs die folgenden Glieder, durch welche die höheren Lebensalter regulirt werden sollten, ganz eigenthümlicher Art sein, und die Zahl der jährlichen Todten in dem Anfang des Jünglingalters vermindern müfsten, damit nur die grofse Lebenskraft herauskomme, wie die Tafeln sie angeben. Diese falsche Ansicht, welche ich bei der ersten Mittheilung über das Gesetz der Sterblichkeit in dem 3ten Bande von Burdach's Physiologie hegte, hat mir sehr viele unnütze Arbeit gekostet, und ich hoffe, der Leser werde billig genug sein, diese Aeufserung hier zu entschuldigen, da ich ihn dadurch nur überzeugen möchte, dafs ich in Bezug auf das interessante Resultat, welches die folgende Untersuchung ergeben hat, mehr als vorurtheilsfrei war, dafs ich mich sogar auf einem ganz falschen Wege befand.

Ich gestehe gern, dafs ich die richtigere Einsicht in die Sterblichkeitsgesetze den Resultaten verdanke, welche Brune aus den Erfahrungen der allgemeinen Wittwenanstalt zu Berlin gezogen hat, und welche in dem Abschnitt: Sterblichkeitstafel, bereits mitgetheilt worden sind. Eine nähere Untersuchung dieser Resultate lehrt: 1) die Mortalität ist nicht im 13ten oder 18ten Jahr am geringsten, das ist sie erst im 29ten oder 30ten Jahr; 2) sie ist auch nie so gering, dafs von 130, 159 oder gar 292 Personen nur eine des Jahres sterbe, vielmehr zeigen die Frauen jener Anstalt unter 89,7 Personen einen Todesfall, als kleinste Sterblichkeit. Man wird es daher begreiflich finden, wenn ich mich an die genannten Beobachtungen halte, von denen es sicher ist, dafs sie nach einer wissenschaftlichen Methode bearbeitet sind, welches von andern Tafeln, die blofs aus Sterberegistern gezogen worden, niemals behauptet werden kann.

Bei einer Wittwenanstalt kann man allein die Lebensverhältnisse der Frauen gebrauchen; wenn es sich nemlich um die allgemeinen Gesetze der Sterblichkeit handelt. Denn die Männer haben beim Eintritt in die Anstalt ärztliche Atteste beizubringen, und müssen defshalb für Menschen angesehen werden, die einem grofsen Theil der gewöhnlichen Krankheiten, für eine gewisse Zeit mindestens, enthoben sind. Ihre Lebensverhältnisse können demgemäfs nicht als Norm für die einer gewöhnlichen Bevölkerung gelten, und das sieht man deutlich genug, wenn man die Sterblichkeit derselben in dem Berliner Wittweninstitut betrachtet. Während von den Frauen zwischen dem 25ten und 30ten Jahre eine von 89 jährlich stirbt, stirbt von den Männern einer erst von 143.

Gegen die Anwendung der Resultate über Frauen läfst sich freilich einwenden, dafs sie im Allgemeinen eine gröfsere Lebensdauer als die Männer haben, beide in den natürlichen Verhältnissen einer Bevölkerung betrachtet. Dieser Einwand ist richtig; allein man ist bis jetzt nicht im Stande, den Unterschied der Lebensverhältnisse beider Geschlechter in Rechnung zu bringen. Nach mehreren Autoren soll gleich nach der Geburt der Unterschied der Lebensfähigkeit am bedeutendsten sein, und dafür spricht die gröfsere Zahl männlicher Todtgeborenen im Verhältnifs zu den weiblichen, worüber wir schon gehandelt haben. In den späteren Jahren soll jedoch der Unterschied sich umkehren, und zu Gunsten des männlichen Geschlechts ausfallen, so dafs das letztere vorzugsweise die höchsten Alter erreichte. Wenn dem wirklich so wäre, so ist zu vermuthen, dafs in den mittleren Jahren der Unterschied nicht grofs sein werde. Man kann hierüber bis jetzt keine bestimmte Meinung haben, da einige wenige Mortalitätstafeln, welche die Geschlechter unterscheiden, nicht zuverlässig genug sind. Inzwischen wollen wir durch eine Rechnung, so ungefähr geführt, als diefs für jetzt möglich, und durch Voraussetzungen, welche unserem Zwecke nichts weniger als günstig sind, zeigen, dafs, um die Lebensverhältnisse einer gemischten Bevölkerung in den mittleren und höheren Altern darzustellen, es keinen so bedeutenden Unterschied mache, wenn dazu Beobachtungen über Frauen benutzt werden.

Nach der Volkszählung lebten zu Ende 1837 in Preussen, wie bereits angegeben wurde,

Männer 7039223,
Frauen 7058902.

Ein Theil dieses Unterschiedes in der Zahl beider Geschlechter rührt davon her, dafs die Männer häufiger Reisen ins

Ausland machen und dadurch den Listen der Volkszählung entgehen. Diefs sieht man schon daraus, dafs in Preufsen durchschnittlich 4471 verheirathete Frauen mehr als verheirathete Männer gezählt worden sind. [1]) Bei den Unverheiratheten wird es sich wohl ähnlich verhalten, nur dafs darüber nichts Gewisses zu ermitteln ist. Aufserdem ist noch ein anderer Umstand zu berücksichtigen: die gewaltsamen Todesfälle. Sie sollten da, wo sie, wie in Preussen, bekannt sind, in Rechnung gebracht werden; sie betreffen das männliche Geschlecht häufiger als das weibliche. In dem genannten Lande starben im Durchschnitt der Jahre 1820—34 jährlich dieser Todesart 4634 Männer und nur 1389 Frauen. Rechnet man demnach zu den gezählten Männern jene 4471, wahrscheinlich abwesende Ehemänner, und zu beiden Geschlechtern die gewaltsamen Todes Umgekommenen hinzu (um eine annähernde, wiewohl für unsern Zweck ungünstige, Compensation für den ganz äufserlichen Grund des gewaltsamen Todes zu erhalten), so findet man:

Männer 7048328
Frauen 7060291

und auch der hieraus sich ergebende Unterschied wird aus dem angegebenen Grunde gröfser sein als in der Wirklichkeit.

Wir haben jetzt die ungleiche Zahl der Geborenen beiderlei Geschlechts zu berücksichtigen. Es mögen auf diese Einwohnerzahl 212000 Knaben und 200000 Mädchen geboren werden, so verhalten sich beide zu den Lebenden wie 33,25 und 35,30. Diese Quotienten kann man nicht als die Werthe der mittleren Lebensdauer für beide Geschlechter ansehen; allein ihren Unterschied kann man allerdings benutzen, um zu behaupten, dafs das mittlere Leben des weiblichen Geschlechts bei der Geburt um etwa zwei Jahre gröfser sein werde. Aus den angeführten Gründen mufs man diesen Unterschied eher für zu grofs als für zu klein halten. Demontferrand setzt ihn nach Rechnungen, über

[1]) Medizin. Zeitung, herausg. vom Verein u. s. w. 1836. No. 26.

welche bis jetzt nichts Näheres mitgetheilt worden, für ganz Frankreich [1]) auf $2\frac{1}{2}$ Jahre; eben so grofs findet man ihn für Schweden nach Wargentin's Angaben. Allein diese Länder treiben einen bedeutenden Seehandel; dort werden also verhältnifsmäfsig noch mehr Männer den Listen der Volkszählung oder den Sterbelisten entzogen bleiben, und daher können sie nicht veranlassen, den fraglichen Unterschied gröfser als zwei Jahre anzunehmen. In Genf beträgt die Differenz in der Dauer des mittleren Lebens beider Geschlechter nach Mallet 4,2 Jahre; allein die Sterbelisten von Städten lassen sich für diese Untersuchung gar nicht gebrauchen, da das Verhältnifs der Geschlechter dort kein natürliches ist, und durch anderweitige Umstände bedingt wird.

Vorläufig und bis auf eine nähere Kenntnifs der Sache wäre es nun am einfachsten, die Sterblichkeit der Männer in allen Lebensjahren gleichmäfsig und so zu vermehren, dafs für sie eine um zwei Jahre kleinere mittlere Lebensdauer bei der Geburt herauskomme. Diefs würde der Fall sein, wenn man den Coeffizienten von $\sqrt[4]{x}$ oder $\frac{1}{5}$, und so auch die übrigen Coeffizienten, welche wir noch zu ermitteln haben, im Verhältnifs von $\frac{24}{23}$ vergröfserte. Der Unterschied, welcher hierdurch bei der Zahl der Lebenden in den höheren Altern, um welche es sich hier allein handelt, hervorgebracht wird, ist nicht ganz unbedeutend. Er beträgt in den Jahren 50 bis 70 $3\frac{1}{2}$ bis 3 Jahre, so dafs, wenn nach der folgenden Mortalitätstafel 0,3947 im Jahre 50 leben, bei einer im Verhältnifs von $\frac{24}{23}$ vermehrten Sterblichkeit nur 0,3683 leben würden, d. h. so viele, als ohnediefs im Alter $53\frac{1}{2}$; im 70ten so viele, als ohne diese Vermehrung im 73ten Lebensjahre u. s. w.

Inzwischen wenn die Sterblichkeit beider Geschlechter sich in der That wie $\frac{24}{23}$ verhielte, so würde die Sterblichkeit

[1]) im Journal l'Institut. 10. Mai 1837. Paris.

der Frauen doch nur im Verhältnifs von $\frac{23,5}{23}$ vergröfsert werden müssen, um für eine gemischte Bevölkerung zu gelten, welche sowohl aus Männern als aus Frauen besteht. Hierdurch würden die besprochenen Unterschiede in der Zahl der Lebenden um die Hälfte kleiner, und dann sind sie zu gering, als dafs es für jetzt darauf ankommen könnte. Bei dem jetzigen Zustand ist es sicherlich am gerathensten, sich an unzweideutige Erfahrungen, wie diejenigen über die Frauen der Berliner Wittwenanstalt zu halten, sollte es sich auch durch spätere Untersuchungen ergeben, dafs die Sterblichkeit im Verhältnifs von beiläufig $\frac{23,5}{23}$ vergröfsert werden müfste. Will man einen empirischen Nachweis, dafs die auf solche Weise begangenen Fehler für jetzt mindestens unerheblich sind, so liefert ihn der Vergleich zwischen der Sterblichkeit der Frauen in Belgien und der allgemeinen Sterblichkeit daselbst. Nach Quetelet giebt es nemlich

Lebende von 1000 Geborenen in Belgien:

Alter	Bevölker. überhaupt	Frauen
30	468	481
40	409	411
50	348	346
60	289	276
70	170	176
80	59	62
90	7	7

Die Differenz beim Alter 30 ist für unsern Zweck gleichgültig, da für dieses Alter der Ausdruck $1 - a\sqrt[4]{x}$ nahe genügt, und durch die noch zu findenden Glieder wenig verändert wird. In den Altern 50 und 60 leben sogar der Frauen weniger, und im Ganzen sind die Unterschiede vom 40ten Jahre ab unbedeutend zu nennen.

Die Lebensfähigkeit beider Geschlechter hat Kerseboom (wie E. Mallet anführt) unter einem eigenthümlichen Satz dargestellt. Er behauptet, dafs alle Männer, welche an einem Orte geboren werden, im Ganzen so viele Jahre leben, als alle Frauen, welche ebendaselbst zur Welt kommen. Das heifst demnach, wenn das Geschlechtsverhältnifs bei der Geburt z. B. 1,06 betrüge, so müfste die mittlere Lebensdauer der Frauen bei der Geburt sich zu der der Männer ebenfalls wie 1,06 verhalten, und in diesem Verhältnifs gröfser sein. Hieraus ergiebt sich für die Sterblichkeit beider Geschlechter ganz dasselbe Verhältnifs $\frac{24}{23}$, wie wir es so eben aus anderweitigen Beobachtungen abgeleitet haben. Wäre übrigens Kerseboom's Satz in aller Allgemeinheit richtig, dann müfste an Orten, wo die weiblichen Geburten überwiegen, das männliche Geschlecht die grössere Lebensfähigkeit besitzen.

Wegen der Richtung, welche die Untersuchungen über Mortalität in unserer Zeit angenommen haben, ist noch ein anderer Punkt zu besprechen. Die Frauen einer Wittwenanstalt sind wohlhabend; Wohlhabenheit und langes Leben hat man jedoch jetzt häufig so unzertrennlich verbunden, dafs man Anstand nehmen wird, sich durch eine wohlhabende Klasse Lebensgesetze für eine gewöhnliche Bevölkerung entwerfen zu lassen.

Inzwischen gesteht man genug zu, und sicherlich mehr, als man mit den bisherigen Untersuchungen verantworten wird, wenn man nur einen irgend beträchtlichen Unterschied in der Lebensfähigkeit der beiden extremen Klassen, der Armen und Reichen, annimmt. Freilich könnte man, ganz aufserhalb aller speziellen Untersuchung, für die gröfsere Sterblichkeit der ersteren geltend machen, dafs Mangel an Nahrung, Mangel an geeigneter Nahrung, Mangel an Sorgfalt für das Leben u. s. w. dem Leben nachtheilig sei, und ihm früher als sonst ein Ende mache. Allein für das Gegentheil, für die gröfsere Sterblichkeit der Reichen, hat man dann doch auch einen Grund. Oder hat man bewiesen, dafs Ueberflufs an Nahrung, Ueberflufs an verweichlichender, wenig zuträglicher Kost, eine überflüssige Sorgfalt für das Leben u. s. w. dem Leben nicht auch nachtheilig sei? So betrachtet, möchte das Verhältnifs leicht darauf zurückkommen, dafs die Klasse der Armen nur in der ersten Jugend eine geringere Lebensfähigkeit besitze, die sich aber in den höheren Jahren, mit denen wir es doch hier allein zu thun haben, der der anderen Klasse sehr nähere, ja sie sogar übertreffen kann. Nun aber handelt es sich vollends in unserm Falle nicht um den Unterschied von arm und reich, und auf die einzelnen Stufen der Wohlhabenheit Resultate auszudehnen, die man etwa zwischen den extremen Klassen gefunden hat, das scheint uns vollkommen willkührlich und aus der Luft gegriffen.

Von dieser Seite steht nach unserer Meinung nicht das Mindeste im Wege, Erfahrungen an Personen, welche keinen Mangel leiden, auf Bevölkerungen anzuwenden, die ja auch nicht Hungers sterben.

Brune hat zu 20 Jahren 10000 Lebende angenommen. Um seine Zahlen mit den unserigen vergleichen zu können, wollen wir diese Anzahl gemäfs der Formel $1-\frac{1}{5}x^{\frac{1}{4}}$ gleich 0,5771 setzen. Dann leben

Alter	Brune	Formel	Differenz
30	0,5110	0,5319	0,0219
40	,4539	,4970	,0431
50	,3965	,4682	,0717
60	,3199	,4434	,1235
70	,1993	,4215	,2222
80	,0654	,4019	,3365

Die Aufgabe ist, die Differenzen in der letzten Columne algebraisch darzustellen. Ich ging, wie schon gesagt, von der Meinung aus, dafs die Glieder, welche vorzugsweise die Sterblichkeit der spätern Jahre reguliren, in gar keiner Beziehung zu dem Gliede $\sqrt[4]{x}$ stehen könnten, und der Gesammtausdruck für die Zahl der Lebenden daher aus zwei heterogenen Theilen zusammengesetzt sein würde. Allein nach vielen Versuchen fand sich die naturgemäfse Form der fraglichen Glieder, welche, merkwürdig genug, keine andere ist als $bx^{\frac{9}{4}} + cx^{\frac{17}{4}}$, so dafs also die Zahl der Lebenden in dem Alter x die eigenthümliche und regelmäfsige Form annimmt

$$1 - ax^{\frac{1}{4}} - bx^{\frac{9}{4}} - cx^{\frac{17}{4}}.$$

Das Gesetz in den Exponenten von x ist klar und einfach, und durch die neuen Glieder wird die Richtigkeit des ersten aufs beste unterstützt. Was die Coeffizienten betrifft, so fanden wir a schon früher $= 0{,}2$; b ist $= \frac{0{,}7125}{10^5}$ und $c = \frac{0{,}1570}{10^8}$.

Bei Anwendung dieser Formel ergiebt sich nunmehr:

Alter	Lebende Formel	Lebende Brune	Differenz	Lebende nach Déparcieux
20	0,577	0,577	0,000	0,570
30	,514	,511	+ 0,003	,514
35	,487	,482	+ 0,005	,486
40	,458	,454	+ 0,004	,460
45	,428	,426	+ 0,002	,436
50	,395	,397	— 0,002	,407
55	,358	,363	— 0,005	,368
60	,315	,320	— 0,005	,324
65	,267	,266	+ 0,001	,277
70	,212	,199	+ 0,013	,217
75	,147	,129	+ 0,018	,162
80	,073	,065	+ 0,008	,083

Diese Uebereinstimmung ist so vollständig, als sie nur irgend erwartet werden kann, und erstreckt sich nicht minder auf die Zahlen von Déparcieux, wenn man die nach ihm im 30ten Jahre Lebenden gleich denen der Formel setzt. Daher ist die früher mitgetheilte Behauptung von Bienaymé, dafs die Zahlen des Déparcieux unter 40 unsicher sind, nicht richtig. Wir sehen hier diese Zahlen vom Jahre 20 ab in guter Uebereinstimmung mit denen von Brune und der Formel. In den niedrigeren Altern, z. B. bei 5 und 10 Jahren, hat Déparcieux jedoch zu wenig Lebende. Was die Lebenskraft, mittlere Lebensdauer u. s. w. betrifft, so sind, wie wir später sehen werden, die Resultate der Rechnung mit den Beobachtungen in nicht geringerer Harmonie.

In der obigen Formel, welche wir vorläufig für geeignet halten, die Gesetze des Lebens und Sterbens, mit Ausnahme der höchsten Alter, kennen zu lernen, ist die Sterblichkeit der Kinder zu $\frac{1}{5}$ oder $= 0{,}200$ angenommen worden. Mit kleinen Schwankungen scheint diese Gröfse der Sterblichkeit eine häufig stattfindende zu sein. Bei Kerseboom beträgt sie eigentlich 0,196; allein Süfsmilch giebt 0,198, und es ist klar, dafs es hierbei, der Beobachtungen wegen, weder auf 2 noch auf 4 von 200, im ersten Jahre Sterbenden ankommen kann. In Preufsen beträgt dieser Werth nach den Beobachtungen von 1820—34 0,2047. Aus der bereits angeführten Untersuchung von Bienaymé folgt, dafs in ganz Frankreich von 1000 Neugeborenen (inclus. der Todtgeborenen) 579,8 ins 20te Jahr gelangen. Hieraus ergiebt sich für Frankreich 0,1986. Aus den Beobachtungen Odier's über Genf ergiebt sich $a = 0{,}1988$; in Carlisle (wenn die Todtgeborenen zu $\frac{1}{20}$tel angenommen werden) 0,1942. Daher scheint es uns gerathen, $a = 0{,}2$ zu setzen. Will man diese Gröfse für beide Geschlechter unterscheiden, und will man ihre Sterblichkeit oder $\frac{a_m}{a_w}$, nach dem was früher von Beobachtungen darüber mitgetheilt wurde, $= 1{,}170$ setzen, so findet man a_m oder die Sterblichkeit der Knaben 0,2152, $a_w = 0{,}1839$, und für beide Geschlechter zusammen, wenn sie im Verhältnifs von 1,06 zur Welt kommen: $a = 0{,}2000$, wie bisher.

Was die Sterblichkeit in den höchsten Altern, und namentlich den Zeitpunkt betrifft, wo das Leben erlischt, so ist zu bemerken, dafs die Formel dem Leben plötzlicher ein Ende macht, als die gewöhnlichen Mortalitätstafeln. Sie giebt zu Anfang des Jahres 84 noch 6 Lebende, welche sämmtlich in diesem Jahre aussterben, ein Jahr vorher läfst sie noch 23, zwei Jahre vorher 41 Personen u. s. w. leben von einer Anzahl Geborener = 1000. Die Lebenscurve, welche zufolge der obigen Formel Figur 5. gezeichnet ist, fällt demgemäfs im höchsten Alter steil herab, wie in der ersten Jugend. (Sollte sie wie eine nach den gewöhnlichen Mortalitätstafeln gezeichnete Curve allmählich sich der Abscissenaxe nähern, so müfste ihr zweites Differentiale = 0 gesetzt, zwei reelle Wurzeln liefern; diese Gleichung giebt aber in unserm Falle nur den einen reellen Werth $x = 30,5$.)

Ob ein allmähliger oder plötzlicher Beschlufs des Lebens naturgemäfs sei, ist schwierig zu entscheiden. Darüber ist man einig, dafs im Allgemeinen in diesem Stadium die Tendenz vorherrscht, ein an sich schon hohes Alter noch zu übertreiben. Wie d'Ivernois [1]) berichtet, soll sogar die russische Geistlichkeit gewissermafsen das Prinzip haben, die hohen Alter noch möglichst zu erhöhen, und darin nur eine Nachgiebigkeit, die Niemand schadet, gegen das Volksvorurtheil sehen, welches sich gern mit vielen Hundertjährigen schmeichelt. So starben denn auch 1819 in Rufsland 1789 über hundertjährige Individuen, und darunter zwei im Alter von 160 Jahren.

Da diese Tendenz wohl nicht auf Rufsland allein beschränkt ist, und es kaum Mittel giebt, ihren Wirkungen zu entgehen, so ist es nicht unbillig, vorauszusetzen, dafs die Angaben über die in den höchsten Altern Lebenden und Sterbenden zu grofs sein werden. Und doch kamen 1831 auf die gesammte Bevölkerung Belgiens von beiläufig vier Millionen nur 9 Männer und 7 Frauen, welche über 100 Jahre alt waren. Im Königreich Sachsen kam auf 11000 Personen nur eine, deren Alter über 90 Jahre betrug. In Nordamerika gab es 1830 in der weifsen Race auf 10000 Lebende nur 37 Personen über 80 Jahre alt.

---

[1]) Sur les Centenaires et sur les conséquences à tirer de leur nombre plus ou moins grand. Ann. d'Hyg. XV. pag. 276.

Wenn es einigen Leuten in einer Bevölkerung gefiele, unter den hundertjährigen zu figuriren, so ist man bei einer Berechnung genöthigt, die Zahl der Lebenden bis zu dem Jahre, das sie sich zuschrieben, allmählig abnehmen zu lassen, um Sprünge in der Tafel zu vermeiden, und so entstände eine Biegung der Curve, die in der Natur der Sache vielleicht nicht begründet ist. Die Erfahrungen der Equitable society geben in der That schon einen plötzlicheren Beschlufs des Lebens, als z. B. die Süfsmilch'sche Mortalitätstafel. Sie zeigen

zu Anfang des Jahres	1	Lebenden, nach Süfsmilch	1
das Jahr vorher	4	- - -	2
- - -	10	- - -	3
- - -	20	- - -	4

Noch stärker ist diefs der Fall bei der Sterblichkeitstafel der Männer aus der Berliner Wittwenanstalt. Im Lebensjahr 87, dem höchsten der Tafel, leben 6, das Jahr vorher 13, zwei Jahre vorher 19, drei Jahre 26 u. s. w., wenn 1000 Geborene angenommen werden; während drei Jahre vor dem letzten nach Süfsmilch's Tafel nur noch 4 leben sollen. Von der Carlisler Tafel führt A. de Morgan an, dafs man die in dem höchsten Alter Lebenden willkührlich nach andern Tafeln verändert habe, weil die Data der Beobachtung ungenügend erschienen.

Unter solchen Umständen scheint es noch gar nicht gewifs, dafs das Leben so allmählig ende, wie die meisten Mortalitätstafeln es behaupten, noch dafs, wie d'Ivernois sich ausdrückt, die Greise lange über der Grube neigen, in welche sie hinabzusteigen haben. Inzwischen ist es doch nicht meine Absicht, die bisherige Formel auch für die letzten Jahre des Lebens gelten zu lassen. Es giebt einen Umstand, der mit dem Vorigen zusammengehört, und das verbietet. Alle bisherigen Tafeln nemlich lehren, dafs, nachdem die Zahl der jährlich Sterbenden bis zu einem gewissen Jahre im hohen Alter zugenommen, sie darauf wieder kleiner werde. Diese Abnahme der jährlich Sterbenden tritt

ein beim Jahre 69 nach Süfsmilch,
78 - Kerseboom,
73 - Wargentin,
75 - Déparcieux,
70 - Brune (Männer),
73 - Brune (Frauen).

Eine solche Verminderung der Todtenzahl heifst offenbar: es giebt unter den Ursachen, die auf das Leben einwirken, irgend welche, die mit den Jahren eine immer stärker hervortretende vortheilhafte und schützende Wirkung ausüben.

Die Formel reproduzirt diese Erscheinung nicht; nach ihr nimmt die Zahl der jährlichen Todten bis zum höchsten Alter zu, und damit sie von einem gewissen Jahre ab eine Verminderung der Todtenzahl ergebe, müfste man ihr ein oder einige Glieder in höhere Potenzen des Lebensalters x multiplizirt und mit dem Zeichen $+$ versehen, hinzufügen. Die bisherigen Beobachtungen erlauben jedoch nicht, diefs Verfahren schon jetzt ganz in Ausführung zu bringen. Diejenigen unter ihnen, welche über Bevölkerungen sich erstrecken, sind aus bereits besprochenen Gründen in den hohen Jahren ganz unzuverlässig, und diejenigen, welche aus den Erfahrungen von Renten-Instituten hervorgehen, zeigen so grofse Abweichungen (das höchste Lebensalter der Frauen der Berliner Wittwenanstalt betrug 99, das der Männer nur 87 Jahre), dafs entweder keine feste Regel in diesem Stadium des Lebens stattfindet, oder dafs die Beobachtungen nicht ausgedehnt genug sind, sie mit Sicherheit hervortreten zu lassen.

Ich glaube zeigen zu können, dafs auch in den hohen Altern eine Regel existire, der die Sterblichkeit unterworfen ist, und dafs die Formel für die Lebenscurve durch eine weitere Entwicklung diese Regel darstellen könne. Ich werde zu dem Ende die Erfahrungen der Berliner Wittwenanstalt an Männern benutzen, um an diesem einen Beispiel das Prinzip der Untersuchung darzuthun. Handelte es sich um die allgemeinen Gesetze der Sterblichkeit, so würden Beobachtungen über solche ausgesuchte Individuen, wie die Männer einer Wittwenanstalt sind, in keinen Betracht kommen; allein es handelt sich hier darum, das Wesen des mathematischen Gesetzes mehr und mehr zu enthüllen, und hierzu sind jede nach wahrhaft wissenschaftlichen Prinzipien angestellte Beobachtungen ausreichend, und die in Rede stehenden, wegen des weniger allmähligen Aussterbens, gerade sehr geeignet. Sie geben zu gleicher Zeit ein merkwürdiges Beispiel einer Uebereinstimmung, welche durch unsere Formel zu erreichen ist.

Es folgen hier die reduzirten Zahlen lebender Männer vom 30ten Jahr ab, da die Beobachtungen in den jüngeren Altern sich über zu wenige Fälle erstrecken.

Alter	Lebende		Mittleres Leben	
	beobachtet	berechnet	beobachtet	berechnet
30	0,5319	0,5311	32,0	32,0
35	,5095	,5073	28,2	28,3
40	,4810	,4805	24,8	24,8
45	,4481	,4491	21,4	21,3
50	,4104	,4110	18,1	18,1
55	,3659	,3646	15,0	15,0
60	,3119	,3095	12,2	12,2
65	,2488	,2464	9,6	9,7
70	,1780	,1780	7,4	7,6
75	,1081	,1107	5,7	5,6
80	,0558	,0558	3,8	4,0
81	,0476	,0476		
82	,0400	,0411		
83	,0327	,0353		
84	,0257	,0317		

Die berechnete Zahl von Lebenden ergiebt folgender Ausdruck:

$$y = 1 - ax^{\frac{1}{4}} + bx^{\frac{9}{4}} - cx^{\frac{17}{4}} - dx^{\frac{25}{4}} + ex^{\frac{33}{4}},$$

in welchem also zwei neue Glieder $x^{\frac{25}{4}}$ und $x^{\frac{33}{4}}$ den bisherigen hinzugefügt worden sind. Dabei mufste a wie bisher $= \frac{1}{5}$ angenommen werden, in so fern zur eigentlichen Bestimmung dieses Coeffizienten Beobachtungen über die jüngeren Alter nöthig wären, welche in unserm Falle nicht existiren. b fand sich $= \frac{0{,}4416}{10^5}$, $c = \frac{0{,}5243}{10^8}$, $d = \frac{0{,}1542}{10^{12}}$, $e = \frac{0{,}6630}{10^{16}}$.

Die so eben mitgetheilte Tafel enthält bereits die nach dieser Formel berechneten Werthe.

Man wird nicht leicht eine gröfsere Uebereinstimmung verlangen, als sich hier darbietet; sie ist eigentlich vollkommen zu nennen. Eine der gröfsten Abweichungen bei den Lebenden ergiebt das Jahr 60, wo zufolge der Beobachtungen 0,0024 mehr lebten als nach der Rechnung. Um die Bedeutung dieser Differenz verständlich auszusprechen, ist zu bemerken, dafs in diesem Jahre nach den Beobachtungen ,0119 sterben, in $2\frac{1}{2}$ Monaten also 0,0025. Daher kömmt die Differenz beim Jahre 60 darauf zurück, dafs die Beobachtung dann so viele Lebende ergiebt, als nach der Formel zwei und einen halben Monat früher leben!

Die Uebereinstimmung geht in dieser Art bis etwa zum Zahr 84, also bis nahe dem letzten Alter der Tafel, welches, wie bereits angeführt, das Jahr 87 ist, und nunmehr hat die Formel auch jene im Vorigen erwähnte Eigenschaft, dafs die Zahl der jährlich Sterbenden, und zwar vom 69ten Jahr ab, beständig kleiner wird. Auf gleiche Weise ist die mittlere Lebensdauer nach der Rechnung dieselbe, als nach der Beobachtung, und der gröfste Unterschied beider beträgt bis zum Jahre 70 noch nicht ein Zehntel eines Jahres. Das mittlere Leben eines Neugeborenen wäre nach dieser Formel 35,8 Jahre.

Um die Zahl der lebenden Männer darzustellen, bedurfte es fünf Coeffizienten, welche mit Ausnahme des ersten (a) durch Beobachtungen bestimmt worden sind. Wie bereits in der Einleitung zu diesem Abschnitt angegeben, haben Lambert und Littrow versucht, durch Interpolationsformeln, welche nach ganzen Potenzen von x fortschreiten, die Zahl der Lebenden darzustellen, durch Ausdrücke also von der Form

$$y = a + bx + cx^2 + dx^3 + \dots .$$

Lambert stellte durch sechs Glieder bis x^5, die alten Londoner Beobachtungen vom Lebensjahre 45 bis 90, wie er sagt, mit ziemlicher Genauigkeit dar; Littrow durch fünf Glieder die nach der Süfsmilch'schen Tafel Lebenden vom Jahre 10. Wir wollen beide Formeln mit der unsrigen vergleichen, damit das Naturgemäfse der letzteren, in Vergleich mit gewöhnlichen Interpolationsformeln, desto deutlicher hervortrete. Beide Autoren haben die Resultate ihrer Rechnung mit den Beobachtungen nicht verglichen; allein aus dem, was sie in dieser Beziehung anführen, läfst sich schliefsen, dafs in den mittleren Jahren eine gute Uebereinstimmung sein werde, vielleicht so gut, als sie unsere Formel gewährt. Was die höchsten Alter betrifft, so scheint Lambert auf seiner Formel über das 90te Jahr hinaus nicht bestehen zu wollen, seine Beobachtungen aber ergeben noch Lebende im 100ten Jahr und darüber. Nach Littrow's Formel erlischt das Leben im 85ten Jahre, die Süfsmilch'sche Tafel jedoch giebt Lebende bis zum Jahre 95. Daher stellen diese Formeln die höchsten Lebensalter mindestens nicht besser dar, als die unserige, und zwar entfernen sich beide von der Erfahrung darin, dafs sie das Leben rascher und plötzlicher beenden lassen.

Nun aber wollen wir dieselben Formeln auf die jüngeren Lebensjahre anwenden. Es ist nicht die Absicht ihrer Urheber, sie dafür gelten zu lassen; allein sie müssen uns diese Anwendung im Interesse der Sache gestatten. Unsere Formel reduzirt sich in diesem Falle auf $1 - \frac{1}{5}\sqrt[4]{x}$ und stellt, wie früher gezeigt worden ist, die beobachteten Werthe, selbst für die ersten Tage nach der Geburt, mit aller möglichen Genauigkeit dar. Berechnet man hingegen aus Lambert's Formel die Zahl der beim Jahre 0 Lebenden, so erhält man statt 1000 nur 707; während ferner nach den Beobachtungen in den beiden ersten Jahren mehr als ein Drittel der Geborenen mit Tode abgeht, stirbt nach der Formel in derselben Zeit nur der $\frac{1}{194}$te Theil! Nach Littrow's Formel würde es statt 1000 0jähriger gar nur 598 geben, und von diesen stürbe im ersten Jahre statt $\frac{1}{4}$ nur $\frac{1}{73}$tel, und in den beiden ersten Jahren zusammen statt $\frac{1}{3}$ nur $\frac{1}{38}$tel!

Daraus geht denn klar genug hervor, dafs eine nach ganzen Potenzen von x fortschreitende Reihe der naturgemäfse Ausdruck für die Lebenscurve nicht sei, und dafs, wenn durch eine solche auch die Zahl der im mittleren Alter Lebenden hinlänglich genau dargestellt werden könnte, sie nur desto unbrauchbarere Werthe für die jüngeren Lebensalter ergeben werde. —

Wenn man aus der bisherigen Untersuchung ersieht, wie für die höheren Alter immer neue, nach einem und demselben Gesetz fortschreitende, Glieder in die Formel für die Lebenden eintreten, so wird es sehr wahrscheinlich, dafs sie in ihrer Vollständigkeit eine, nach diesem Gesetz gebildete, unendliche Reihe sein werde, von welcher für die nicht gar zu hohen Alter ein Paar Glieder ausreichen, während die folgenden allein bei den höchsten Altern, d. h. für grofse Werthe von x, von Bedeutung werden. So genügen die beiden ersten Glieder $1 - ax^{\frac{1}{2}}$ beiläufig bis zum Jahre 30, und die übrigen haben auf diesen Lebensabschnitt einen unmerklichen Einflufs; bis zum Jahre 60 ungefähr reichen die vier ersten Glieder aus u. s. w. Auf solche Weise würden mit den Jahren immer neue Glieder in den Bereich der Berechnung kommen, die sich aber dann für die höchsten Alter schwer oder gar nicht bestimmen lassen werden, mindestens aus den Beobachtungen nicht. Diefs läfst sich ohne Schwierigkeit einsehen. Die Formel, wie sie zuletzt gefunden worden ist, stimmt bis zum Jahre 84; von da ab ist sie für die Jahre 85, 86 und 87 unbrauchbar, da sie zu viel Lebende ergiebt. Wollte man sie bis auf das letzte Jahr der Tafel (87) ausdehnen, und ist die

Formel wirklich eine unendliche Reihe, eine Voraussetzung, welche mir doch sehr natürlich zu sein scheint: dann würde man, streng genommen, unendlich viele Coeffizienten zu bestimmen haben, und hätte zu deren Bestimmung nichts als einige wenige, noch dazu sehr zweifelhafte Bedingungen, z. B. dafs das Leben im Jahre 87, oder nach anderen Tafeln im Jahre 95 u. s. w. erlösche. Mit solchen Bedingungen lassen sich begreiflich die fehlenden Coeffizienten nicht finden. Ja selbst die letzten, die bereits ermittelt worden sind, die Coefficienten von $x^{\frac{25}{4}}$ und $x^{\frac{33}{4}}$, haben aus derselben Ursache gewifs wenig Zuverlässigkeit, so gut durch sie auch die Beobachtungen reproduzirt worden sind. Denn bei ihrer Bestimmung würde man wahrscheinlich auf die Glieder höherer Ordnung zu rücksichtigen haben, und dadurch müfste ihr Werth dann ganz anders ausfallen.

Es hat nach meiner Ansicht ein untergeordnetes Interesse, das höchste Altersstadium noch genau durch die Formel darzustellen; viel wichtiger scheint es, darüber zur Gewifsheit zu gelangen, ob der definitive Ausdruck eine unendliche Reihe sei, bei welcher Gelegenheit sich die Frage entscheiden liefse, ob dem Leben bei einem gewissen Alter eine Gränze gesteckt sei, und ob die hohen Lebensalter von 150, 160 Jahren, welche Einzelne erreicht haben, nach der Natur des Gesetzes für erreichbar zu halten u. s. w. Diese Fragen werden kurz abgeschnitten, und nichts weniger als erledigt, wenn man durch einige wenige Glieder blofs eine Uebereinstimmung der Formel mit den Beobachtungen in den höchsten Altern beabsichtigte, welche an sich sehr unwesentlich ist. Sollte z. B. die in Rede stehende Formel noch die in den Jahren 85, 86 und 87 Lebenden hinlänglich genau wiedergeben, und das Leben dann beschliefsen, so wäre nichts leichter als das: ein negatives Glied $x^{\frac{201}{4}}$ in $\frac{0,9683}{10^{99}}$ multiplizirt, würde das bewirken. Allein was wäre damit gewonnen? Im Grunde nur die Ueberzeugung, dafs die Voraussetzung, mit diesem Gliede die Formel für abgeschlossen zu halten, unrichtig sei, in so fern dadurch ein so unnatürlicher Sprung von $x^{\frac{33}{4}}$ zu $x^{\frac{201}{4}}$ hervorgebracht ist.

Die höchste Altersklasse mufs man daher wohl für jetzt auf sich beruhen lassen; dem theoretischen Interesse zu genügen, sind die Beobachtungen unvermögend. Es giebt, dünkt mich, in diesem Betracht nur eine Aussicht zur Kenntnifs der vollständigen Formel zu gelangen, und diese besteht darin, dafs man in den numerischen Coeffizienten der ersten Glieder irgend ein Gesetz entdeckte, woraus die folgenden a priori abzuleiten sein würden. Zu dem Ende jedoch müfsten dieselben mit grofser Zuverlässigkeit, und mittelst solcher Beobachtungen über ganze Bevölkerungen gefunden worden sein, welche in einem früheren Abschnitt (pag. 137) angegeben worden sind. Zu der später folgenden Mortalitätstafel sind bei dieser Lage der Sache vorläufig nur die Glieder bis $x^{\frac{17}{4}}$ berücksichtigt worden, und man wird defshalb ihre Resultate in den höchsten Altern nicht benutzen dürfen.

Da hier das Verhalten der Formel an der obern Lebensgränze zur Sprache gekommen, so will ich noch ein Paar Worte über ihr Verhalten an der unteren Gränze beifügen. Man könnte die Frage stellen: wie viele Individuen sind 6 oder 8 Monate vor der Geburt vorhanden, vorausgesetzt, dafs einer geboren werde? Bleibt man mit dieser Frage innerhalb 9 Monate stehen, so wäre sie nicht gerade von vorn herein zurückzuweisen. Allein die Formel weiset diese Frage zurück, sie giebt darauf keine Antwort. Denn um die Zahl der Embryonen 6 Monate vor der Geburt zu erfahren, müfste man für x den negativen Werth $-\frac{1}{2}$ setzen, dann aber wird $a\sqrt[4]{x}$ und alle folgenden Glieder imaginär und von der Form $\sqrt{-1}$. Die Formel umfafst also den Zeitraum vor der Geburt nicht; dagegen erstreckt sie sich, wie wir gesehen haben, schon auf die todt zur Welt kommenden Kinder.

Aus der früheren Formel $1 - ax^{\frac{1}{4}} - bx^{\frac{9}{4}} - cx^{\frac{17}{4}}$ findet man leicht, wie viele Individuen innerhalb eines gewissen Alters, z. B. zwischen dem 10ten und 20ten Jahre leben. Wir haben bereits gesehen, dafs wenn man sich die Lebenden durch eine Curve dargestellt denkt, die fragliche Anzahl nichts anders sei, als der Inhalt dieser Curve zwischen dem 10ten und 20ten Jahre. Nach den Regeln der Mathematik hat man die Formel für die Lebenden zu integriren, wodurch man erhält:

$$x - \tfrac{4}{5}ax^{\frac{5}{4}} - \tfrac{4}{13}bx^{\frac{13}{4}} - \tfrac{4}{21}cx^{\frac{21}{4}} = Y$$

und mittelst dieses Ausdrucks sind alle Aufgaben, wie die in Rede stehende, bald gelöst.

Setzt man hierin für x zuerst 20, so erhält man 13,194; setzt man für $x = 10$, so ergiebt sich 7,151. Zieht man beide Werthe von einander ab, so erhält man 6,043, und so viele Individuen leben dann zwischen dem 10ten und 20ten Jahr, vorausgesetzt, dafs jährlich einer geboren werde. Nach der Mortalitätstafel, welche folgt, leben Personen

10 Jahr und darüber alt 28,7672,
20 - - - - 22,6875.

Jede dieser Zahlen ist nach dem, was in einem früheren Abschnitt (pag. 69) gezeigt worden, um die Hälfte der Lebenden zu grofs; die erstere also um 0,3215, die zweite um 0,2853 (da die Zahl der Lebenden beim Jahre 10 : 0,6430 und beim Jahre 20 : 0,5705 beträgt). Bringt man diefs in Anschlag, und zieht hierauf die angegebenen Zahlen von einander ab, so ergiebt sich für die Anzahl derer, welche 10 bis 20 Jahre alt sind, 6,0435, nahe wie vorher.

Auf dieselbe Weise findet man durch den Ausdruck Y die innerhalb einer andern Periode Lebenden, z. B. die zwischen 0 und dem 84ten Jahre, als dem höchsten Alter der Tafel, d. h. also die Gesammtbevölkerung. Setzt man in Y für x 84, so findet man 35,59; für $x = 0$ verschwindet Y. Daher beträgt die gesammte Bevölkerung 35,59;

wenn einer jährlich geboren wird. Berechnete man auf diese Weise die zwischen 0 und 1 Jahr Lebenden, so bedarf es dazu von x nur der beiden ersten Glieder $x - \frac{4}{5} a x^{\frac{5}{4}}$, da die folgenden in diesem Falle zu klein sind, um noch beachtet werden zu können. Setzt man nun $x = 1$, so erhält man für die zwischen 0 und 1 Jahr Lebenden $1 - \frac{4}{5} a$. Für $a = \frac{1}{5}$ ergeben sich dann 0,840, für $a = \frac{1}{4}$ 0,800 u. s. w. Es sind diefs die Werthe, welche wir in dem Abschnitt über die wahrscheinliche und mittlere Lebensdauer [1]) angaben, um die Annahme der Tafeln, dafs sämmtliche Geborene das erste Jahr durchleben und erst am Ende desselben ein gewisser Theil sterbe, zu verbessern.

Die mittlere Lebensdauer kann man aus Y für jedes Alter eben so leicht bestimmen. Gesetzt man wolle sie für einen 30jährigen finden, so suche man zuerst, wie viele Personen 30 Jahre und darüber, bis zum höchsten Lebensjahre hin, vorhanden sind.

Für $x = 84$ wird $Y = 35{,}59$
$x = 30$ - $Y = 18{,}61$

also giebt es 16,98 Personen über 30 Jahr alt. Da nun zu Anfang des Jahres 30 nach der folgenden Tafel 0,5139 leben, so beträgt die mittlere Lebensdauer $\frac{16{,}98}{0{,}5139}$ oder 33,05 Jahre. Diese unmittelbar berechneten und keiner weiteren Correction bedürfenden Werthe enthält die folgende Tafel.

Wie gut die nach der Formel berechnete mittlere Lebensdauer mit der von Brune und Anderen gefundenen übereinstimme, lehrt folgende Vergleichung:

---

[1]) pag. 68 dieses Werkes.

Mittlere Lebensdauer.

Alter	Formel	Brune	Finlaison	Déparcieux
15	42,01	40,65	41,8	43,46
20	39,25	38,75	38,4	40,08
30	33,05	33,15	33,2	33,96
40	26,44	26,70	27,0	27,30
50	19,86	19,83	20,3	20,24
60	13,57	13,28	14,4	13,86
70	7,66	8,11	9,2	8,34

Die vorletzte Columne enthält die mittlere Lebensdauer für Personen männlichen Geschlechts, welche Finlaison nach 5000 Todten berechnet hat, und welche von der englischen Regierung gebraucht wird. Ich fand diese Zahlen in einem jüngst erschienenen Werke von August de Morgan. [1])

Aus der folgenden Sterblichkeitstafel sieht man, dafs die mittlere Lebensdauer beim Jahre 5 am gröfsten ist, und 45,37 Jahre beträgt; auch die wahrscheinliche Lebensdauer hat in diesem Lebensjahre ihren gröfsten Werth von 50,9. Beide Arten Lebensdauer verhalten sich auf folgende Weise. Bei der Geburt ist die mittlere um 3 Jahre gröfser, bei dem Jahre 1 ist sie schon um 4,6 Jahre kleiner, und bleibt nunmehr das ganze Leben hindurch kleiner als die wahrscheinliche Lebensdauer. Der gröfste Unterschied beider beträgt etwas über $5\frac{1}{2}$ Jahre, und findet im Jahre 5 statt.

Die kleinste Zahl jährlicher Todten liefern die Jahre in der Nähe des 30ten. Da jedoch die Zahl der Lebenden nur mittelst vierstelliger Logarithmen berechnet worden, so sind die letzten Ziffern bei den Lebenden ungewifs, und demgemäfs auch die Zahl der Sterbenden, welche

[1]) Essay on Probabilities and on their application to Life Contingencies and Insurance Offices. London 1838. pag. 166. Diefs Werk bildet einen Band der Cabinet Cyclopaedia von Lardner.

durch Subtraction der Lebenden erhalten werden. Nach dem in der Mathematik üblichen Verfahren findet man direkt, aus der zu Grunde liegenden Formel, die kleinste Zahl von Todten im 31ten Jahre, und in diesem Jahre ist auch die Wahrscheinlichkeit zu sterben am kleinsten, oder die Lebenskraft am gröfsten.

Sterblichkeitstafel

nach

der Formel für die Lebenden

$$y = 1 - 0{,}2\sqrt[4]{x} - \frac{0{,}7125}{10^5}\sqrt[4]{x^9} - \frac{0{,}1570}{10^8}\sqrt[4]{x^{17}}.$$

Alter	Sterbende	Lebende	Summe der Lebenden	Wahrscheinl. Dauer	Mittlere Dauer	Es stirbt einer von
0	0,2000	1,0000	36,1598	32,5	35,59	5,
1	,0378	0,8000	35,1598	49,	43,43	21,2
2	,0255	,7622	34,3598	52,	44,57	29,9
3	,0197	,7367	33,5976	53,6	45,09	37,4
4	,0164	,7170	32,8609	54,87	45,31	43,7
5	,0140	,7006	32,1439	55,9	45,37	50,0
6	,0125	,6866	31,4433	56,8	45,28	54,9
7	,0113	,6741	30,7567	57,5	45,10	59,7
8	,0102	,6628	30,0826	58,1	44,87	65,0
9	,0096	,6526	29,4198	58,7	44,58	68,0
10	,0088	,6430	28,7672	59,3	44,23	73,1
11	,0083	,6342	28,1242	59,8	43,83	76,4
12	,0079	,6259	27,4900	60,3	43,41	79,2
13	,0077	,6180	26,8641	60,7	42,95	80,3
14	,0073	,6103	26,2461	61,1	42,49	83,6
15	,0069	,6030	25,6358	61,5	42,01	87,4
16	,0066	,5961	25,0328	61,9	41,49	90,3
17	,0065	,5895	24,4367	62,2	40,95	90,7
18	,0063	,5830	23,8472	62,6	40,39	92,6
19	,0061	,5767	23,2642	62,9	39,82	94,5

Alter	Sterbende	Lebende	Summe der Lebenden	Wahrscheinl. Dauer	Mittlere Dauer	Es stirbt einer von
20	0,0060	,5705	22,6875	63,2	39,25	95,1
21	,0059	,5645	22,1170	63,5	38,68	95,7
22	,0059	,5586	21,5525	63,8	38,07	94,7
23	,0057	,5527	20,9939	64,1	37,48	97,0
24	,0056	,5470	20,4412	64,3	36,85	97,7
25	,0055	,5414	19,8942	64,6	36,24	98,4
26	,0056	,5359	19,3528	64,9	35,60	95,7
27	,0055	,5303	18,8169	65,1	34,96	96,4
28	,0054	,5248	18,2866	65,4	34,32	97,2
29	,0055	,5194	17,7618	65,7	33,65	94,4
30	,0054	,5139	17,2424	66,	33,05	95,2
31	,0054	,5085	16,7285	66,2	32,37	92,5
32	,0055	,5030	16,2200	66,5	31,71	91,5
33	,0054	,4975	15,7170	66,8	31,09	92,2
34	,0055	,4921	15,2195	67,	30,49	89,5
35	,0055	,4866	14,7274	67,3	29,77	88,5
36	,0056	,4811	14,2408	67,5	29,09	85,9
37	,0057	,4755	13,7597	67,8	28,41	83,4
38	,0058	,4698	13,2842	68,	27,77	81,0
39	,0058	,4640	12,8144	68,3	27,11	80,0
40	,0058	,4582	12,3504	68,5	26,44	79,0
41	,0059	,4524	11,8922	68,8	25,78	76,7
42	,0061	,4465	11,4398	69,1	25,11	73,2
43	,0061	,4404	10,9933	69,3	24,45	72,2
44	,0063	,4343	10,5529	69,6	23,78	69,0
45	,0065	,4280	10,1186	69,8	23,13	65,9
46	,0065	,4215	9,6906	70,1	22,49	64,9
47	,0065	,4150	9,2691	70,3	21,84	63,8
48	,0069	,4085	8,8541	70,6	21,14	59,2
49	,0069	,4016	8,4456	70,9	20,49	58,2
50	,0071	,3947	8,0440	71,1	19,86	55,6
51	,0072	,3876	7,6493	71,5	19,24	53,8
52	,0074	,3804	7,2617	71,8	18,61	51,4
53	,0076	,3730	6,8813	72,	17,97	49,1
54	,0079	,3654	6,5083	72,4	17,30	46,3

Alter	Ster-bende	Lebende	Summe der Lebenden	Wahr-scheinl. Dauer	Mittlere Dauer	Es stirbt einer von
55	0,0080	,3575	6,1429	72,7	16,64	44,7
56	,0081	,3495	5,7854	73,0	16,03	33,1
57	,0085	,3414	5,4359	73,3	15,38	40,2
58	,0087	,3329	5,0945	73,5	14,78	38,3
59	,0088	,3242	4,7616	73,9	14,16	36,8
60	,0091	,3154	4,4373	74,4	13,57	34,7
61	,0094	,3063	4,1220	44,7	12,93	32,6
62	,0097	,2969	3,8157	75,0	12,36	30,6
63	,0098	,2872	3,5188	75,3	11,77	29,3
64	,0103	,2774	3,2316	75,7	11,14	26,9
65	,0104	,2671	2,9542	76,0	10,48	25,7
66	,0107	,2567	2,6871	76,4	9,93	24,0
67	,0110	,2460	2,4304	76,7	9,35	22,4
68	,0115	,2350	2,1844	77,1	8,77	20,4
69	,0120	,2235	1,9494	77,5	8,23	18,6
70	,0121	,2115	1,7259	77,9	7,66	17,5
71	,0124	,1994	1,5144	78,3	7,12	16,1
72	,0128	,1870	1,3150	78,7	6,53	14,6
73	,0131	,1742	1,1280	79,1	5,91	13,3
74	,0135	,1611	0,9538	79,5	5,34	11,9
75	,0141	,1472	0,7927	80,0	4,82	10,4
76	,0144	,1335	0,6455	80,4	4,27	9,3
77	,0149	,1191	0,5120	80,9	3,78	8,0
78	,0152	,1042	0,3929	81,3	3,26	6,9
79	,0157	,0890	0,2887	81,7	2,81	5,7
80	,0163	,0733	0,1997	82,3	2,18	4,5
81	,0164	,0570	0,1264			
82	,0174	,0406	0,0694			
83	,0176	,0232	0,0288			
84	,0056	,0056	0,0056			

Die Hypothese von Moivre, dafs die Lebenscurve eine gerade Linie sei, führt zu einem sehr einfachen Werth für die mittlere Lebensdauer in den verschiedenen Altern. Wir fanden oben, wenn man vom 30ten Lebensjahre ausgeht, für die Zahl der Lebenden

$$y = a_{30}\left\{1 - \frac{x}{\beta}\right\}$$

wo a_{30} die Zahl der Lebenden bei 30, x das Lebensjahr vom 30ten ab gerechnet, und β die Altersergänzung ist. Sucht man auch hier den Inhalt der Curve, d. h. integrirt man den letzteren Ausdruck, so erhält man $a_{30}\left\{x - \frac{x^2}{2\beta}\right\}$. Setzt man nun für x das höchste Lebensalter vom 30ten ab, d. h. β, und dividirt durch die Zahl der zu 30 Jahr Lebenden a_{30}, so erhält man für die mittlere Lebensdauer $\frac{1}{2}\beta$. Das heifst, dieselbe ist nach jener Hypothese der halben Altersergänzung gleich, und daher vermindert sich das mittlere Leben nach jedem zurückgelegten Jahre um ein halbes Jahr. Da die Curve in diesem Falle eine gerade Linie, und ihr Inhalt daher dem eines Dreiecks gleich ist, so kann man das gefundene Resultat auch daraus entnehmen, dafs der Inhalt des Dreiecks dividirt durch seine Höhe (die mittlere Lebensdauer) gleich ist der halben Grundlinie oder der halben Altersergänzung.

Statt der Altersergänzung kann man demnach auch die doppelte mittlere Lebensdauer anwenden, welches in so fern rathsam ist, als das höchste Alter, und daher die Gröfse β, keine grofse Sicherheit hat. Für die Lebenden kann man mithin auch schreiben:

$$y = a_{30}\left\{1 - \frac{x}{2M_{30}}\right\},$$

wie diefs R. Simpson und nach ihm alle Autoren gethan haben.

In wie fern die Folgerung aus dieser Hypothese, dafs die Altersergänzung der doppelten mittleren Lebensdauer gleich sei, zutreffe, wird folgender, aus den Brune'schen Zahlen für die Frauen der Wittwenanstalt gezogener, Vergleich lehren. Von diesen Frauen erreichen 2 den Anfang des Jahres 99 und sterben innerhalb desselben. Nimmt man an, dafs dies am Ende des Jahres geschieht, dann beträgt die Altersergänzung im Alter 20 80 Jahre u. s. w.

Alter	Alters-ergän-zung	Doppelte mittlere Lebens-dauer
20	80	77,5
30	70	66,3
40	60	53,4
50	50	39,7
60	40	26,6
70	30	16,2
80	20	9,8
90	10	6,0

Eine Uebereinstimmung ist, wie man sieht, keinesweges vorhanden; jedoch ist sie nach anderen Tafeln befriedigender.

Die Hypothese der Geradlinigkeit der Lebenscurve erlaubt ferner, auf eine sehr einfache Weise die mittlere Verbindungsdauer zweier Personen zu berechnen, wozu die Formel, welche wir für die Lebenden gefunden haben, nicht wohl gebraucht werden kann. Ist das Alter des Mannes bei der Verheirathung 30, das der Frau 20 Jahr, so fanden wir in dem hierhin gehörigen Abschnitt für die uncorrigirte mittlere Dauer der Verbindung den Ausdruck

$$1 + w^{31} w^{21} + w^{32} w^{22} + w^{33} w^{23} \ldots .$$

so weit fortgehend, bis eines der Glieder, und dann auch die folgenden, $= 0$ wird. Führt man statt der Wahrscheinlichkeiten die Zahl der Lebenden ein, so erhält man

$$\frac{1}{a_{30} \cdot a_{20}} \left\{ a_{30} a_{20} + a_{31} a_{21} + a_{32} a_{22} + \ldots \right\}$$

Dasselbe was über die Berechnung der mittleren Lebensdauer zu bemerken ist, gilt auch hier bei der Berechnung der mittleren Dauer der Verbindungen: statt den Inhalt von Rechtecken zu bestimmen, müfste man den Inhalt der Curve suchen. Diefs letztere ist nun nach Moivre's Hypothese möglich; man hat zu dem Ende nur das Product

$$a_{30} a_{20} \left(1 - \frac{x}{\beta}\right)\left(1 - \frac{x}{\beta_1}\right)$$

wo β und β_1 die Altersergänzungen der beiden Personen sind, zwischen der Gränze 0 und der kleinsten der beiden Altersergänzungen zu integriren, wodurch man erhält:

$$a_{30} a_{20} \left\{x - x^2\left(\frac{1}{2\beta} + \frac{1}{2\beta_1}\right) + \frac{x^3}{3\beta\beta_1}\right\}$$

Dividirt man durch $a_{30} a_{20}$, setzt für x denjenigen Werth von β oder β_1, welcher der kleinere ist (also in unserm Falle die Altersergänzung des Mannes oder β), dann für x 0 und zieht beide Resultate von einander ab, so ergiebt sich die mittlere Verbindungsdauer

$$\frac{\beta}{2} - \frac{1}{6}\frac{\beta^2}{\beta_1}$$

Ist M die gewöhnliche mittlere Lebensdauer des Mannes (oder überhaupt der älteren unter den beiden verbundenen Personen), m diejenige der Frau, so ist

$$2M = \beta$$
$$2m = \beta_1$$

und daher findet man für die mittlere Dauer der Verbindung auch den einfachen Ausdruck

$$M - \frac{1}{3}\frac{M^2}{m},$$

den wir bereits in dem hierhin gehörigen Abschnitt angeführt haben.

Wären die beiden verbundenen Personen von gleichem Alter, so würde, falls man noch für beide Geschlechter ein und dasselbe Gesetz der Sterblichkeit annähme, $M = m$ sein; die mittlere Verbindungsdauer reduzirte sich auf $\frac{2}{3}M = \frac{1}{3}\beta$.

Während also die mittlere Lebensdauer nach dieser Hypothese gleich der halben Altersergänzung oder $= \frac{1}{2}\beta$ ist, ergiebt sich die mittlere Verbindungsdauer bei zwei Personen $\frac{1}{3}\beta$, bei dreien würde man sie auf dieselbe Art $\frac{1}{4}\beta$, und überhaupt bei n verbundenen Personen $\frac{1}{n+1}\beta$ finden, immer vorausgesetzt, dafs das Alter der Verbundenen dasselbe sei.

Anhang.

Berechnung der Leibrenten, Lebensversicherungen, Wittwenpensionen und Tontinen.

Es kommen im practischen Leben häufig Fälle vor, bei denen der Empfang oder die Zahlung von Summen Geldes auf Lebenswahrscheinlichkeit beruht. Wir werden im Folgenden die hauptsächlichsten derselben betrachten, zuerst die algebraischen Ausdrücke für die Werthe solcher Summen, unter den mannichfachen Bedingungen, welche ihnen die Praxis angewiesen hat, entwickeln, und dann über die wirkliche Ausrechnung die nöthigen Bemerkungen beifügen.

Die Werthe der Zahlungen werden hier nach dem Prinzip der mathematischen Hoffnung beurtheilt, welches dahin lautet, dafs eine Summe C, die mit der Wahrscheinlichkeit w erwartet wird, den Werth $w \cdot C$ habe. Wenn also Jemand 100 Thaler nach 10 Jahren erhalten soll, vorausgesetzt, er sei dann noch am Leben, und wenn diesem Falle die Wahrscheinlichkeit $= \frac{3}{4}$ zukömmt, so beträgt der Werth derselben $\frac{3}{4} \cdot 100$ oder 75 Thaler. Erwartete er aufserdem nach zwanzig Jahren noch 400 Thaler unter derselben Bedingung, und ist die Wahrscheinlichkeit, dafs er nach diesem Zeitraum noch lebe, $= \frac{1}{5}$, so ist der Gesammtwerth seiner Hoffnungen $\frac{3}{4} \cdot 100 + \frac{1}{5} \cdot 400 = 155$.

Es ist bereits in der Einleitung darauf aufmerksam gemacht worden, dafs bei dieser Art von Berechnung ein mittlerer Zustand angenommen wird, und ein solcher wird nur bei einer gehörig grofsen Zahl von Fällen ein wirklicher werden. Von Seiten eines Instituts, welches viele dergleichen Negoziationen auf das Leben eingeht, ist eine Berechnung daher in der Ordnung, welche den einzelnen

Fall als einen durchschnittlichen ansieht. Ganz anders verhält es sich mit den einzelnen Individuen. In dem vorigen Beispiel ist es unmöglich, dafs auch nur einer von ihnen die 155 Thaler erhalte, welche ihm als seine Hoffnung berechnet worden sind; vielmehr empfängt ein Einzelner gar nichts, oder 100, oder 500 Thaler. Es liegt nun freilich allein in der Natur des gewählten Beispiels, dafs der mittlere Fall unmöglich ein wirklicher werden könne, unter anderen Bedingungen könnte er das wohl; allein die Wahrscheinlichkeit dazu ist in der Regel sehr gering. Wenn z. B. ein 20jähriger am Ende jedes Jahres, welches er durchlebte, einen Thaler erhalten soll, so ist der Werth seiner Erwartung, nach dem Prinzip der mathematischen Hoffnung, 16,79 Thaler, wenn Süfsmilch's Mortalitätstafel und der Zinsfufs zu $4\frac{0}{0}$ genommen wird. Damit er nur ungefähr diesen Betrag wirklich erhalte, müfste er 28 Jahre leben; denn der Werth einer Rente, die jährlich mit 1 und zwar 28 Jahre hindurch gezahlt werden soll, beträgt 16,66. Nun giebt es nach Süfsmilch 8 Personen unter 491 20jährigen, welche das 49te Jahr erreichen und in demselben sterben. Daher wäre die Wahrscheinlichkeit, dafs ein 20jähriger den angenäherten Werth seiner Rente, nemlich 16,66 erhalte, nur $\frac{8}{491}$ oder $\frac{1}{61}$, d. h. so gering, dafs 60 auf 1 dagegen zu verwetten wären. Dafs er den genauen Betrag von 16,79 erhalte, ist auch hier wieder sogar unmöglich.

Folglich befindet sich das einzelne Individuum in demselben Falle, als ginge es ein Spiel ein, und die Berechnung, die man seinetwegen anstellt, hat nur die Bedeutung, die gewöhnliche Spielregel aufrecht zu erhalten. Dasselbe, nur nicht in so starkem Maafse, gilt für Gesellschaften oder Institute, welche eine nur geringe Zahl solcher Negoziationen eingehen. Auch bei ihnen ist eine kleine Wahrscheinlichkeit, dafs die berechneten Werthe sich realisiren werden, und dieser Umstand dürfte da, wo es auf ein sicheres Bestehen ankömmt, wesentlicher sein, als die Wahl zwischen den Mortalitätstafeln, worauf man die Berechnung gründen will.

Aufser der Lebenswahrscheinlichkeit kömmt bei Zahlungen, welche nicht gleich, sondern nach Verlauf einiger Zeit geleistet werden sollen, noch der Zinsfufs in Betracht. Bezeichnen wir diesen Zinsfufs für die Folge mit r (wo also $r = 1{,}04$, wenn die Zinsen zu $4\frac{0}{0}$ gerechnet werden), dann ist der Werth eines Capitals nach einem Jahre $C \cdot r$, wenn die Zinsen am Ende des Jahres erhoben werden, und nach n Jahren $r^n \cdot C$. Soll ein Capital dagegen erst nach einem Jahre gezahlt werden, so ist sein heutiger Werth $\frac{C}{r}$ u. s. w.

Der Grundsatz bei den in Rede stehenden Geschäften ist der, dafs am Tage, wo eines derselben eingegangen wird, die Leistungen von beiden Partheien, nach den angegebenen Prinzipien berechnet, gleich sein müssen. Sämmtliche Zahlungen werden demnach auf diesen Termin reduzirt.

Aufgabe I. Ein 20jähriger will nach einem Jahre die Summe 1 erhalten, und von da ab am Ende jedes Jahres, jedoch nur, wenn er es erreicht; er will mit einem Worte eine Leibrente acquiriren. Wie grofs ist der Werth dieser Rente, und was würde er also dafür zu zahlen haben?

Der 20jährige hat die Wahrscheinlichkeit w_{20}^{21} nach einem Jahre, w_{20}^{22} nach zwei Jahren u. s. w. zu leben. Erwartet er nach einem Jahre die Summe 1, so ist deren Werth nach der mathematischen Hoffnung w_{20}^{21}, und da sie erst nach einem Jahre gezahlt werden soll, wegen der Zinsen, nur $\frac{w_{20}^{21}}{r}$. Auf dieselbe Weise ist der Werth der Summe 1, welche er nach zwei Jahren erwartet, $\frac{w_{20}^{22}}{r^2}$ u. s. w. Nimmt man also das höchste Lebensalter bei 90 Jahren, so ist die Summe seiner Hoffnungen, oder der jetzige Werth der Leibrente, die man mit R_{20} bezeichnen kann,

$$\frac{w_{20}^{21}}{r} + \frac{w_{20}^{22}}{r^2} + \frac{w_{20}^{23}}{r^3} + \ldots \frac{w_{20}^{90}}{r^{70}} \ldots\ldots \quad (1)$$

Würde die jährlich zu empfangende Summe nicht 1, sondern c betragen, so müfste dieser Werth mit c multiplizirt werden.

Sollte die Rente nicht das ganze Leben hindurch, sondern nur 1, 2, 3 ... Jahre bezahlt werden, immer vorausgesetzt, dafs der Inhaber der Rente diese Zeiträume erreiche, so wäre ihr Werth respective: $\frac{w_{20}^{21}}{r}$ oder $\frac{w_{20}^{21}}{r}+\frac{w_{20}^{22}}{r^2}$ oder $\frac{w_{20}^{21}}{r}+\frac{w_{20}^{22}}{r^2}+\frac{w_{20}^{23}}{r^3}$, d. h. also gleich dem ersten, oder den beiden ersten, den drei ersten u. s. w. Gliedern von (1).

Sollte die Rente nicht gleich am Ende des ersten Jahres, sondern etwa erst vom Ende des fünften Jahres ab, und dann das Leben hindurch bezahlt werden, so hat ihr Besitzer vom Anfang des 5ten Jahres ab eine Rente, deren Werth dann $\frac{w_{24}^{25}}{r}+\frac{w_{24}^{26}}{r^2}+\ldots$ betrüge, zu erwarten. An dem heutigen Tage hat eine solche Summe, der Zinsen wegen, nur den Werth $\frac{1}{r^4}\left\{\frac{w_{24}^{25}}{r}+\frac{w_{24}^{26}}{r^2}+\ldots\right\}$. Allein der Besitzer mufs nach Verlauf von vier Jahren noch leben, wenn er diese Rente antreten soll. Diefs hat eine Wahrscheinlichkeit von w_{20}^{24}; somit ist der Werth der Rente, die man eine aufgeschobene nennt:

$$\frac{w_{20}^{24}}{r^4}\left\{\frac{w_{24}^{25}}{r}+\frac{w_{24}^{26}}{r^2}+\ldots\right\} \qquad (2)$$
$$=\frac{w_{20}^{25}}{r^5}+\frac{w_{20}^{26}}{r^6}+\ldots$$

In dieser letzteren Form läfst sich der Werth der aufgeschobenen Rente auch unmittelbar einsehen.

Aufg. II. Ein 20jähriger will sein Leben für die Summe 1 versichern, d. h. seine Erben sollen am Ende des Jahres, in welchem er stirbt, den einmaligen Betrag 1 erhalten. Es ist der Werth dieser Lebensversicherung zu finden.

Der 20jährige kann innerhalb des ersten Jahres sterben; dafür ist die Wahrscheinlichkeit $1-w_{20}^{21}$. Oder er stirbt im zweiten Jahr; zu dem Ende mufs er das erste durchleben und im zweiten sterben, welches zusammengesetzte

Ereignifs die Wahrscheinlichkeit $w_{20}^{21}\{1-w_{21}^{22}\}=w_{20}^{21}-w_{20}^{21}w_{21}^{22}$ hat. Statt $w_{20}^{21}w_{21}^{22}$ kann man w_{20}^{22} schreiben, und daher ist die Wahrscheinlichkeit, gerade im zweiten Jahr zu sterben, $w_{20}^{21}-w_{20}^{22}$. Oder er stirbt im dritten Jahr; dafür ist die Wahrscheinlichkeit $w_{20}^{21}w_{21}^{22}\{1-w_{22}^{23}\}=w_{20}^{22}-w_{20}^{23}$ u. s. w.

Berücksichtigt man noch die Zinsen, so wird der Werth dieser Lebensversicherung:

$$\frac{1-w_{20}^{21}}{r}+\frac{w_{20}^{21}-w_{20}^{22}}{r^2}+\frac{w_{20}^{22}-w_{20}^{23}}{r^3}+\dots\dots\quad(3)$$

$$=\frac{1}{r}+\frac{1}{r}\left\{\frac{w_{20}^{21}}{r}+\frac{w_{20}^{22}}{r^2}+\frac{w_{20}^{23}}{r^3}+\dots\right\}$$

$$-\left\{\frac{w_{20}^{21}}{r}+\frac{w_{20}^{22}}{r^2}+\frac{w_{20}^{23}}{r^3}+\dots\right\}$$

$$=\frac{1}{r}-\left(1-\frac{1}{r}\right)\left\{\frac{w_{20}^{21}}{r}+\frac{w_{20}^{22}}{r^2}+\frac{w_{20}^{23}}{r^3}+\dots\right\}\dots\dots\quad(4)$$

Die eingeklammerte Gröfse ist jedoch nichts als der Werth einer Leibrente 1, welche ein 20jähriger besitzt, wie wir denselben so eben gefunden haben. Daher ist der fragliche Werth der Lebensversicherung:

$$\frac{1}{r}-\frac{1}{r}(r-1)R_{20}$$

Soll die Lebensversicherung nur für das erste Jahr gelten, so wäre in (3) nur das erste Glied $\frac{1-w_{20}^{21}}{r}$ beizubehalten; soll sie nur für die beiden ersten Jahre gelten, die Summe der beiden ersten Glieder u. s. w.

Den Werth der Lebensversicherung (4) kann man auch auf folgende Weise ableiten. Man nehme an, ein 20jähriger besitze eine Leibrente 1, und habe zugleich sein Leben für den Betrag 1 versichert. So erhält er am Ende des ersten Jahres jedenfalls die Summe 1, er mag diesen Termin erreichen oder vorher gestorben sein. Im ersteren Fall erhält er sie durch die Leibrente; im zweiten erhalten sie die Erben wegen der Lebensversicherung. Der jetzige Werth dieser nach einem Jahre zahlbaren Summe ist $\frac{1}{r}$. Ob er noch weitere Zahlungen empfangen werde, hängt davon ab, ob er den Anfang des folgenden Jahres erreicht; findet diefs statt, wofür die Wahrscheinlichkeit w_{20}^{21} ist, so erhält er am Ende dieses Jahres jedenfalls wiederum 1, welche Zahlung also den Werth $\frac{w_{20}^{21}}{r^2}$ hat. So kann man weiter schliefsen, und erhält

$$\frac{1}{r}+\frac{w_{20}^{21}}{r^2}+\frac{w_{20}^{22}}{r^3}+\ldots.$$

für den Werth einer Leibrente und Lebensversicherung zusammengenommen. Zieht man davon den Werth der Leibrente

$$\frac{w_{20}^{21}}{r}+\frac{w_{20}^{22}}{r^2}+\frac{w_{20}^{23}}{r^3}+\ldots.$$

ab, so ergiebt sich der Werth der Lebensversicherung, wie vorher:

$$\frac{1}{r}-\frac{r-1}{r}\mathrm{R}_{20}$$

Allgemein ist die Lebensversicherung eines $m$jährigen $\frac{1}{r}-\frac{r-1}{r}\mathrm{R}_m$ werth, und reduzirt sich auf 1, wenn keine Zinsen gerechnet, oder $r=1$ gesetzt wird.

Statt der Wahrscheinlichkeiten kann man in den bisherigen Ausdrücken auch die Lebenden und Sterbenden einführen. Es seien a_{20}, a_{21}, $a_{22}\ldots$ Personen, welche zu Anfang der Lebensjahre 20, 21, 22.... vorhanden sind; es mögen davon zwischen 20 und 21 sterben α_{20}

- 21 - 22 - α_{21}

- 22 - 23 - α_{22} u. s. w.,

so ist $\alpha_{20}=a_{20}-a_{21}$

$\alpha_{21}=a_{21}-a_{22}$ u. s. w.

Ferner ist $w_{20}^{21}=\frac{a_{21}}{a_{20}}$, $w_{20}^{22}=\frac{a_{22}}{a_{20}}$, $w_{20}^{23}=\frac{a_{23}}{a_{20}}$
und daher der Werh der Leibrente:

$$R_{20}=\frac{1}{a_{20}}\left\{\frac{a_{21}}{r}+\frac{a_{22}}{r^2}+\frac{a_{23}}{r^3}+\ldots\right\}\ldots\ldots (5)$$

Da ferner
$$1-w_{20}^{21}=1-\frac{a_{21}}{a_{20}}=\frac{\alpha_{20}}{a_{20}}$$
$$w_{20}^{21}-w_{20}^{22}=\frac{a_{21}}{a_{20}}-\frac{a_{22}}{a_{20}}=\frac{\alpha_{21}}{a_{20}}$$
$$w_{20}^{22}-w_{20}^{23}=\frac{a_{22}}{a_{20}}-\frac{a_{23}}{a_{20}}=\frac{\alpha_{22}}{a_{20}} \quad \text{u. s. w.}$$
so ist der Werth der Lebensversicherung:
$$\frac{1}{a_{20}}\left\{\frac{\alpha_{20}}{r}+\frac{\alpha_{21}}{r^2}+\frac{\alpha_{22}}{r^3}+\ldots\right\}\ldots\ldots\ldots (6)$$
$$=\frac{1}{r}-\frac{1}{r}\left(r-1\right)\frac{1}{a_{20}}\left\{\frac{a_{21}}{r}+\frac{a_{22}}{r^2}+\frac{a_{23}}{r^3}+\ldots\right\}$$

Wir wollen nunmehr annehmen, die Leibrente solle nicht, wie bisher, blofs am Ende des Jahres, sondern am Ende jedes halben Jahres mit $\frac{1}{2}$ erhoben werden, und ihren Werth unter dieser Bedingung ermitteln. Vorher jedoch ist noch eine Bemerkung über die halbjährlichen Zinsen eines Capitals C zu machen.

Beträgt der Zinsfufs 4 %, so ist der Werth des Capitals nach n Jahren allgemein $(1{,}04)^n \cdot C$, und wenn man $n=\frac{1}{2}$ setzt, $(1{,}04)^{\frac{1}{2}} \cdot C$ oder $1{,}01980\,C$. Diefs also wäre der Betrag des Capitals mit Zinsen am Ende des ersten halben Jahres. Inzwischen ist diese Rechnung nicht ganz der Praxis gemäfs, der zufolge am Ende des halben Jahres 2 % Zinsen gezahlt werden, wenn der Zinsfufs 4 % beträgt. Hiernach wäre das Capital nach dem ersten halben Jahre mit Zinsen $1{,}02 \cdot C$ und allgemein $\left(1+\frac{r-1}{2}\right) \cdot C$, also etwas gröfser aus Ursachen, die man leicht einsieht. Der Unterschied beider Arten von Rechnung ist für das Folgende von keiner irgend erheblichen Wichtigkeit: inzwischen wollen wir die letztere derselben beibehalten, wie diefs auch **Brune** in einem hierhin gehörigen Werke [1]) gethan hat. Die Ausdrücke werden aufserdem dadurch vereinfacht. Statt $1+\frac{r-1}{2}$ werden wir im Folgenden r_1 schreiben.

Aufgabe III. Eine Leibrente von 1 soll einem 20jährigen am Ende jedes halben Jahres, welches er durchlebte, mit $\frac{1}{2}$ bezahlt werden; den Werth derselben zu finden.

Am Ende jedes Jahres erhalten von a_{20} 20jährigen a_{21}, a_{22} u. s. w. die Rente mit $\frac{1}{2}$ bezahlt, d. h. jeder von ihnen erhält:

$$\frac{1}{2}\cdot\frac{1}{a_{20}}\left\{\frac{a_{21}}{r}+\frac{a_{22}}{r^2}+\frac{a_{23}}{r^3}+\ldots\right\}$$
$$=\frac{1}{2}R_{20}\ldots\ldots \quad (a)$$

Die a_{21} Individuen zu Anfang des Jahres 21 erhalten aber auch in der Hälfte des ersten Jahres die Rente $\frac{1}{2}$, eben so die a_{22} Individuen in der Mitte des folgenden Jahres. Der Gesammtbetrag dieser Hebungen, wenn man den Zinsfufs r_1 für die halbjährlichen Zahlungen berücksichtigt, ist

$$\frac{1}{2}\left\{\frac{a_{21}}{r_1}+\frac{a_{22}}{r_1 r}+\frac{a_{23}}{r_1 r^2}+\ldots\right\}$$
$$=\frac{r}{2r_1}\left\{\frac{a_{21}}{r}+\frac{a_{22}}{r^2}+\frac{a_{23}}{r^3}+\ldots\right\}$$

und daher erhält jedes der a_{20} Individuen

$$\frac{r}{2r_1}R_{20}\ldots\ldots \quad (b)$$

Wir haben bis jetzt nur die Individuen beachtet, welche das Ende der Jahre erreichen, und sowohl an diesem Termin als in der Mitte des Jahres, die Rente heben. Es giebt aber welche, die das Ende des Jahres nicht mehr erleben, obschon die Mitte desselben. Diese erhalten noch eine Zahlung von $\frac{1}{2}$, welche zu den bereits berechneten hinzugefügt werden mufs.

Nehmen wir an, zwischen zwei auf einander folgenden Jahren geschehe das Sterben gleichmäfsig, so dafs es an

[1]) Berechn. der Lebensrenten u. Anwartschaften. Lemgo 1820. p. 19.

einem Tage so viel als am andern betrage: dann giebt es zwischen 20 und 21 $\frac{1}{2}\alpha_{20}$ Individuen, welche in der letzten Hälfte dieses Jahres sterben, eben so zwischen 21 und 22 $\frac{1}{2}\alpha_{21}$ u. s. w. Diese Individuen geniefsen noch eine halbjährliche Hebung, deren Werth folglich für jeden einzelnen von den a_{20} 20jährigen beträgt:

$$\frac{1}{4}\cdot\frac{1}{a_{20}}\left\{\frac{\alpha_{20}}{r_1}+\frac{\alpha_{21}}{r_1 r}+\frac{\alpha_{22}}{r_1 r^2}+\ldots\right\}$$

$$=\frac{r}{4r_1}\cdot\frac{1}{a_{20}}\left\{\frac{\alpha_{20}}{r}+\frac{\alpha_{21}}{r^2}+\frac{\alpha_{22}}{r^3}+\ldots\right\}$$

und nach (6) $=\frac{1}{4r_1}-\frac{r-1}{4r_1}R_{20}\ldots\ldots \quad (c)$

Die Werthe (*a*), (*b*), (*c*) zusammengenommen, geben die Lösung der Aufgabe. Demnach ist der Werth einer Leibrente 1 zahlbar in halbjährlichen Terminen,

$$\frac{1}{4r_1}\left\{2r_1+r+1\right\}R_{20}+\frac{1}{4r_1}.$$

Setzt man nunmehr $r_1=\frac{1+r}{2}$, so reduzirt sich dieser Ausdruck auf

$$R_{20}+\frac{1}{2(1+r)}\ldots\ldots \quad (7)$$

In so fern $1+r$ von 2 nicht sehr verschieden ist, kann man also sagen, dafs bei dieser Art Zahlung der Werth der Rente nahe um $\frac{1}{4}$, d. h. um ein Viertel einer Jahreshebung, vergröfsert werde.

Würde man die halbjährlichen Zinsen nicht mit $\frac{1+r}{2}$, sondern mit $r^{\frac{1}{2}}$ berechnet haben, so würde man für den Zinsfufs $4\frac{0}{0}$ den fraglichen Werth gefunden haben

$$1{,}000096\,R_{20}+0{,}24515,$$

während derselbe $R_{20}+0{,}2451$

nach unserer Berechnung ist. Beide Werthe sind wenig genug unterschieden.

Man kann auf dieselbe Weise den Werth einer Rente bestimmen, wenn sie am Ende jedes Vierteljahres mit

$\frac{1}{4}$ bezahlt werden soll. Berechnet man auch hier den Zinsfufs für das erste Vierteljahr mit $\frac{3+r}{4}$, für das zweite mit $\frac{1+r}{2}$, für das dritte mit $\frac{1+3r}{4}$, und setzt man ferner ein gleichmäfsiges Absterben während des Jahres voraus, so wird der Werth der Rente ohne Schwierigkeit gefunden:

$$R_{20} + \left\{\frac{3}{12+4r} + \frac{2}{8+8r} + \frac{1}{4+12r}\right\} \ldots\ldots \quad (8)$$

Setzt man $r = 1{,}04$, so ergiebt sich $R_{20} + 0{,}3689$
$1{,}05$, so ergiebt sich $R_{20} + 0{,}3674$.
Die Vermehrung des Werthes der Leibrente beträgt demnach nahe $\frac{3}{8}$tel einer Jahreshebung.

Betrachtet man den Zuwachs, welchen die Rente dadurch erhält, dafs sie in Terminen des Jahres ausgezahlt wird, etwas näher, so ergiebt sich, dafs derselbe ganz unabhängig von dem Alter des Rentenbesitzers ist. Bei halbjährlichen Zahlungen ist der Rente die Gröfse $\frac{1}{2(r+1)}$ hinzuzufügen, gleichgültig von welchem Jahre sie anfängt. Daraus wird sich eine Methode abnehmen lassen, den Zuwachs der Rente ohne weitere Rechnung für jede beliebigen, wenn nur gleichen Termine hinschreiben zu können, in so fern man sich denken kann, dafs die Rente vom Anfang des letzten Lebensjahres beginne, wo dann offenbar die Mehrzahlungen nur eines Jahres in Betracht kommen. Nehmen wir an, ein Renteninstitut zahle seine Renten quartaliter aus, so erhalten defswegen am Ende des ersten Vierteljahres $\frac{3}{4}$tel der im ganzen Jahre Sterbenden den Betrag derselben oder $\frac{1}{4}$. Ebenso empfängt die Hälfte der Sterbenden noch eine Zahlung am Ende des halben Jahres, und der vierte Theil derselben am Ende des dritten Jahresviertels. Also betrügen die Mehrzahlungen $\frac{1}{4}\left\{\frac{3}{4} + \frac{2}{4} + \frac{1}{4}\right\} = \frac{3}{8}$, und diefs wäre die Vergröfserung, welche die Leibrente durch die Quartalszahlungen erfährt, wenn von den Zinsen abgesehen und $r = 1$ gesetzt würde. Nimmt man aber den Zinsfufs, wenn er $4\frac{0}{0}$

beträgt, für ein Vierteljahr zu 1,01, für das Halbjahr zu 1,02, und für drei Viertel des Jahres zu 1,03, oder allgemein zu $\frac{3+r}{4}$, $\frac{2+2r}{4}$ und $\frac{1+3r}{4}$, wie oben an, und diskontirt die Mehrzahlungen zurück, so wird die Vergröfserung der Rente

$$\tfrac{1}{4}\left\{\frac{3}{3+r}+\frac{2}{2+2r}+\frac{1}{1+3r}\right\},$$

welches eben das in (8) gefundene Resultat ist.

Man kann auf diese Weise den Werth der Rente hinschreiben, wenn sie in n Terminen gezahlt werden soll. Der Zinsfufs für den ersten Termin ist dann $1+\frac{r-1}{n}$

zweiten - - - $1+\frac{2(r-1)}{n}$

dritten - - - $1+\frac{3(r-1)}{n}$ u.s.w.

Da nun im ersten der n Termine $\frac{n-1}{n}$ der in einem Jahre Sterbenden, im zweiten $\frac{n-2}{n}$, im dritten $\frac{n-3}{n}$ u. s. w. die Rente mit $\frac{1}{n}$ erheben, so ist der Werth derselben

$$R_{20}+\frac{1}{n^2}\left\{\frac{n-1}{1+\frac{r-1}{n}}+\frac{n-2}{1+2\frac{r-1}{n}}+\frac{n-3}{1+3\frac{r-1}{n}}+\ldots\right\}\ldots\ldots \quad (9)$$

welchen Ausdruck man auch auf dieselbe Art ableiten könnte, als oben für die, in zwei Terminen des Jahres zahlbare, Rente geschehen ist.

Wie man sieht, erhält bei dieser Art, die Zinsen im Zwischenraum eines Jahres zu berechnen, R_{20} oder überhaupt R_m den Factor 1, während, wenn man auch für die kleineren Zeitintervalle das geometrische Verhältnifs des Zinsfufses beibehielte, und z. B. für den ersten Termin den Zinsfufs zu $r^{\frac{1}{n}}$, für den zweiten zu $r^{\frac{2}{n}}$ u.s.w. annehmen würde, R_m einen Factor erhielte, der nicht genau 1 ist, jedoch sich wenig genug davon unterscheidet.

Ueberhaupt ist bei der Berechnung des Mehrbetrages der Renten die Gröfse des Zinsfufses, so lange er innerhalb der gewöhnlichen Gränzen bleibt, unerheblich, und es macht, wie man schon aus den vorhin angeführten Zahlen sieht, einen geringen Unterschied, ob er 4 oder $5\frac{0}{0}$ betrage, und ob derselbe auf die Theile des Jahres nach dem geometrischen oder arithmetischen Verhältnifs berechnet werde. Der hauptsächlichste Theil des Mehrbetrages rührt von denjenigen her, welche bei den einzelnen Terminen des Jahres noch leben, am Ende des Jahres aber verstorben sind.

Setzt man in dem letzten Ausdruck $n = \infty$, nimmt man also an, dafs die Rente in augenblicklichen Terminen bezahlt werde, doch immer so, dafs der ganze während eines Jahres einem Individuum gezahlte Betrag 1 sei, so erhält man für den Mehrbetrag der Rente: $\frac{1 + r\log r - r}{(r-1)^2}$, wo $\log r$ den natürlichen Logarithmus bedeutet. (Man hat in diesem Falle $\frac{(1-x)dx}{1+(r-1)x}$ von 0 bis 1 zu integriren.) Ist $r = 1{,}04$, so wird dieser Mehrbetrag 0,4935, also von $\frac{1}{2}$ einer Jahreshebung wenig unterschieden. Nach der geometrischen Vertheilung der Zinsen erhielte man unter diesen Umständen den Werth der Rente eines $m$jährigen

$$1{,}000256\, R_m + 0{,}4936$$

und für $r = 1{,}05$ $\quad 1{,}000396\, R_m + 0{,}4921.$

Aufgabe IV. Die Rente soll am Ende des Jahres, jedoch den Interessenten proportional den Tagen, oder überhaupt der Zeit, die sie von dem Todesjahre noch durchlebten, bezahlt werden; den Werth der Rente zu finden.

Sterben im ersten Jahre α_{20}, nimmt man ein gleichmäfsiges Sterben an, und demnach die Lebenscurve zwischen zwei auf einander folgenden Jahren für das Stück einer geraden Linie, so sterben im ersten $\frac{1}{n}$tel des Jahres $\frac{1}{n}\alpha_{20}$, eben so viel vom ersten zum zweiten $n$tel u. s. w.; diese Sterbenden würden noch auf einen verhältnifsmäfsigen Antheil der Rente Anspruch machen. Man sieht sehr leicht ein, dafs der Mehrbetrag dieser Zahlungen im ersten Jahre $\frac{1}{2}\alpha_{20}$, und da er erst am Ende des Jahres erhoben wird, $\frac{1}{2r}\alpha_{20}$ sei. Denn derselbe ist offenbar dem Inhalt des Dreiecks BB_1 in Fig. 2. gleich, wenn n unendlich grofs angenommen wird, wie diefs die Natur der Aufgabe mit sich bringt. Dasselbe findet in den folgenden Jahren statt, und der Zuwachs der Rente für einen Einzelnen wird

$$\frac{1}{2a_{20}}\left\{\frac{\alpha_{20}}{r}+\frac{\alpha_{21}}{r^2}+\frac{\alpha_{22}}{r^3}+\ldots\right\}\ldots\ldots \quad (10)$$

$$=\frac{1}{2r}-\frac{r-1}{2r}R_{20}\ldots\ldots$$

Addirt man hierzu R_{20}, so ergiebt sich der volle Werth der fraglichen Leibrente

$$\frac{r+1}{2r}R_{20}+\frac{1}{2r}\ldots\ldots \quad (11)$$

und allgemein für einen $m$jährigen

$$\frac{r+1}{2r}R_m+\frac{1}{2r}\ldots\ldots \quad (12)$$

Man kann diefs Resultat auch so beweisen. Die Mehrzahlungen im ersten Jahr betragen:

$$\frac{\alpha_{20}}{n}\cdot\frac{1}{n}+\frac{\alpha_{20}}{n}\cdot\frac{2}{n}+\frac{\alpha_{20}}{n}\cdot\frac{3}{n}+\ldots\frac{\alpha_{20}}{n}\cdot\frac{n-1}{n}$$

$$=\frac{\alpha_{20}}{n^2}\left\{1+2+3+\ldots n-1\right\}$$

$$=\alpha_{20}\cdot\frac{n-1}{2n}$$

eben so im zweiten Jahr $\alpha_{21}\frac{n-1}{2n}$ u. s. w. Daher ist ihr Gesammtwerth

$$\frac{n-1}{2n}\left\{\frac{\alpha_{20}}{r}+\frac{\alpha_{21}}{r^2}+\frac{\alpha_{22}}{r^3}+\ldots\right\}$$

und für $n=\infty$ $\quad \frac{1}{2}\left\{\frac{\alpha_{20}}{r}+\frac{\alpha_{21}}{r^2}+\frac{\alpha_{22}}{r^3}+\ldots\right\}$

wie vorher.

Bei dem Werthe der gewöhnlichen Leibrente R_m ist, nach der Art, wie derselbe abgeleitet worden, vorausgesetzt, dafs für das Jahr des Todes keine Zahlung geleistet werde. Hier aber wird ein proportionaler Theil erhoben; also mufs $\frac{r+1}{2r}R_m + \frac{1}{2r}$ gröfser als R_m sein, welchen Zinsfufs man auch zu Grunde lege. Diefs ist noch zu beweisen.

Die Bedingung $\frac{r+1}{2r}R_m + \frac{1}{2r} > R_m$

giebt $1 > (r-1)R_m$

oder $\frac{1}{r-1} > R_m \ldots\ldots (13)$

Das letztere aber ist in der That der Fall. Denn $\frac{1}{r-1}$ ist eine Summe, welche am Ende jeden Jahres, und zwar ohne Ende, die Zinsen 1 bringt, und eine solche Summe ist nothwendig gröfser als eine Leibrente, die nur für eine gewisse, durch das Aufhören des Lebens bedingte, Zahl von Jahren jährlich 1 abwirft. Ist $r = 1{,}04$, so wird $\frac{1}{r-1} = 25$, dessen Zinsen jährlich 1 betragen. Die Engländer nennen ein solches Capital: Perpetuity.

Aufgabe IV. Eine Lebensversicherung 1 soll am Ende des halben Jahres, in welchem der Versicherte starb, gezahlt werden; es soll der Werth derselben gefunden werden.

Bezeichnet man den halbjahrlichen Zinsfufs wiederum mit $r_1 = 1 + \frac{r-1}{2}$, so erhalten von a_{20} 20jährigen, am Ende des ersten halben Jahres, $\frac{1}{2}\alpha_{20}$ die Summe 1, deren Werth also $\frac{1}{2r_1}\alpha_{20}$ ist; denn nach einem halben Jahre sind $\frac{1}{2}\alpha_{20}$ von ihnen gestorben. Am Ende des zweiten halben Jahres erhalten wiederum $\frac{1}{2}\alpha_{20}$ die Summe 1, deren Werth also $\frac{1}{2r}\alpha_{20}$ beträgt. Daher ist dasjenige, was jeder der a_{20}jährigen erwartet:

$$\frac{1}{2a_{20}}\left\{\frac{\alpha_{20}}{r_1} + \frac{\alpha_{20}}{r} + \frac{\alpha_{21}}{r_1 r} + \frac{\alpha_{21}}{r^2} + \ldots\right\}$$

$$= \frac{1}{2a_{20}}\left\{\frac{\alpha_{20}}{r} + \frac{\alpha_{21}}{r^2} + \frac{\alpha_{22}}{r^3} + \ldots\right\}$$

$$+\frac{r}{2r_1 a_{20}}\left\{\frac{a_{20}}{r}+\frac{a_{21}}{r^2}+\frac{a_{22}}{r^3}+\dots\right\}$$
$$=\tfrac{1}{2}\left\{\frac{1}{r_1}+\frac{1}{r}\right\}-\frac{(r-1)}{2}\left\{\frac{1}{r_1}+\frac{1}{r}\right\}R_{20}\dots\dots \quad (14)$$

wenn man die oben gefundene Relation zwischen der Lebensversicherung und der Leibrente berücksichtigt.

Sollte die Lebensversicherung vierteljährlich bezahlt werden, so findet man auf dieselbe Weise ihren Werth

$$\tfrac{1}{4}\left\{\frac{1}{r_1}+\frac{1}{r_2}+\frac{1}{r_3}+\frac{1}{r}\right\}-\left(\frac{r-1}{4}\right)\left\{\frac{1}{r_1}+\frac{1}{r_2}+\frac{1}{r_3}+\frac{1}{r}\right\}R_{20}\dots \quad (15)$$

und wenn sie in n Terminen des Jahres bezahlt werden soll,

$$\frac{1}{n}\left\{\frac{1}{r_1}+\frac{1}{r_2}+\frac{1}{r_4}+\dots\frac{1}{r}\right\}-\left(\frac{r-1}{4}\right)\left\{\frac{1}{r_1}+\frac{1}{r_2}+\frac{1'}{r_3}+\dots\frac{1}{r}\right\}R_{20}\dots (16)$$

wenn mit r_1, r_2, r_3 u. s. w. bis r_{n-1} der Zinsfufs für das erste, zweite ... $n$tel des Jahres bezeichnet wird.

Setzt man n unendlich grofs, d. h. nimmt man an, die Summe 1 werde unmittelbar nach dem Tode bezahlt, so wird der Werth der Lebensversicherung:

$$\frac{\log r}{r-1}-\log r\, R_{20}$$

und allgemein: $$\frac{\log r}{r-1}-\log r\, R_m \dots\dots \quad (17)$$

(Man hat in diesem Falle $\frac{1}{n}\left\{\frac{1}{r_1}+\frac{1}{r_2}+\dots\frac{1}{r}\right\}=$ dem Integrale von $\frac{dx}{1+(r-1)x}$ zwischen den Gränzen 0 und 1.)

Für $r=1{,}04$ ist log nat. $r=0{,}03922$, und hiermit ergiebt sich $(17)=0{,}9805-0{,}03922\,R_m$.

Der Werth der Lebensversicherung, welche nur am Ende des Jahres bezahlt wird, ergab sich oben $\frac{1}{r}-\frac{r-1}{r}R_m$, oder für $r=1{,}04$ $0{,}9615-0{,}03846\,R_m$. Allgemein wird, wie man sieht, durch die Bedingung der augenblicklichen Zahlung, der Werth der Lebensversicherung im Verhältnifs von $\frac{r\log r}{r-1}=1{,}0197$ vergröfsert.

Aufgabe VI. Es zahlt Jemand einer Lebensversicherungsanstalt am Ende jedes Jahres, welches er durchlebt, die Summe c, damit seine Erben am Ende des Jahres, in welchem er stirbt, die Summe k erhalten. Es soll das Verhältnifs der Zahlungen c und k gefunden werden.

Nehmen wir an, das Individuum sei m Jahre alt, so ist der jetzige Werth, zu dem er sich verpflichtet, $c\mathrm{R}_m$. Der Werth der Lebensversicherung ist nach dem, was früher gefunden worden, $k\left\{\frac{1}{r}+\frac{1-r}{r}\mathrm{R}_m\right\}$. Dieser letztere Werth mufs $= c\mathrm{R}_m$ sein, wenn von beiden Seiten eine Gleichheit stattfinden soll, und die Bedingung derselben ist demnach

$$c\mathrm{R}_m = k\left\{\frac{1}{r}+\frac{1-r}{r}\mathrm{R}_m\right\}$$

$$\frac{c}{k}=\frac{1}{r\mathrm{R}_m}+\frac{1-r}{r} \ldots\ldots \quad (18)$$

welches die Aufgabe löset.

Der Rentenwerth R_m setzt voraus, dafs die Zahlung erst nach einem Jahre beginne. Soll gleich die Summe γ dem Institut entrichtet werden, so würde statt R_m: $\gamma+\mathrm{R}_m$ zu schreiben sein.

Sollten die Zahlungen in Terminen des Jahres geschehen, so wäre das zu berücksichtigen, was vorher über den Werth solcher Renten und Lebensversicherungen ermittelt worden ist.

Häufig werden dergleichen Negoziationen nur für eine gewisse Zahl von Jahren, nicht für das ganze Leben hindurch, eingegangen. Ein 20jähriger verpflichtet sich z. B. nur drei Jahre, am Ende jedes, die Summe c zu zahlen, und seine Erben sollen bei seinem Tode, wenn dieser gleichfalls in den drei Jahren erfolgt, die Summe k erhalten. Er verpflichtet sich dann zu $c\left\{\frac{w^{21}}{r}+\frac{w^{22}}{r^2}+\frac{w^{23}}{r^3}\right\}$ und seine, oder seiner Erben Hoffnung beläuft sich auf

$$k\left\{\frac{1-w^{21}}{r}+\frac{w^{21}-w^{22}}{r^2}+\frac{w^{22}-w^{23}}{r^3}\right\}.$$

Beide Ausdrücke einander gleich gesetzt, geben das Verhältnifs $\frac{c}{k}$. Diese Art Bedingungen, die man mannichfach abändern kann, sind nach dem Bisherigen leicht zu lösen, daher wir dabei nicht weiter verweilen.

Wir wollen nunmehr die Methoden angeben, durch welche die Leibrente für die verschiedenen Alter numerisch berechnet werden kann; was den Werth der Lebensversicherung betrifft, so findet man ihn daraus durch einfache Rechnung.

Die Leibrente für einen 20jährigen ist

$$\frac{1}{a_{20}}\left\{\frac{a_{21}}{r}+\frac{a_{22}}{r^2}+\frac{a_{23}}{r^3}+\ldots\right\}$$

Man gebe ihr folgende Form:

$$\frac{r^{20}}{a_{20}}\left\{\frac{a_{21}}{r^{21}}+\frac{a_{22}}{r^{22}}+\frac{a_{23}}{r^{23}}+\ldots\right\}\ldots\ldots (19)$$

Dann ist dieselbe für einen $m$jährigen

$$\frac{r^m}{a_m}\left\{\frac{a_{m+1}}{r^{m+1}}+\frac{a_{m+2}}{r^{m+2}}+\frac{a_{m+3}}{r^{m+3}}+\ldots\right\}\ldots\ldots (20)$$

Die eingeklammerten Gröfsen lassen sich folgender Art berechnen, und leicht in eine Tabelle bringen. Man multiplizire die bei 0 Jahr Lebenden mit $\frac{1}{r^0}$ oder mit 1, die beim Jahre 1 Lebenden mit $\frac{1}{r}$, die beim Jahre 2 mit $\frac{1}{r^2}$, u. s. w., so erhält man $\frac{a_0}{r^0}, \frac{a_1}{r^1}, \frac{a_2}{r^2}, \frac{a_3}{r^3}\ldots$ bis zum höchsten Lebensalter der Tafel. Von diesem letzteren ausgehend, addire man diese diskontirten Zahlen von Lebenden successive bis zu a_0, nach der in Mortalitätstafeln üblichen Manier: so geben diese Summen die eingeklammerten Gröfsen in dem Werthe der Leibrente. Z. B. beim Jahre 21 findet sich dann die Summe $\left\{\frac{a_{21}}{r^{21}}+\frac{a_{22}}{r^{22}}+\frac{a_{23}}{r^{23}}+\ldots\right\}$

beim Jahre m $\left\{\frac{a_{m+1}}{r^{m+1}}+\frac{a_{m+2}}{r^{m+2}}+\frac{a_{m+3}}{r^{m+3}}+\ldots\right\}$

Sucht man demnach den Werth der Leibrente für einen 20jährigen, so nehme man aus der Columme: Summe der diskontirten Zahlen der Lebenden, die beim Jahre 21 (also ein Jahr später) stehende Zahl, und dividire sie durch $\frac{a_{20}}{r^{20}}$, d. h. durch die diskontirte Zahl der Lebenden, welche in der Columne daneben, beim Jahre 20 steht. Der Quotient ist dann der gesuchte Werth R_{20}.

Die folgende Hülfstafel enthält die zu dieser Berechnung nöthigen Columnen, nach Kerseboom's Mortalitätstafel und dem 4 Prozentsatz berechnet. Die Summe der diskontirten Zahlen der Lebenden beim Jahre 21 beträgt ihr zufolge 4476,206; die diskontirte Zahl der Lebenden beim Jahre 20: 266,525. Also ist $R_{20} = \frac{4476,206}{266,525}$ oder 16,795.

Für einen 0jährigen ist der Werth der Leibrente 13,530227
- - 5jährigen - - - - - 18,075.

Im Allgemeinen hat die Leibrente zwischen dem 8ten bis 10ten Lebensjahre ihren gröfsten Werth, und ist bei 0 Jahr nicht gröfser als zwischen 40 und 50.

Statt die Columne der Lebenden zur Berechnung des Werthes der Leibrente zu benutzen, kann man diesen Werth auch durch die jährlich Sterbenden finden.

Es ist nemlich die Lebensversicherung für einen 20jährigen

$$\frac{1}{a_{20}}\left\{\frac{\alpha_{20}}{r} + \frac{\alpha_{21}}{r^2} + \frac{\alpha_{22}}{r^3} + \ldots\right\}$$

Allein dieser Werth ist auch $\frac{1}{r} + \frac{1-r}{r} R_{20}$.

Setzt man daher beide Werthe einander gleich, so erhält man: $(r-1)R_{20} = 1 - \frac{1}{a_{20}}\left\{\alpha_{20} + \frac{\alpha_{21}}{r} + \frac{\alpha_{22}}{r^2} + \ldots\right\}$

$$= 1 - \frac{r^{20}}{a_{20}}\left\{\frac{\alpha_{20}}{r^{20}} + \frac{\alpha_{21}}{r^{21}} + \frac{\alpha_{22}}{r^{22}} + \ldots\right\}$$

und allgemein:

$$(r-1)R_m = 1 - \frac{r^m}{a_m}\left\{\frac{\alpha_m}{r^m} + \frac{\alpha_{m+1}}{r^{m+1}} + \frac{\alpha_{m+2}}{r^{m+2}} + \ldots\right\} \ldots (21)$$

Die eingeklammerte Gröfse ist hier die Summe der diskontirten Zahlen der Todten, die man auf ähnliche Weise, wie vorher die der Lebenden, für alle Lebensalter berechnen, und in eine Tabelle bringen kann.

Man dividire also die Zahl der Todten bei 0 Jahr (welche die zwischen 0 und 1 Jahr Sterbenden bedeutet) durch r^0 oder 1, die Zahl der Todten beim Jahre 1 durch r, beim Jahre 2 durch r^2 u. s. w., und addire von dem höchsten Alter successive aufwärts: so ergiebt sich die eingeklammerte Gröfse für jedes Alter.

In der folgenden Hülfstafel sind diese Summen unter der Ueberschrift: Summe der diskontirten Zahlen der Sterbenden, enthalten. Will man hieraus den Werth der Leibrente für einen 20jährigen, so entnehme man dieser Columne die bei demselben Jahre stehende Zahl 87,4883, dividire sie durch die discontirte Zahl der Lebenden ebenfalls beim Jahre 20, oder durch 266,525. Der Quotient von 1 abgezogen, giebt 0,671745, und durch $r-1$ oder 0,04 dividirt, den Werth der Leibrente: 16,794.

Auf ähnliche Weise findet man $R_0 = 13{,}530$
$R_5 = 18{,}075.$

Die Rechnung nach dieser letzteren Art ist kürzer, und giebt genauere Werthe. Inzwischen da man zum Behuf derselben doch die diskontirte Zahl der Lebenden braucht, und das Addiren von unten auf eine sehr leichte Arbeit ist, so wird es gerathen sein, auch nach der ersteren Art zu rechnen, wodurch eine Controlle der Rechnung gegeben, und Summen gebildet werden, die man später zur Berechnung der Verbindungsrenten gebraucht.

Aus der Summe der diskontirten Zahl der Todten findet man leicht den Werth der Lebensversicherung in den verschiedenen Altern. Beim Jahre m steht nemlich die Summe

$$\frac{\alpha^m}{r^m} + \frac{\alpha_{m+1}}{r^{m+1}} + \frac{\alpha_{m+2}}{r^{m+2}} + \ldots$$

Die Lebensversicherung ist aber

$$\frac{1}{a_m}\left\{\frac{\alpha_m}{r}+\frac{\alpha_{m+1}}{r^2}+\frac{\alpha_{m+2}}{r^3}+\ldots\right\}$$

$$=\frac{r^{m-1}}{a_m}\left\{\frac{\alpha_m}{r^m}+\frac{\alpha_{m+1}}{r^{m+2}}+\frac{\alpha_{m+2}}{r^{m+3}}+\ldots\right\}$$

Um daher die Lebensversicherung für einen $m$jährigen zu erhalten, nehme man die Summe der diskontirten Todten beim Jahre m, und dividire sie durch $\frac{a_m}{r^{m-1}}$. Hiernach findet man z. B. für einen 20jährigen 0,3156, für einen 0jährigen 0,4411.

Wenn man voraussetzt, dafs die Lebenscurve eine gerade Linie sei, so erhält man für den Werth der Leibrente einen leicht zu berechnenden Ausdruck. Wir haben gefunden, dafs

$$(r-1)R_{20}=1-\frac{1}{a_{20}}\left\{\alpha_{20}+\frac{\alpha_{21}}{r}+\ldots\frac{\alpha_{95}}{r_{75}}\right\}$$

wenn 95 das höchste Lebensalter, wie in der Kerseboom-schen Tafel, bedeutet. Im Falle der Geradlinigkeit der Lebenscurve ist aber $\alpha_{20}=\alpha_{21}=\alpha_{22}$ u. s. w.; und zwar ist, wenn man dieselbe vom 20ten Jahr eintreten läfst, $\alpha_{20}=\alpha_{21}=\frac{a_{20}}{76}$; daher wäre

$$(r-1)R_{20}=1-\frac{r}{76}\left\{\frac{1}{r}+\frac{1}{r^2}+\frac{1}{r^3}+\ldots\frac{1}{r^{76}}\right\}\ \ldots\ldots\ (22)$$

Die eingeklammerte Gröfse ist eine geometrische Reihe, die man summiren kann, deren Werth $\frac{1}{r-1}-\frac{1}{r^{76}(r-1)}$; daher ist

$$(r-1)R_{20}=1-\frac{r}{76(r-1)}+\frac{r}{76r^{76}(r-1)}$$

und allgemein

$$(r-1)R_m=1-\frac{r}{\beta(r-1)}+\frac{r}{\beta r^{\beta}(r-1)}\ \ldots\ldots\ (23)$$

Die Zahl 76 bedeutet hier die Altersergänzung des 20-jährigen, die nach der Kerseboom'schen Tafel 76 beträgt, in so fern zu Anfang des Jahres 95 noch einer am Leben ist, der in demselben Jahre stirbt. Bei dem Alter m ist in der letzten Formel die Alterserganzung $= \beta$ angenommen worden. Für dieselbe kann man nach dem, was im Abschnitt über das mathematische Gesetz der Sterblichkeit gezeigt worden ist, die doppelte mittlere Lebensdauer setzen.

Die Gröfse $\frac{1}{r} + \frac{1}{r^2} + \frac{1}{r^3} + \ldots \frac{1}{r^{76}}$ nennt man eine Zeitrente oder Jahresrente, die 76 Jahre hindurch am Ende jedes Jahres mit 1 bezahlt wird. Die Werthe solcher Zeitrenten sind vielfältig für verschiedene Werthe von r berechnet und in Tafeln gebracht; [1]) daher man bei der Berechnung der Renten nach der Moivre'schen Hypothese den Ausdruck (22), und nicht den summirten (23) anwenden wird. Für $r = 1{,}04$ und den Zeitraum von 76 Jahren ist der Werth derselben 23,7312. Multiplizirt man nach (22) diese Gröfse mit $\frac{r}{76}$, so erhält man 0,32474, und diese Zahl von 1 abgezogen und durch 0,04 dividirt, ergiebt den Werth der Leibrente für einen 20jährigen, nach der Voraussetzung eines gleichförmigen Absterbens, 16,88 von dem wahren

---

[1]) Man findet dergleichen:

Joh. Nic. Tetens Einleitung zur Berechnung der Leibrenten und Anwartschaften. Leipzig 1785. Taf. III.

Gaëta und Fontana Dottrina degli Azzardi applicata u. s. w. Milano 1776. pag. 52.

Brune im angef. Werke Tafel 9.

Da uns der Raum und der Zweck dieser Schrift verbieten, in ein grofses Detail über das Thema der Renten einzugehen, so wollen wir bei dieser Gelegenheit die ausgezeichneten Werke von Tetens, Brune und J. H. Meyer: Allgemeine Einleitung zur Berechnung der Leibrenten und Anwartschaften, 2 Thle. Kopenhagen 1823, zum Studium empfehlen. Wenn August de Morgan bei der Abfassung seiner so eben erschienenen und im vorigen Abschnitt bereits citirten Schrift jene Werke gekannt hätte, so würde er zuverlässig die Meinung zurückgehalten haben, dafs für diesen Gegenstand in England sehr viel mehr geleistet sei, als in einem anderen Lande, ja als in allen übrigen Ländern zusammengenommen (l. l. 191).

Werth 16,796 nur um 0,084 unterschieden. In anderen Fällen sind jedoch die Unterschiede beträchtlicher, und daher können die auf solche Weise berechneten Werthe nur für ungefähr richtige gelten.

Legt man diese Voraussetzung eines gleichmäfsigen Absterbens zu Grunde, so ergiebt sich eine sehr einfache Methode, den genauen Werth der Leibrente zu finden, die in der Ausführung, wie es mir scheint, leicht ist, und wenn es auf eine grofse Genauigkeit in den Dezimalstellen abgesehen ist, dieselbe gewährt. Diese Methode besteht im Wesentlichen darin, die Correction zu berechnen, welche an den Werthen der Renten, in so fern sie nach der Hypothese des gleichförmigen Absterbens gefunden worden, anzubringen ist.

Es ist

$$(r-1)R_m = 1 - \frac{r^m}{a_m}\left\{\frac{\alpha_m}{r^m} + \frac{\alpha_{m+1}}{r^{m+1}} + \frac{\alpha_{m+2}}{r^{m+2}} + \dots\right\}$$

Nehmen wir an, es sei $\alpha_m = \alpha_{m+1} =$ u. s. w., z. B. $= 8$, so kennt man die eingeklammerte Gröfse, da sie, wie so eben gezeigt worden ist, eine Zeitrente bedeutet. Nun ist aber in der Wirklichkeit die Zahl der jährlich Sterbenden einander nicht gleich, auch nicht $= 8$. Es sei z. B. $\alpha_m = 7$, $\alpha_{m+1} = 8$, $\alpha_{m+2} = 9$ u. s. w., so wäre als Correction zu berechnen

$$-\frac{1}{r^m} + \frac{1}{r^{m+2}} \dots$$

und mittelst dieser Correction würde man aus der Zeitrente dann den wahren Werth der Leibrente finden.

Nach der Kerseboom'schen Tafel leben zu Anfang 20:584, welche in 76 Jahren aussterben, durchschnittlich sterben daher in jedem Jahre 7,68, wofür man in ganzer Zahl 8 schreiben kann. Man schreibe nunmehr statt der eigentlichen Zahl der Todten ihre Differenzen von 8, also statt 7: -1, statt 8: 0, statt 9: $+1$ u. s. w. Man discontire diese Differenzen so viele Jahre zurück, als das nebenstehende Alter angiebt, und addire diese discontirten Differenzen vom höchsten Alter aufwärts, mit gehöriger Berücksichtigung der Zeichen: so findet man daraus die Werthe der Leibrenten.

In der folgenden Hülfstafel enthält die vorletzte Columne diese Summen, so dafs man durch diese Tafel den Werth jeder Leibrente auf drei verschiedene Weisen finden kann, mittelst der letzten Columne folgender Art.

Für einen 20jährigen z. B. beträgt die Alterserganzung 76 Jahre; die Zeitrente auf 76 Jahre ist $\frac{1}{r}+\frac{1}{r^2}+\ldots\frac{1}{r^{76}}=$ 23,73116. Da wir hier $8\left\{\frac{1}{r^{20}}+\frac{1}{r^{21}}+\ldots\frac{1}{r^{95}}\right\}$ zu berechnen haben, so multiplizire man jene Zeitrente mit $\frac{8}{r^{19}}$; es ergiebt sich 90,11068. Hierzu addire man aus der neuen Columne den bei 20 stehenden Werth $-2{,}62201$, so findet man 87,48867 für die diskontirte Summe der Todten, oder für den Werth

$$\frac{\alpha_{20}}{r^{20}}+\frac{\alpha_{21}}{r^{21}}+\frac{\alpha_{22}}{r^{22}}+\ldots$$

In der Columne vorher findet sich dafür 87,4883.

Aus den so gefundenen Werthen berechnet man dann den Betrag der Rente wie bei der vorigen Methode. Da die Werthe $\frac{1}{r^n}$ in Tafeln gebracht und daher bekannt sind, und da man dieselben nur mit den kleinen Differenzen, von denen viele gleich 0 sind, zu multipliziren hat, so macht sich die Rechnung nach dieser Art leicht genug.

Es kömmt öfters die Aufgabe vor, Leibrenten, welche für einen bestimmten Zinsfufs berechnet worden, auf einen anderen zu reduziren. Bei der Abhängigkeit des Werthes der Leibrente von r, ist in aller Schärfe eine solche Reduktion nicht möglich, und man mufs für jeden Zinsfufs eine neue Rechnung anstellen. Will man jedoch eine, in den meisten Fällen wohl ausreichende Annäherung, so kann man den Werth der Leibrente unter der Voraussetzung des gleichförmigen Absterbens für die beiden Zinsfufse r und

r^1 berechnen, und annehmen, die wahren Werthe der Leibrente verhielten sich wie diese hypothetischen. Für dieses Verfahren führt Meyer folgendes Beispiel an.[1]) Nach der Hypothese der gleichen Zahl jährlicher Todten auf Süfsmilch's Mortalitätstafel angewandt, beträgt die Leibrente im Alter 49 zu 4% 11,1308,
zu 5% 10,1720.
Hierbei ist für die Altersergänzung die doppelte mittlere Lebensdauer genommen.

Nun beträgt der Werth der Leibrente zu 4% 11,0478; also würde er in diesem Verhältnifs verkleinert, zu 5% 10,0961 betragen, während der richtig berechnete Werth 10,0928 und daher nur um 0,0033 kleiner ist. Da die Werthe zu 4 oder 5% so nahe an einander liegen, so brauchte man auch nur den Unterschied derselben (0,9588) von der Leibrente zu 4% oder 11,0478 abzuziehen, wonach sich angenähert 10,0890 für die Rente zu 5% ergiebt, welches von dem richtigen Werth nur um 0,0038 abweicht.

Ueber die numerischen Rechnungen auf diesem Gebiete wollen wir im Allgemeinen noch bemerken, dafs eine zu weit getriebene Genauigkeit derselben bis in die 6te oder 7te Dezimalstelle, in der Natur der Sache nicht begründet, und daher wohl überflüssig ist. Man kann freilich, wenn man eine bestimmte Mortalitätstafel zu Grunde legt, die einzelnen Werthe der Leibrenten auf viele Dezimalstellen genau berechnen, und es ist auch gar nicht unsere Absicht, hier ungefähren Rechnungen das Wort reden zu wollen. Inzwischen sind doch die Mortalitätstafeln so unsicher, dafs man bei den berechneten Werthen für die 3te Stelle schon nicht mehr stehen kann, und die übrigen also vollends ungewifs sind. Selbst bei Tafeln stehen bleibend, die nicht allzuviel sich unterscheiden, findet man den Werth der Rente eines 20jährigen, die Capitalien zu 4% verzinset:

---

[1]) J. H. Meyer: Allgemeine Anleitung u. s. w. Theil I. pag. 154.

nach den Tafeln von

Déparcieux	Wargentin	Kerseboom
17,949	17,602	16,794,

nach der Northamptoner Tafel ist dieser Werth gar nur 16,033. Innerhalb jener Tafeln ist also eine Unsicherheit von mehr als $\frac{1}{15}$tel des ganzen Werthes, und man kann im Grunde nur sagen, die Leibrente 1 für einen 20jährigen betrage 17, mit einigen Dezimalziffern in + oder —. Daher ist gar kein Grund vorhanden, die Logarithmen von diesen Rechnungen auszuschliefsen, und directe Multiplicationen und Divisionen vorzuziehn. In der folgenden Hülfstafel sind gröfstentheils fünfstellige Logarithmen angewandt, welche auch vollkommen genügen; nur in der vorletzten ihrer Columnen sind, wegen der Einfachheit der Factoren, directe Multiplicationen ausgeführt, und dabei von $\frac{1}{r^n}$ noch die 6te Stelle berücksichtigt worden, welches practisch schon gänzlich ohne Nutzen ist.

In kaufmännischen Rechnungen ist es üblich, eine Genauigkeit anzuwenden, die unter Umständen diejenige, welche man bei den feinsten wissenschaftlichen Untersuchungen für nöthig hält, sogar noch übertrifft. Wenn z. B. die Summe 555 Thlr. 16 Sgr. 8 Pf. bis auf den einzelnen Pfennig genau berechnet worden ist, so hat man $\frac{1}{200000}$ des ganzen Betrages (welches eben der Pfennig ist) berücksichtigt. Damit man übersehe, was das heifse, wollen wir annehmen, es sei die berechnete Summe der Betrag der Zinsen eines Capitals nach 200 Tagen: dann hat man bei einer solchen Genauigkeit so gerechnet, als berücksichtigte man noch die Zinsen vom $\frac{1}{1000}$ eines Tages, oder beiläufig $1\frac{1}{2}$ Minuten, während man von der andern Seite beim Diskonto kaum die Zinsen eines ganzen Tages in Betracht zu ziehen pflegt. Stellt jene Summe den Werth von Waaren vor, so beträgt die Ungenauigkeit des Wiegens, der Wage, der Gewichte, der Thara, des feuchteren oder trockneren Zustandes der Waare u. s. w. so viel, dafs schon die Richtigkeit der Groschen ganz illusorisch ist, um so mehr die ihrer Zwölftel. Bei kaufmännischen Rechnungen und anderen ähnlicher Art, ist es freilich nöthig und beugt Willkührlichkeiten vor, wenn die Genauigkeit bis auf die kleinste der gangbaren Münzen getrieben wird, obgleich sie in der Natur der zu Grunde liegenden Geschäfte nie liegt. Allein bei Rentenberechnungen scheint uns dieser Grund nicht vorhanden zu sein, und wir wiederholen es, man hat keine Ursache, logarithmische Rechnungen zu vermeiden. Selbst dafs man die Werthe der Renten oft zu vermehren, und z. B. mit 100 zu multipliciren hat, wenn die jährliche Hebung 100 beträgt, ändert nichts an der Sache. Die Rente eines 20jährigen ist wegen der Unsicherheit der Mortalitätstafeln dann 1700 mit einigen Zehnern in + oder —.

Hülfstafel

zur Berechnung der Leibrenten auf drei Arten, nach Kerseboom's Mortalitätstafel und dem Zinsfufs von 4 Proz.

Alter m	diskontirte Zahl der Lebenden $\frac{a_m}{r^m}$	Summe der diskontirten Zahlen der Lebenden $\Sigma\frac{a_m}{r^m}$	Summe der diskontirten Zahlen der Todten $\Sigma\frac{\alpha_m}{r^m}$	Summe der diskontirten Differenzen der Todten $\Sigma\frac{\alpha_m - 8}{r^m}$	Zeitrente auf m Jahre $\Sigma\frac{1}{r^m}$
0	1000,		458,7931		
1	773,083	13530,227	262,7931		0,96154
2	710,050	12757,144	228,1777		1,88609
3	654,187	12047,094	198,5919		2,77509
4	606,071	11392,907	174,5890		3,62989
5	565,487	10786,836	156,6381		4,45182
6	534,256	10221,349	146,7749		5,24214
7	504,589	9687,093	137,2912		6,00205
8	477,133	9182,504	128,9321		6,73274
9	453,870	8705,371	123,8173		7,43533
10	431,690	8251,501	118,8992	—16,799817	8,11089
11	411,180	7819,811	114,8458	—15,448689	8,76048
12	391,627	7408,631	110,9484	—14,149527	9,38507
13	372,958	7017,004	107,2008	—12,900333	9,98565
14	355,723	6644,046	104,1979	—11,098611	10,56312
15	339,267	6288,323	101,3106	— 9,366186	11,11839
16	323,550	5949,056	98,5343	— 7,700392	11,65229
17	308,528	5625,506	95,8648	— 6,098668	12,16567
18	294,207	5316,978	93,2979	— 4,558549	12,65929
19	280,040	5022,771	90,3361	— 3,571293	13,13394
20	266,525	4742,731	87,4883	— 2,622008	13,59033
21	253,211	4476,206	84,2936	— 2,165621	14,02916
22	240,939	4222,995	81,6606	— 1,287954	14,45112
23	229,237	3982,056	79,1289	— 0,444043	14,85684
24	218,025	3752,819	76,6946	+ 0,367410	15,24696
25	207,067	3534,794	73,9638	+ 0,757531	15,62208
26	196,232	3327,727	70,9629	+ 0,757531	15,98277
27	185,546	3131,495	67,7167	+ 0,396842	16,32959
28	175,076	2945,949	64,2485	— 0,296791	16,66306
29	160,454	2770,873	61,2473	— 0,630268	16,98371

m	$\frac{a_m}{r^m}$	$\Sigma\frac{a_m}{r^m}$	$\Sigma\frac{\alpha_m}{r^m}$	$\Sigma\frac{\alpha_m - 8}{r^m}$	$\Sigma\frac{1}{r^m}$
30	156,316	2605,419	58,3614	— 0,950919	17,29203
31	147,934	2449,103	55,8949	— 0,950919	17,58849
32	139,678	2301,169	53,2268	— 1,247379	17,87355
33	132,115	2161,491	50,9463	— 1,247379	18,14765
34	125,188	2029,376	49,0276	— 0,973285	18,41119
35	118,600	1904,188	47,1827	— 0,709733	18,66461
36	112,331	1785,588	45,4088	— 0,456318	18,90828
37	106,373	1673,257	43,7031	— 0,212649	19,14258
38	100,475	1566,884	41,8287	— 0,212649	19,36786
39	95,096	1466,409	40,2517	+ 0,012636	19,58448
40	89,980	1371,313	38,7354	+ 0,229257	19,79277
41	85,318	1281,333	37,4857	+ 0,645835	19,99305
42	80,882	1196,015	36,2840	+ 1,046390	20,18563
43	76,475	1115,133	34,9360	+ 1,238965	20,37079
44	72,287	1038,658	33,6398	+ 1,424133	20,54884
45	68,480	966,371	32,5715	+ 1,780226	20,72004
46	64,684	897,891	31,3731	+ 1,951424	20,88465
47	61,097	833,207	30,2208	+ 2,116038	21,04294
48	57,530	772,110	28,9545	+ 2,116038	21,19513
49	54,146	714,580	27,7369	+ 2,116038	21,34147
50	50,939	660,434	26,5662	+ 2,116038	21,48218
51	47,896	609,495	25,4405	+ 2,116038	21,61749
52	44,884	561,599	24,2228	+ 1,980737	21,74758
53	42,226	516,715	23,0520	+ 1,850640	21,87276
54	39,333	474,489	21,9262	+ 1,725547	21,99296
55	36,894	435,156	20,9640	+ 1,725547	22,10861
56	34,475	398,262	19,9231	+ 1,609891	22,21982
57	32,186	363,787	18,9222	+ 1,498684	22,32675
58	29,920	331,601	17,8529	+ 1,284824	22,42957
59	27,880	301,681	16,9276	+ 1,182007	22,52843
60	25,951	273,801	16,0378	+ 1,083144	22,62349
61	24,131	247,850	15,1823	+ 0,988084	22,71489
62	22,324	223,719	14,2683	+ 0,805276	22,80278
63	20,705	201,395	13,4773	+ 0,717387	22,88729
64	19,096	180,690	12,6322	+ 0,548370	22,96855
65	17,580	161,594	11,8196	+ 0,385854	23,04668
66	16,153	144,014	11,0383	+ 0,229589	23,12181

m	$\frac{a_m}{r^m}$	$\Sigma\frac{a_m}{r^m}$	$\Sigma\frac{\alpha_m}{r^m}$	$\Sigma\frac{\alpha_m - 8}{r^m}$	$\Sigma\frac{1}{r^m}$
67	14,809	127,861	10,2870	+ 0,079334	23,19405
68	13,545	113,052	9,5646	— 0,065142	23,26351
69	12,356	99,507	8,8700	— 0,204061	23,33029
70	11,239	87,151	8,2021	— 0,337637	23,39451
71	10,190	75,912	7,5599	— 0,466076	23,45626
72	9,203	65,722	6,9424	— 0,589575	23,51564
73	8,2782	56,5187	6,3487	— 0,708324	23,57273
74	7,4108	48,2405	5,7778	— 0,822506	23,62762
75	6,5992	40,8297	5,2287	— 0,932296	23,68041
76	5,7859	34,2305	4,6481	— 1,090647	23,73116
77	5,0754	28,4446	4,1406	— 1,192154	23,77996
78	4,3640	23,3692	3,6038	— 1,338558	23,82689
79	3,6998	19,0052	3,0876	— 1,479331	23,87201
80	3,1237	15,3054	2,6364	— 1,569570	23,91539
81	2,6281	12,1827	2,2459	— 1,612954	23,95711
82	2,1660	9,5536	1,8705	— 1,654670	23,99722
83	1,7742	7,3876	1,5496	— 1,654670	24,03579
84	1,4463	5,6134	1,2796	— 1,616101	24,07287
85	1,1411	4,1671	1,0200	— 1,579016	24,10853
86	0,8915	3,0260	0,80607	— 1,507699	24,14282
87	0,6594	2,1345	0,60035	— 1,439125	24,17579
88	0,4755	1,4751	0,43551	— 1,340219	24,20749
89	0,3353	0,9996	0,30871	— 1,213417	24,23797
90	0,2344	0,6643	0,21727	— 1,061016	24,26728
91	0,1691	0,4299	0,15865	— 0,885164	24,29546
92	0,1084	0,2608	0,10229	— 0,716074	24,32256
93	0,0782	0,1524	0,07519	— 0,526390	24,34861
94	0,0501	0,0742	0,04913	— 0,344001	24,37367
95	0,0241	0,0241	0,02408	— 0,168628	24,39776

Die Renten und Anwartschaften, welche bis jetzt behandelt wurden, hängen von dem Leben *einer* Person ab; wir werden jetzt diejenigen betrachten, welche auf dem Leben *zweier* Personen beruhen, und auch hier die hauptsächlichsten Aufgaben durchgehen.

Am häufigsten kommen dergleichen Aufgaben bei Wittweninstituten vor. Wir wollen daher ein Ehepaar voraussetzen, von dem der Mann 30, die Frau 20 Jahr alt sei. Diese Annahme hat nichts Beschränkendes; bei der gewählten Bezeichnung ist das Alter 30 und 20 so allgemein, als wenn wir dafür m und s setzen würden. Wo eine *allgemeinere* Bezeichnung für das Alter von Nutzen sein könnte, werden wir sie beifügen. Es hat ferner nichts Beschränkendes, dafs wir gerade einen Mann und eine Frau voraussetzen; für das Wesen der Rechnung ist diese Voraussetzung gleichgültig, und man würde eben so gut zwei Männer oder zwei Frauen annehmen können, welche ein Rentengeschäft eingehen, das von ihrem beiderseitigen Leben abhängt; unsere Annahme erlaubt nur eine leichtere Verständigung. Auch wenn man für die beiden Geschlechter verschiedene Mortalitätstafeln zu Grunde legen wollte, so hat das auf die Lösung der folgenden Aufgaben keinen weitern Einflufs.

Aufgabe VII. Ein Ehepaar [30·20] verpflichtet sich, am Ende jedes Jahres, welches sie zusammen durchlebten, die Summe 1 zu zahlen. Wie grofs ist der Werth einer solchen Rente, die man eine *Verbindungsrente* nennt?

Dafs beide Eheleute am Ende des ersten Jahres noch leben, ist ein zusammengesetztes Ereignifs, dessen Wahrscheinlichkeit $w^{31}_{30}\cdot w^{21}_{20}$; dafs sie am Ende des zweiten Jahres noch leben, hat die Wahrscheinlichkeit $w^{32}_{30}\cdot w^{22}_{20}$, am Ende des dritten: $w^{33}_{30}\cdot w^{23}_{20}$ u.s.f. Daher ist der Werth der Versicherung (wenn man hierbei die unteren Typen fortläfst, welche respective 30 und 20 sind)

$$\frac{w^{31}\,w^{21}}{r}+\frac{w^{32}\,w^{22}}{r^2}+\frac{w^{33}\,w^{23}}{r^3}+\ldots.. \quad (24)$$

welche Reihe so lange fortzusetzen ist, bis eine der Gröſsen w, und dann auch jede der folgenden, $=0$ wird.

Man kann diese Verbindungsrente mit V_{30}^{20} bezeichnen.

Sollte die Verbindungsrente nur am Ende des ersten, oder der zwei ersten Jahre u. s. w. gezahlt werden, so hat man von der letzten Reihe nur das erste, die zwei ersten u. s. w. Glieder beizubehalten.

Sollte die Rente erst vom Ende des fünften Jahres bezahlt werden, so ist ihr Werth

$$\frac{w_{30}^{35} w_{20}^{25}}{r^5} + \frac{w_{30}^{36} w_{20}^{26}}{r^6} + \frac{w_{30}^{37} w_{20}^{27}}{r^7} + \ldots$$

$$= \frac{w_{30}^{34} w_{20}^{24}}{r^4} \left\{ \frac{w_{34}^{35} w_{24}^{25}}{r} + \frac{w_{34}^{36} w_{24}^{26}}{r^2} + \ldots \right\} \ldots\ldots (25)$$

Diese aufgeschobene Verbindungsrente ist demnach gleich einer Verbindungsrente für ein Ehepaar [34·24], multiplizirt in die Wahrscheinlichkeit, daſs das Paar das Ende des vierten Jahres erlebe, und dividirt durch r^4.

Sollte die Rente erst vom Ende des $n$ten Jahres bezahlt werden, so wäre ihr Werth gleich dem einer Verbindungsrente, wo Mann und Frau $n-1$ Jahr älter, multiplizirt in die Wahrscheinlichkeit, daſs das Paar das Ende des $n-1$ten Jahres erreiche, und noch dividirt durch r^{n-1}.

Aufgabe VIII. In einer Ehe ist das Leben des Mannes in der Art versichert, daſs die Frau am Ende des Jahres, in welchem der Mann stirbt, den einmaligen Betrag 1 erhalte, vorausgesetzt, daſs sie dann noch lebe. Es soll der Werth dieser Eheversicherung gefunden werden.

Die Frau kann die Summe 1 am Ende des ersten Jahres erhalten, vorausgesetzt, daſs sie dann lebe, ihr Mann aber gestorben sei, welches die Wahrscheinlichkeit $w_{20}^{21}\{1-w_{30}^{31}\}$ hat. Sie kann dieselbe am Ende des zweiten Jahres mit der Wahrscheinlichkeit $w_{20}^{22}\{w_{30}^{31}-w_{30}^{32}\}$ erhalten u. s. w. Es ist nemlich einleuchtend, daſs die Wahrscheinlichkeit, der Mann sterbe im ersten Jahre, $=1-w_{30}^{31}$, daſs er im zweiten sterbe, $= w^{31}_{30} - w^{32}_{30}$, und dafs er im *n*ten Jahre sterbe, $w^{30+n-1}_{30} - w^{30+n}_{30}$ sei.

Daher ist der Werth der Eheversicherung, welche man mit E^{20}_{30} bezeichnen kann,

$$\frac{w^{21}(1-w^{31})}{r} + \frac{w^{22}(w^{31}-w^{32})}{r^2} + \frac{w^{23}(w^{32}-w^{33})}{r^3} + \ldots\ldots \quad (26)$$

$$= \frac{w^{21}}{r} + \frac{w^{22}w^{31}}{r^2} + \frac{w^{23}w^{32}}{r^3} + \ldots$$

$$- \left\{\frac{w^{31}w^{21}}{r} + \frac{w^{32}w^{22}}{r^2} + \frac{w^{33}w^{23}}{r^3} + \ldots\right\}$$

wo die Gröfse mit dem Zeichen — die Verbindungsrente V^{20}_{30} bedeutet.

In der letzteren Form sieht man den Werth der Eheversicherung auch auf folgende Art ein.

Gesetzt die Frau besitze eine solche Versicherung und zugleich eine Verbindungsrente, welche ihr am Ende jedes mit dem Manne zusammen durchlebten Jahres die Summe 1 bringe; so erhält sie am Ende des ersten Jahres, wenn sie es erreicht, den Betrag 1, der Mann mag leben oder gestorben sein. Im ersteren Falle erhält sie denselben als Verbindungsrente, im zweiten durch die Eheversicherung. Diese erste zu erwartende Zahlung hat also jetzt für die Frau den Werth $\frac{w^{21}}{r}$. Lebt nun ihr Mann am Ende des ersten Jahres, so erhält sie am Ende des zweiten wiederum 1, wenn sie dasselbe erreicht, der Mann mag dann noch leben oder gestorben sein. Diese zweite Zahlung hat folglich den Werth $\frac{w^{22}w^{31}}{r^2}$, und auf dieselbe Weise ist der Werth der Zahlung am Ende des dritten Jahres $\frac{w^{23}w^{32}}{r^3}$ u. s. w. Zieht man nun von dem solcher Art erhaltenen Ausdruck den Werth der Verbindungsrente ab, so ergiebt sich der Werth der Eheversicherung in der zuletzt gefundenen Form.

Aufgabe IX. Die Erben eines Ehepaares erhalten am

Ende des Jahres, in welchem das Paar ausstirbt, die Summe 1; es soll der Werth dieser Anwartschaft gefunden werden.

Da dieselbe nur dann gezahlt wird, wenn beide Eheleute in einem und demselben Jahre sterben, so ist die Wahrscheinlichkeit, daſs sie am Ende des ersten Jahres gezahlt werde, $\{1-w^{31}\}\{1-w^{21}\}$; daſs sie am Ende des zweiten gezahlt werde, hat die Wahrscheinlichkeit $\{w^{31}-w^{32}\}$ $\{w^{21}-w^{22}\}$. Daher ist der Werth:

$$\frac{(1-w^{31})(1-w^{21})}{r}+\frac{(w^{31}-w^{32})(w^{21}-w^{22})}{r^2}+\ldots\ldots \quad (27)$$

Man kann diesen für die Folge wichtigen Werth mit S^{20}_{30} bezeichnen.

Aufgabe X. Eine Ehefrau hat eine Wittwenpension 1 zu erwarten, d. h. sie erhalt von dem Jahre ab, in welchem der Mann gestorben, am Ende jedes Jahres, das sie erlebt, den Betrag 1. Wie groſs ist der Werth dieser Pension?

Man könnte auch hier die Hoffnung der Frau für jedes Alter einzeln berechnen, und sämmtliche Hoffnungen addiren. Folgende Betrachtung führt jedoch leichter zum Ziele. Man setze nemlich voraus, die Frau besitze eine Leibrente 1, welche am Ende jedes Jahres ihr gezahlt wird, und deren Werth nach der früheren Bezeichnung R_{20} ist. Zufolge unserer Aufgabe fällt aber diese Rente für alle Jahre fort, welche die Frau mit dem Manne zusammen durchlebt. Somit hat man von R_{20} den Betrag der Verbindungsrente abzuziehen, und der Werth der Wittwenpension ist demnach

$$R_{20}-V^{20}_{30}\ldots\ldots \quad (28)$$

Ist überhaupt der Mann m Jahre alt, die Frau s, so ist der Werth der Wittwenpension $R_s-V^s_m$.

Soll der Ueberlebende eine solche Rente beziehen, gleichgültig ob es die Frau oder der Mann sei, so ist der Werth derselben, die man Ueberlebensrente schlechthin nennen kann (während die vorige eine Rente für das Ueberleben einer bestimmten Person ist): $R_{20}+R_{30}-2V^{20}_{30}$ und überhaupt: $R_m + R_s - 2V^s_m$. Denn bei der Annahme, der Mann und die Frau besäfsen jeder eine Leibrente, ist dann offenbar die Rente während der Verbindung doppelt gerechnet, und da sie wegfällt, doppelt in Abzug zu bringen.

Wenn man statt der Wahrscheinlichkeiten die Zahl der in den verschiedenen Altern Lebenden (a) und Sterbenden (α) einführt, um die ermittelten Ausdrücke der numerischen Berechnung näher zu bringen, so ist die Verbindungsrente für ein Ehepaar [30•20]

$$V^{20}_{30} = \frac{1}{a_{30}a_{20}}\left\{\frac{a_{31}a_{21}}{r} + \frac{a_{32}a_{22}}{r^2} + \frac{a_{33}a_{23}}{r^3} + \ldots\right\} \ldots. \quad (29)$$

Ferner der Werth der Eheversicherung

$$E^{20}_{30} = \frac{1}{a_{30}a_{20}}\left\{\frac{\alpha_{30}a_{21}}{r} + \frac{\alpha_{31}a_{22}}{r^2} + \frac{\alpha_{32}a_{23}}{r^3} + \ldots\right\} \ldots. \quad (30)$$

$$= \frac{1}{a_{30}a_{20}}\left\{\frac{a_{30}a_{21}}{r} + \frac{a_{31}a_{22}}{r^2} + \frac{a_{32}a_{23}}{r^3} + \ldots\right\}$$

$$- \frac{1}{a_{30}a_{20}}\left\{\frac{a_{31}a_{21}}{r} + \frac{a_{32}a_{22}}{r^2} + \frac{a_{33}a_{23}}{r^3} + \ldots\right\}$$

In der That ist $\alpha_{30} = a_{30} - a_{31}$, $\alpha_{31} = a_{31} - a_{32}$ u. s. w.

Multiplizirt man die erstere der beiden Reihen mit $\frac{a_{30}}{a_{29}}$, so wird sie

$$\frac{1}{a_{29}a_{30}}\left\{\frac{a_{30}a_{21}}{r} + \frac{a_{31}a_{22}}{r^2} + \frac{a_{32}a_{22}}{r^3} + \ldots\right\}$$

welches nichts als eine Verbindungsrente für ein Ehepaar [29•20], wo also der Mann ein Jahr jünger ist, bedeutet.

Daher ist $$E^{20}_{30} = \frac{a_{29}}{a_{30}} V^{20}_{29} - V^{20}_{30} \ldots.. \quad (31)$$

und überhaupt $$E^s_m = \frac{a_{m-1}}{a_m} V^s_{m-1} - V^s_m \ldots.. \quad (32)$$

Sobald man daher die Verbindungsrenten kennt, findet man daraus die Werthe der Eheversicherung.

Ist in der Ehe [30•20] die Frau 30, der Mann 20 Jahre alt, oder, was für unsere Aufgabe gleichbedeutend ist, wenn der Mann am Ende des Jahres, in welchem die Frau stirbt, den einmaligen Betrag 1 erhält, dann ist der Werth dieser Eheversicherung, welche man mit E_{20}^{30} bezeichnen kann,

$$\frac{1}{a_{30}a_{20}}\left\{\frac{a_{31}\alpha_{20}}{r}+\frac{a_{32}\alpha_{21}}{r^2}+\frac{a_{33}\alpha_{22}}{r^3}+\ldots\right\}$$

und hier ist auf ähnliche Weise

$$E_{20}^{30}=\frac{a_{19}}{a_{20}}V_{30}^{19}-V_{30}^{20},$$

wie diefs aus (32) schon folgt.

Endlich ist der Werth der Anwartschaft

$$S_{30}^{20}=\frac{1}{a_{30}a_{20}}\left\{\frac{\alpha_{30}\alpha_{20}}{r}+\frac{\alpha_{31}\alpha_{21}}{r^2}+\frac{\alpha_{32}\alpha_{22}}{r^3}+\ldots\right\}\ldots\ldots (33)$$

Ueber diese Gröfsen ist noch zu bemerken, dafs E_{30}^{20} von E_{20}^{30} und überhaupt E_m^s von E_s^m verschieden ist; wogegen es bei den Verbindungsrenten und Anwartschaften gleichgültig bleibt, welcher der beiden Eheleute älter sei, vorausgesetzt freilich, dafs man für beide Geschlechter eine und dieselbe Mortalitätstafel nehme. Demgemäfs ist also V_m^s eins mit V_s^m, und S_m^s mit S_s^m.

Wenn man die vier Gröfsen V_{30}^{20}, E_{30}^{20}, E_{20}^{30} und S_{30}^{20} addirt, so erhält man $\frac{1}{r}+\frac{1}{r}V_{20}^{30}$. Denn addirt man die ersten Glieder dieser Gröfsen, so ergiebt sich

$$\frac{a_{31}a_{21}+\alpha_{30}a_{21}+a_{31}\alpha_{20}+\alpha_{30}\alpha_{20}}{r}$$

Nun aber ist $a_{31}+\alpha_{30}=a_{30}$,
$a_{21}+\alpha_{20}=a_{20}$.

Also wird dieses erste Glied $\frac{a_{30}a_{20}}{r}$, eben so das zweite $\frac{a_{31}a_{20}}{r^2}$ u. s. w.

Multiplizirt man ihre Summe in $\frac{1}{a_{30}a_{20}}$ als den gemeinschaftlichen Factor, so erhält man

$$V_{30}^{20}+E_{30}^{20}+E_{20}^{30}+S_{30}^{20}=\frac{1}{r}+\frac{1}{r}V_{30}^{20}\ldots\ldots (34)$$

und allgemein

$$V^s_m + E^s_m + E^m_s + S^s_m = \frac{1}{r} + \frac{1}{r} V^s_m \ldots\ldots (35)$$

eine Relation, die wohl zu beachten ist.

Aufgabe XI. Eine Verbindungsrente soll am Ende jedes halben Jahres mit $\frac{1}{2}$ bezahlt, und der Werth derselben gefunden werden.

Wenn man voraussetzt, dafs das Absterben innerhalb eines Jahres gleichmäfsig geschehe, so dafs $\frac{1}{2}$ der jährlich Sterbenden in der ersten Hälfte des Jahres stirbt, so leben am Ende des ersten halben Jahres von den 30jährigen

$$a_{30} - \tfrac{1}{2} a_{30} = a_{30} - \tfrac{1}{2}(a_{30} - a_{31}),$$

d. h. $\frac{a_{30} + a_{31}}{2}$ und eben so von den a_{20} 20jährigen Frauen $\frac{a_{20} + a_{21}}{2}$. Die Wahrscheinlichkeit, dafs ein Ehepaar [30·20] dann noch bestehe, ist also $\frac{1}{4} \cdot \frac{1}{a_{30} a_{20}} (a_{30} + a_{31})(a_{20} + a_{21})$. Es erhält oder leistet dann die Zahlung $\frac{1}{2}$, und wenn auch hier wieder der halbjährliche Zinsfufs mit r_1 bezeichnet wird, so ist der jetzige Werth dieser ersten Zahlung

$$\frac{1}{8 r_1} \cdot \frac{1}{a_{30} a_{20}} (a_{30} + a_{31})(a_{20} + a_{21})$$

Die Hoffnung, dafs das Ehepaar nach $1\frac{1}{2}$ Jahren die Summe $\frac{1}{2}$ empfange, hat jetzt den Werth

$$\frac{1}{8 r r_1} \cdot \frac{1}{a_{30} a_{20}} (a_{31} + a_{32})(a_{21} + a_{22})$$

Ferner die Hoffnung nach $2\frac{1}{2}$ Jahren

$$\frac{1}{8 r^2 r_1} \cdot \frac{1}{a_{30} a_{20}} (a_{32} + a_{33})(a_{22} + a_{23}) \text{ u. s. w.}$$

Addirt man diese Werthe und führt die Multiplicationen aus, indem man alles auf die Form von Verbindungsrenten bringt, so ergiebt sich ohne Schwierigkeit:

$$\frac{1}{8 r_1} + \frac{1}{8}\left\{\frac{1}{r_1} + \frac{r}{r_1}\right\} V^{20}_{30} + \frac{r}{8 r_1} \cdot \frac{a_{19}}{a_{20}} V^{19}_{30} + \frac{r}{8 r_1} \cdot \frac{a_{29}}{a_{30}} V^{20}_{29} + \tfrac{1}{2} V^{20}_{30} \ldots (36)$$

Zu diesen addirten Werthen, welche nur die Zahlungen in

der Mitte der Jahre ergeben, kömmt noch der Werth der am Ende jedes vollen Jahres zu leistenden, welcher $\frac{1}{2}V_{30}^{20}$ beträgt; und diese Gröfse ist dem so eben gefundenen Ausdruck als letztes Glied schon beigefügt, so dafs (36) die vollständige Lösung der Aufgabe ist.

Sie wäre für die Berechnung äufserst mühsam, da sie, wie man sieht, zwei neue Verbindungsrenten V_{30}^{19} und V_{29}^{20} erforderte. Inzwischen ist (36) einer beträchtlichen Vereinfachung fähig.

Führt man nemlich statt $\frac{a_{19}}{a_{20}}V_{30}^{19}$ den oben gefundenen Werth

$$E_{20}^{30}+V_{30}^{20}, \text{ statt } \frac{a_{29}}{a_{30}}V_{29}^{20}: E_{30}^{20}+V_{30}^{20}$$

ein, so geht (36) über in

$$\frac{1}{8r_1}+\left\{\frac{1}{8r_1}+\frac{r}{4r_1}+\frac{1}{2}\right\}V_{30}^{20}+\frac{r}{8r_1}\left\{E_{30}^{20}+E_{20}^{30}+V_{30}^{20}\right\}\ldots (37)$$

Nun ist nach dem, was so eben bewiesen worden ist,

$$E_{30}^{20}+E_{20}^{30}+V_{30}^{20}=\frac{1}{r}+\frac{1}{r}V_{30}^{20}-S_{30}^{20}$$

Daher ergiebt sich

$$\frac{1}{4r_1}+\left\{\frac{1+r}{4r_1}+\frac{1}{2}\right\}V_{30}^{20}-\frac{r}{8r_1}S_{30}^{20}$$

und da $r_1=\frac{1+r}{2}$ ist, als einfache Lösung der Aufgabe

$$V_{30}^{20}+\frac{1}{2(r+1)}-\frac{r}{4(r+1)}S_{30}^{20}\ldots\ldots (38)$$

Diefs demnach ist der Werth einer Verbindungsrente, welche am Ende jedes halben Jahres entrichtet wird.

Das letzte Glied $\frac{r}{4(r+1)}S_{30}^{20}$ ist unbedeutend und kann übersehen werden. Vernachlässigt man es, so wird also die Verbindungsrente unter der Bedingung einer halbjährlichen Zahlung um eben so viel vergröfsert, als oben die einfache Leibrente unter derselben Bedingung, nemlich um $\frac{1}{2(r+1)}$ oder nahe $\frac{1}{4}$tel einer Jahreszahlung.

Auf dieselbe Weise findet man den Werth einer in vierteljährlichen Raten zu zahlenden Verbindungrente

$$V_{30}^{20} + \frac{1}{4}\left\{\frac{3}{3+r} + \frac{2}{2+2r} + \frac{1}{1+3r}\right\}$$
$$- \frac{r}{16}\left\{\frac{3}{3+r} + \frac{4}{2+2r} + \frac{3}{1+3r}\right\} S_{30}^{20} \dots \quad (39)$$

Wird hier wiederum das Glied mit S_{30}^{20} vernachlässigt, so beträgt auch in diesem Falle die Vergröfserung der Verbindungsrente soviel wie die der Leibrente, nach dem, was früher (8) darüber ermittelt worden ist.

Sollte endlich die Rente in n Terminen des Jahres entrichtet werden, so wird sie um denselben Werth wie die Leibrente im Obigen vergröfsert, weniger folgenden Werth:

$$\frac{r}{n^3}\left\{\frac{n-1}{r_1} + \frac{2(n-2)}{r_2} + \frac{3(n-3)}{r_3} + \dots \frac{n-1}{r_{n-1}}\right\} S_{30}^{20} \dots \quad (40)$$

wo $r_1, r_2 \dots r_{n-1}$ den Zinsfufs in den $n-1$ auf einander folgenden Terminen eines Jahres bedeuten. Für $n=2$ und $=4$ erhält man hieraus die so eben gefundenen Werthe. Nimmt man die Zahl der Termine oder $n=\infty$ an, dann geht der Factor S_{30}^{20}, und überhaupt der von S_m^s in das Integral von $\frac{r(1-x)x\,dx}{1+(r-1)x}$ zwischen den Gränzen 0 und 1 genommen, über. Dieser Factor wird demnach

$$\frac{r^2 \log r}{(r-1)^3} - \frac{3r-1}{2(r-1)^2}$$

(wobei der natürliche Logarithmus zu verstehen ist), welches für $r=1{,}04$ **0,3299** giebt.

Will man das Glied in S_m^s nicht vernachlässigen, so kann man seinen geringen Werth nach Moivre's Hypothese leicht genug folgender Art berechnen.

Es ist $S_{30}^{20} = \frac{1}{a_{30}a_{20}}\left\{\frac{\alpha_{30}\alpha_{20}}{r} + \frac{\alpha_{31}\alpha_{21}}{r^2} + \frac{\alpha_{32}\alpha_{22}}{r^3} + \dots\right\}$

Setzt man $\alpha_{30} = \alpha_{31} = \alpha_{32}$ u. s. w. $= \frac{a_{30}}{66}$,

$$\alpha_{20} = \alpha_{21} = \alpha_{22} \text{ u. s. w. } = \frac{a_{20}}{76}$$

wo **66** und **76** die Altersergänzungen des **30**jährigen und **20**jährigen bedeuten, so ist

$$S_{30}^{20} = \frac{1}{66 \cdot 76} \left\{ \frac{1}{r} + \frac{1}{r^2} + \ldots \frac{1}{r^{66}} \right\} \ldots\ldots (41)$$

und die eingeklammerte Gröfse der Werth einer Zeitrente **1** auf **66** Jahre. Der Werth einer solchen beträgt zu **4**$\frac{0}{0}$ **23,1218**, daher ist

$$S_{30}^{20} = 0{,}0046$$

$$\frac{r}{4(r+1)} S_{30}^{20} = 0{,}00059,$$

welches also völlig zu übersehen ist.

Wären die Alter **30** und **40**, so fände sich $\frac{r}{4(r+1)} S_{40}^{30}$ $= 0{,}00077$. Die Zeitrente auf **56** Jahre ist zu dem Ende durch **56·66** zu dividiren und mit $\frac{r}{4(r+1)}$ zu multipliziren.

Brune führt den Fall an, wo eine Verbindungsrente für ein Ehepaar [**25·50**] halbjährlich bezahlt werden soll, und findet, dafs ihrem Werthe **0,244** einer Jahreserhebung hinzuzufügen ist. Nun ist, nach dem Vorhergehenden, dieser Zuwachs $\frac{1}{2(r+1)}$, und für r $1{,}04 = 0{,}2451$, weniger $\frac{r}{4(r+1)} S_{50}^{25} = 0{,}0008$, im Ganzen also **0,2443**, wie bei dem genannten Autor.

Es hat eine bestimmte Bedeutung, wenn man bei diesen Vergröfserungen des Werthes von Verbindungsrenten das Glied mit S_m^s wegläfst. Man hat dann nemlich vorausgesetzt, dafs die Trennung der Ehepaare im Laufe eines jeden Jahres gleichmäfsig vor sich gehe, d. h. dafs an einem Tage so viele Verbindungen gelöst werden, als am andern. Diese Voraussetzung ist, wie im Folgenden näher entwickelt werden wird, nicht identisch mit der gewöhnlichen Annahme, dafs die Zahl der Todten an einem Tage so grofs sei als am anderen; vielmehr weichen beide Voraussetzungen, wiewohl nur wenig, von einander ab. Läfst man die Verbindungen gleichmäfsig im Jahre aufhören, so wird bei allen

Terminalzahlungen der Zuwachs der Verbindungsrente ganz derselbe, wie der der einfachen Leibrente; läfst man aber das Leben gleichmäfsig aufhören, wie wir diefs bis jetzt immer vorausgesetzt haben, dann ist von diesem Zuwachs noch das Glied in S^s_m multiplizirt, abzuziehn.

Der Werth einer Wittwenpension, wenn die Frau s Jahre, der Mann m Jahre alt ist, wurde in Aufgabe X. gefunden

$$= R_s - V^s_m.$$

Sollte dieselbe in halbjährlichen Terminen bezahlt werden, so wird die Leibrente und die Verbindungsrente um den gefundenen Zuwachs gröfser, und ihre Differenz ist

$$R_s - V^s_m + \frac{r}{4(r+1)} S^s_m \ldots\ldots (42)$$

Eben so wird unter diesen Umständen der Werth der Ueberlebensrente, d. h. der Rente, wo jeder der Ueberlebenden im Ganzen des Jahres, und zwar in halbjährlichen Raten, den Betrag 1 erhält,

$$R_s + R_m - 2V^s_m + \frac{r}{2(r+1)} S^s_m \ldots\ldots (43)$$

und ähnlich für andere Termine, welche festgesetzt worden sind.

Im Allgemeinen ist es also bei Wittwenpensionen ziemlich gleichgültig, in welchen Terminen man übereinkömmt, dafs sie bezahlt werden sollen.

Aufgabe XII. Eine Verbindungsrente soll am Ende jedes Jahres, welches das Paar zusammen durchlebt, bezahlt werden; jedoch in dem Jahre, wo das Paar getrennt worden, proportional der Zeit, welche es davon noch gemeinschaftlich lebte. Es soll der Werth der Verbindungsrente gefunden werden.

In den früheren Aufgaben über Verbindungsrenten ist stillschweigend vorausgesetzt worden, dafs für das Jahr, in welchem die Trennung erfolgte, nichts gezahlt wird; hier nun soll ein proportionaler Theil entrichtet werden.

Es giebt zu Anfang des ersten Jahres $a_{30} a_{20}$ Verbindungen, und zu Anfang des folgenden $a_{31} a_{21}$; also sind im ersten Jahre gelöset: $a_{30} a_{20} - a_{31} a_{21}$ Verbindungen. Setzt man voraus, dafs diese Trennungen gleichmäfsig im Jahre vor sich gehen, so werden in jedem $n$tel des Jahres $\frac{a_{30} a_{20} - a_{31} a_{24}}{n}$ Verbindungen aufgehoben. Daher sind die Mehrzahlungen im ersten Jahr

$$\frac{a_{30} a_{20} - a_{31} a_{21}}{n} \left\{ \frac{1}{n} + \frac{2}{n} + \frac{3}{n} + \ldots \frac{n-1}{n} \right\}$$

$$= \left(a_{30} a_{20} - a_{31} a_{22} \right) \frac{n-1}{2n} \ldots\ldots \quad (44)$$

und wenn $n = \infty$ gesetzt wird, welches eben die Bedingung der Aufgabe mit sich bringt,

$$= \tfrac{1}{2}(a_{30} a_{20} - a_{31} a_{21})$$

Auf dieselbe Weise betragen die Mehrzahlungen im folgenden Jahr $\frac{1}{2}(a_{31} a_{21} - a_{32} a_{22})$ u. s. w.

Wird nun angenommen, dafs diese Mehrzahlungen stets erst am Ende des betreffenden Jahres geleistet werden, so betragen dieselben für jedes einzelne Paar

$$\frac{1}{2 a_{30} a_{20}} \left\{ \frac{a_{30} a_{20} - a_{30} a_{21}}{r} + \frac{a_{31} a_{21} - a_{32} a_{22}}{r^2} + \ldots : \right\}$$

$$= \frac{1}{2r} + \frac{1}{2r} V_{30}^{20} - \tfrac{1}{2} V_{30}^{20}$$

und hierzu den Werth der Zahlungen, welche die zu Anfang der Jahre lebenden Paare leisten, oder V_{30}^{20} addirt, giebt die Lösung der Aufgabe:

$$\frac{1}{2r} + \frac{r+1}{2r} V_{30}^{20} \ldots\ldots \quad (45)$$

und allgemein $\quad \frac{1}{2r} + \frac{r+1}{2r} V_m^s \ldots\ldots \quad (46)$

Diese Lösung kömmt ganz mit derjenigen bei Leibrenten Aufgabe IV. überein.

Inzwischen ist es nicht streng richtig, dafs die Verbindungen gleichmäfsig im Jahre aufhören, mindestens dann nicht ganz richtig, wenn man die Lebenscurve zwischen zwei auf einander folgenden Jahren eine gerade Linie sein läfst. Dann nemlich leben nach dem ersten $n$tel des ersten Jahres von den 30jährigen $a_{30}-\frac{1}{n}\alpha_{30}$, und $a_{20}-\frac{1}{n}\alpha_{20}$ von den 20jährigen, und es giebt also dann noch Verbindungen von den anfänglichen $a_{30}a_{20}$ Paaren:

$$\left(a_{30}-\frac{1}{n}\alpha_{30}\right)\left(a_{20}-\frac{1}{n}\alpha_{20}\right)$$

$$=a_{30}a_{20}-\frac{1}{n}\left\{\alpha_{20}a_{30}+\alpha_{30}a_{20}\right\}+\frac{1}{n^2}\alpha_{30}\alpha_{20}\ldots\ (a)$$

Nach unserer Voraussetzung jedoch über die gleichmäfsige Trennung der Paare, würden nach dem ersten $n$tel des ersten Jahres Paare vorhanden sein

$$a_{30}a_{20}-\frac{1}{n}\left\{a_{30}a_{20}-a_{31}a_{21}\right\}$$

$$=a_{30}a_{20}-\frac{1}{n}\left\{\alpha_{30}a_{20}+\alpha_{20}a_{30}\right\}+\frac{1}{n}\alpha_{30}\alpha_{20}\ldots\ (b)$$

wenn nemlich für a_{31} und a_{21}, $a_{30}-\alpha_{30}$ und $a_{20}-\alpha_{20}$ gesetzt wird.

Wie man sieht, unterscheiden sich beide Gröfsen (a) und (b) in dem Factor von $\alpha_{30}\alpha_{20}$. Beachtet man diesen Unterschied, so kömmt zu dem so eben gefundenen Werth der Verbindungsrente (45) noch das kleine, allerdings bei der Berechnung zu vernachlässigende Glied $-\frac{1}{6}S^{20}_{30}$, so dafs die richtige Auflösung der Aufgabe ergiebt

$$\frac{1}{2r}+\frac{r+1}{2r}V^{20}_{30}-\frac{1}{6}S^{20}_{30}\ \ldots\ldots\ (47)$$

(Wenn man höhere Rechnungen anwenden will, die im Grunde hier an ihrem Orte sind, da $n=\infty$ angenommen wird, so ergeben sich beide Lösungen ohne alle Schwierigkeit. Die Mehrzahlung im ersten Jahr beträgt unter der Voraussetzung, dafs die Paare gleichmäfsig des Jahres getrennt werden, $(a_{30}a_{20}-a_{31}a_{21})\cdot\int x\,dx$, das Integrale von 0 bis 1 genommen, also $=\frac{1}{2}\{a_{30}a_{20}-a_{21}a_{21}\}$, wie oben. Addirt man hierzu $a_{31}a_{21}$, so erhält man den vollen Betrag der Zahlungen im ersten Jahre an sämmtliche $a_{30}a_{20}$ Paare,

$$a_{30}a_{20}-\tfrac{1}{2}\{a_{30}\alpha_{20}+a_{20}\alpha_{30}\}+\tfrac{1}{2}\alpha_{30}\alpha_{20}\ldots\ldots (c)$$

Nach der anderen Voraussetzung vom gleichförmigen Absterben beträgt der ganze Werth der Zahlungen im ersten Jahr

$$\int(a_{30}-x\alpha_{30})(a_{20}-x\alpha_{20})\,dx$$
$$=a_{30}a_{20}-\tfrac{1}{2}\{a_{30}\alpha_{20}+a_{20}\alpha_{30}\}+\tfrac{1}{3}\alpha_{30}\alpha_{20}\ldots\ldots (d)$$

Der Werth (c) ist daher um $\frac{1}{6}\alpha_{30}\alpha_{20}$ für das erste Jahr, und so für alle folgenden zu grofs, und daher ist auch (45) gegen (47) um $\frac{1}{6}S^{20}_{30}$ zu grofs.)

Wir wollen nunmehr die Art angeben, nach welcher die Verbindungsrenten numerisch zu berechnen sind. Der Verbindungsrente für ein Paar [30·20] kann man folgende Form geben:

$$V^{20}_{30}=\frac{r^{30}}{a_{30}a_{20}}\left\{\frac{a_{31}a_{21}}{r^{31}}+\frac{a_{32}a_{22}}{r^{32}}+\ldots\right\}$$
$$=\frac{r^{20}}{a_{30}a_{20}}\left\{\frac{a_{31}a_{21}}{r^{21}}+\frac{a_{32}a_{22}}{r^{22}}+\ldots\right\}$$

allgemein

$$V^{s}_{m}=\frac{r^{m}}{a_{m}a_{s}}\left\{\frac{a_{m+1}a_{s+1}}{r^{m+1}}+\frac{a_{m+2}a_{s+2}}{r^{m+2}}+\ldots\right\}\ldots\ldots (48)$$

Die eingeklammerte Gröfse kann man auf ähnliche Weise in eine Tabelle bringen, wie vorher bei der Berechnung der Leibrente, indem man

a_{m+1} mit a_{s+1} multiplizirt, und durch r^{m+1} dividirt
a_{m+2} - a_{s+2} - - - r^{m+2} - u. s. w.

Addirt man diese diskontirten Zahlen von Ehepaaren von dem letzten aufwärts, so erhält man die eingeklammerte Gröfse, und zwar für alle Ehepaare, wo die Altersdifferenz $m-s$ Jahre beträgt. Sucht man z. B. den Werth V^{20}_{30}, so

multiplizire man a_0 mit a_{10}, dividire durch r^0,
a_1 - a_{11} - - r u. s. w.,
nehme dann nach der Addition die bei **21** stehende Summe und dividire sie durch die diskontirte Zahl, welche bei **20** steht, nemlich $\frac{a_{30}a_{20}}{r^{20}}$. Der Quotient ist der gesuchte Werth.

Da man die Logarithmen von $\frac{a_{m+1}}{r^{m+1}}$ u. s. w. bereits, von der Berechnung der Leibrente her, besitzt, da man ferner durch ein und dieselbe Rechnung die Verbindungsrente für alle Ehepaare erhält, deren Altersdifferenz 10 Jahre, oder allgemein $m-s$ Jahre beträgt, so ist diese einfachste Art der Rechnung gar nicht unvortheilhaft zu nennen.

Man kann ferner eine Berechnung auf folgende Relation gründen, welche wir oben gefunden haben.

$$V_m^s + E_m^s + E_s^m + S_m^s = \frac{1}{r} + \frac{1}{r} V_m^s$$

daher
$$E_m^s + E_s^m + S_m^s = \frac{1}{r} + \frac{r-1}{r} V_m^s \ldots\ldots (49)$$

welche letztere Gleichung der, wonach man die Leibrente durch die S t e r b e n d e n berechnet, analog ist.

Will man (49) benutzen, so hat man folgende Werthe zu berechnen:

$$E_m^s = \frac{r^m}{a_m a_s}\left\{\frac{a_{s+1}\alpha_m}{r^{m+1}} + \frac{a_{s+2}\alpha_{m+1}}{r^{m+2}} + \ldots\right\} \ldots (50)$$

$$E_s^m = \frac{r^m}{a_m a_s}\left\{\frac{a_{m+1}\alpha_s}{r^{m+1}} + \frac{a_{m+2}\alpha_{s+1}}{r^{m+2}} + \ldots\right\} \ldots (51)$$

$$S_m^s = \frac{r^m}{a_m a_s}\left\{\frac{\alpha_m\alpha_s}{r^{m+1}} + \frac{\alpha_{m+1}\alpha_{s+1}}{r^{m+2}} + \ldots\right\} \ldots (52)$$

Diese Werthe lassen sich auf ähnliche Art, wie vorher die Verbindungsrente, berechnen, so dafs man auch hier die entsprechenden Gröfsen für alle Paare erhält, deren Altersdifferenz $m-s$ Jahre beträgt.

Rechnet man auf diese Weise, so erhält man die Werthe E_m^s und E_s^m, welche zu kennen oft nöthig ist, da sie bei

Renteninstituten, die bei der Trennung eines Paares dem Ueberlebenden eine einmalige Summe auszahlen, vorkommen.

Ist die Verbindungsrente gefunden, so findet man sie unmittelbar für ein Paar, wo der eine oder der andere der Verbundenen ein Jahr jünger ist. Es ist nemlich nach dem Obigen (32)

$$E_s^m + V_m^s = \frac{a_{s-1}}{a_s} V_m^{s-1}$$

$$E_m^s + V_m^s = \frac{a_{m-1}}{a_m} V_{m-1}^s$$

Hieraus ergeben sich die neuen Verbindungsrenten V_m^{s-1} und V_{m-1}^s, z. B. wenn $m = 30$, $s = 20$, die Renten V_{30}^{19} und V_{29}^{30}, d. h. überhaupt solcher Paare, deren Altersdifferenz 11 und 9 Jahre beträgt.

Aufserdem beweist man noch leicht folgende Relationen:

$$E_m^s + S_m^s = \frac{a_{s-1}}{a_s} E_m^{s-1} \ldots (53)$$

$$E_s^m + S_m^s = \frac{a_{m-1}}{a_m} E_s^{m-1} \ldots (54)$$

wonach man die neuen Eheversicherungen E_m^{s-1} und E_s^{m-1} findet.

Eine sehr sinnreiche Art, die Verbindungsrenten zu berechnen, rührt von Tetens her.

Es ist

$$V_{30}^{20} = \frac{1}{a_{30} a_{20}} \left\{ \frac{a_{31}(a_{20} - \alpha_{20})}{r} + \frac{a_{32}(a_{20} - \alpha_{20} - \alpha_{21})}{r^2} + \ldots \right\}$$

$$= \frac{1}{a_{30}} \left\{ \frac{a_{31}}{r} + \frac{a_{32}}{r^2} + \frac{a_{33}}{r^3} + \ldots \right\}$$

$$- \frac{\alpha_{20}}{a_{30} a_{20}} \left\{ \frac{a_{31}}{r} + \frac{a_{32}}{r^2} + \frac{a_{33}}{r^3} + \ldots \right\}$$

$$- \frac{\alpha_{21}}{a_{30} a_{20}} \left\{ \frac{a_{32}}{r^2} + \frac{a_{33}}{r^3} + \ldots \right\}$$

— u. s. w.,

wo die erste Reihe nichts als die Leibrente für einen 30-jährigen oder R_{30} bedeutet.

Nun ist $\alpha_{21} = \alpha_{20} - (\alpha_{20} - \alpha_{21})$

$\alpha_{22} = \alpha_{21} - (\alpha_{21} - \alpha_{22})$

u. s. w.

Setzt man diese Werthe ein, so wird

$$
\begin{aligned}
V^{20}_{30} = R_{30} &- \frac{\alpha_{20} \cdot r^{30}}{a_{30} a_{20}} \left\{ \frac{a_{31}}{r^{31}} + 2\frac{a_{32}}{r^{32}} + 3\frac{a_{33}}{r^{33}} + \dots \right\} \\
&+ \frac{(\alpha_{20} - \alpha_{21}) r^{30}}{a_{30} a_{20}} \left\{ \frac{a_{32}}{r^{32}} + 2\frac{a_{33}}{r^{33}} + \dots \right\} \dots\dots (55) \\
&+ \frac{(\alpha_{21} - \alpha_{22}) r^{30}}{a_{30} a_{20}} \left\{ \frac{a_{33}}{r^{33}} + \dots \right\} \\
&+ \text{u. s. w.}
\end{aligned}
$$

und allgemein

$$
\begin{aligned}
V^{s}_{m} = R_{m} &- \frac{\alpha_{s} \cdot r^{m}}{a_{m} a_{s}} \left\{ \frac{a_{m+1}}{r^{m+1}} + 2\frac{a_{m+2}}{r^{m+2}} + 3\frac{a_{m+3}}{r^{m+3}} + \dots \right\} \\
&+ \frac{(\alpha_{s} - \alpha_{s+1}) r^{m}}{a_{m} a_{s}} \left\{ \frac{a_{m+2}}{r^{m+2}} + 2\frac{a_{m+3}}{r^{m+3}} + \dots \right\} \dots\dots (56) \\
&+ \frac{(\alpha_{s+1} - \alpha_{s+2}) r^{m}}{a_{m} a_{s}} \left\{ \frac{a_{m+3}}{r^{m+3}} + \dots \right\} \\
&+ \dots\dots
\end{aligned}
$$

Da die eingeklammerten Gröfsen die Summen der Summen der diskontirten Zahlen der Lebenden bedeuten, so liefert dieser Ausdruck ein sehr bequemes Verfahren zur Berechnung der Verbindungsrenten, in so fern die Differenzen der Todten zweier auf einander folgenden Jahre, $\alpha_s - \alpha_{s+1}$, $\alpha_{s+1} - \alpha_{s+2}$, bei den gewöhnlichen Mortalitätstafeln mit 1000 Geborenen entweder 0 oder 1 sind.

Die Vorschrift, welche in (56) enthalten ist, verlangt, dafs man die Summen der diskontirten Zahlen der Lebenden, welche man bereits von der Berechnung der Leibrente her besitzt, noch einmal von unten auf addire. Diefs ist in der folgenden Hülfstafel Columne D geschehen. Die danebenstehende Columne E enthält die Differenzen der Todten, bei denen das Zeichen + oder — zu beachten ist. Ein Beispiel wird nun hinreichen, das weitere Verfahren anschaulich zu machen.

Es soll die Verbindungsrente für ein Paar [70·72] gesucht werden. Man setze $m = 72$,
$s = 70$,
dann ist $\alpha_{70} - \alpha_{71}$, welches beim Jahre 70 Columne E steht, und so die folgenden $= 0$; erst $\alpha_{74} - \alpha_{75}$ ist $= -1$. Zu $\alpha_{74} - \alpha_{75}$ gehört die Zahl, welche in Columne D bei 78 steht, nemlich 105,825, welche also mit -1 zu multipliziren, oder negativ zu nehmen ist. (Ueberhaupt ist hier zu einem Werth in E der um vier Jahre höhere in D zu nehmen, und so gehört zu $+1$ bei 75 der Werth 82,456 bei 79. Ist nemlich m das höhere Alter, so kömmt der Factor $\alpha_s - \alpha_{s+1}$, der beim Jahre s in E steht, zu der Gröfse bei $m + 2$ in D; nun aber ist $m + 2 - s$ um 2 Jahre gröfser als $m - s$, welches in unserm Falle 2 beträgt). Auf solche Weise wird die Rechnung:

negative Werthe	positive Werthe
— 105,825	+ 82,456
— 63,451	35,963
— 169,276	26,409
	13,408
	9,241
	4,080
	1,605
	0,941
	0,511
	0,250
	0,024
	+ 174,888
	— 169,276
	+ 5,612

Ferner ist $\frac{a_{m+1}}{r^{m+1}} + 2\frac{a_{m+2}}{r^{m+2}} + 3\frac{a_{m+3}}{r^{m+3}} + \ldots = 314{,}091$ (Col. D bei 73). Multiplizirt man diesen Werth mit α_s oder α_{70}, d. h. mit -10, und addirt $+5{,}612$, so ergiebt sich $-3135{,}30$, und diefs mit $\frac{r^{72}}{a_{72}a_{70}}$ multiplizirt, giebt $-1{,}9467$.

Der Werth der Leibrente 72 ist 6,1413; hierzu $-1{,}9467$,

giebt den gesuchten Werth der Verbindungsrente für das Paar [70·72]

4,1946.

Man hätte in diesem Beispiel natürlich eben so gut $m=70$, $s=72$ annehmen können, und würde denselben Werth gefunden haben.

Mittelst einer solchen Hülfstabelle ist das Verfahren von Tetens, wenn man den Rentenwerth einer einzelnen Verbindung zu bestimmen hat, ein leicht ausführbares. Hat man jedoch die Verbindungsrenten für jedes Alter bei einem gegebenen Altersunterschiede der Verbundenen zu berechnen, so dürfte es kaum grofse Vortheile gewähren. Man wird dann zwar, nachdem man die Zahlen der Columne D mit den entsprechenden in E multiplizirt hat, eine Addition von unten auf anwenden, um nicht bei jeder Verbindungsrente die ganze Operation wiederholen zu müssen; allein man hat doch die Gröfsen $\frac{a_m a_s}{r^m}$, $\frac{a_{m+1} a_{s+1}}{r^{m+1}}$ zu berechnen, welche für sich schon hinreichen, die Verbindungsrenten nach der ersten und einfachsten unter den hier angegebnen Methoden zu berechnen.

Was dagegen die Berechnung einer einzelnen Verbinnungsrente betrifft, so ist das letzte Verfahren so überaus vortheilhaft, dafs man jedenfalls für die Mortalitätstafel, welche man zu Grunde legen will, die Hülfstafel anlegen wird, die dasselbe vorschreibt. Tetens schlägt noch vor, die Columne, „Differenz der Todten" beweglich zu machen, um sie bei jeder Rechnung auf entsprechende Weise neben Col. D legen, und die Producte aus beiden um so leichter bilden zu können.

Dasselbe Verfahren läfst sich auch gebrauchen, die mittlere Verbindungsdauer zu finden. Lafst man nemlich bei der Verbindungsrente den Zinsfufs fort, oder setzt r gleich 1, so geht V_m^s über in

$$\frac{1}{a_m a_s}\left\{a_{m+1} a_{s+1} + a_{m+2} a_{s+2} + \ldots\right\}$$

welches, wie in dem Abschnitt über die mittlere Dauer der Ehen u. s. w. gezeigt worden ist, die uncorrigirte mittlere Verbindungsdauer bedeutet. Unter denselben Umständen, d. h. für $r = 1$, geht die Leibrente in das uncorrigirte mittlere Leben über.

So verändert, berechnet man nach (56) die mittlere Verbindungsdauer sehr leicht, wenn man die Zahl der Lebenden zweimal hinter einander von unten auf addirt, welches mit den Zahlen der Kerseboom'schen Tafel in jenem Abschnitt bereits ausgeführt worden ist. Das dort gebrauchte Verfahren bestand darin, die Differenzen der Todten $= 0$ anzunehmen, wodurch (56) sich auf die beiden ersten Glieder reduzirt; will man den genauen Werth haben, so mufs man diese Differenzen mit den entsprechenden Zahlen aus der Columne „Summe der Summe der Lebenden" multipliziren, und durch $a_m a_s$ dividirt jenem genäherten Werth hinzufügen. Auf solche Weise ergiebt sich die mittlere Verbindungsdauer für ein Paar [30·40] $= 22{,}162$ Jahre, während die genäherte Berechnung 21,86 finden läfst.

Aus dem angeführten Abschnitt pag. 185 entnimmt man, dafs die corrigirte Verbindungsdauer für ein Ehepaar $[m \cdot n]$ betrage:

$$\tfrac{1}{2} + \frac{1}{a_m a_n}\left\{a_{m+1} a_{n+1} + a_{m+2} a_{n+2} + \ldots\right\}$$

Der vorige Ausdruck (56) liefert für $r = 1$ die eingeklammerte Gröfse, und wenn man darin statt R_m die um ein halbes Jahr verbesserte mittlere Lebensdauer anwendet, so ist auch der Werth $\frac{1}{2}$ bereits in Anschlag gebracht worden, und darf also nicht weiter hinzugefügt werden. In der That ist das verbesserte mittlere Leben für einen $m$jährigen

$$\tfrac{1}{2} + \frac{1}{a_m}\left\{a_{m+1} + a_{m+2} + \ldots\right\}$$

Die Verbindungsdauer nach (56) berechnet, würde völlig richtig sein, wenn es der Fall wäre, dafs die Verbindungen in jedem Jahre gleichmäfsig aufhörten. Dafs aber diefs mit der gewöhnlichen Voraussetzung, die Lebenscurve sei zwischen zweien auf einander folgenden Jahren eine gerade Linie, nicht ganz übereinstimme, ist unter Aufgabe XII. bereits nachgewiesen worden. Man würde von dieser Dauer noch die kleine Gröfse

$$\frac{1}{6a_m a_n}\left\{\alpha_m \alpha_n + \alpha_{m+1}\alpha_{n+1} + \ldots\right\}$$

abzuziehen haben, um dieser letztern Voraussetzung zu genügen. Der Beweis dafür ist ganz derselbe wie im Vorigen bei einer Verbindungsrente, die für das Trennungsjahr proportional der Zeit, welche die Verbindung noch bestand, bezahlt werden soll; nur mufs dort (47) r überall $=1$ gesetzt werden.

Hülfstafel

zur Berechnung der Verbindungsrenten, nach Kerseboom's Mortalitätstafel und dem Zinsfuſs von 4 $\frac{0}{0}$.

Alter m	Sterbende α_m	Lebende a_m	D Summe der Summe der diskontirten Zahlen der Lebenden	E Differenz der Todten
0	196	1000	252171,097	+160
1	36	804	237640,870	4
2	32	768	224110,643	5
3	27	736	211353,499	6
4	21	709	199306,405	9
5	12	688	187913,498	0
6	12	676	177126,662	1
7	11	664	166905,313	4
8	7	653	157218,220	0
9	7	646	148035,716	1
10	6	639	139330,345	0
11	6	633	131078,844	0
12	6	627	123259,033	1
13	5	621	115850,402	0
14	5	616	108833,398	0
15	5	611	102189,352	0
16	5	606	95901,029	0
17	5	601	89951,973	—1
18	6	596	84326,467	0
19	6	590	79009,489	—1
20	7	584	73986,718	+1
21	6	577	69243,987	0
22	6	571	64767,781	0
23	6	565	60544,786	—1
24	7	559	56562,730	—1
25	8	552	52809,911	—1
26	9	544	49275,117	—1
27	10	535	45947,390	+1
28	9	525	42815,895	0
29	9	516	39869,946	+1

Alter m	Sterbende α_m	Lebende a_m	D	E
30	8	507	37099,073	— 1
31	9	499	34493,654	+ 1
32	8	490	32044,551	+ 1
33	7	482	29743,382	0
34	7	475	27581,891	0
35	7	468	25552,515	0
36	7	461	23648,327	— 1
37	8	454	21862,739	+ 1
38	7	446	20189,482	0
39	7	439	18622,598	+ 1
40	6	432	17156,189	0
41	6	426	15784,876	— 1
42	7	420	14503,543	0
43	7	413	13307,528	+ 1
44	6	406	12192,395	— 1
45	7	400	11153,737	0
46	7	393	10187,366	— 1
47	8	386	9289,475	0
48	8	378	8456,268	0
49	8	370	7684,158	0
50	8	362	6969,578	— 1
51	9	354	6309,144	0
52	9	345	5699,649	0
53	9	336	5138,050	+ 1
54	8	327	4621,335	— 1
55	9	319	4146,846	0
56	9	310	3711,690	— 1
57	10	301	3313,428	+ 1
58	9	291	2949,641	0
59	9	282	2618,040	0
60	9	273	2316,359	— 1
61	10	264	2042,558	+ 1
62	9	254	1794,708	— 1
63	10	245	1570,989	0
64	10	235	1369,594	0

Alter m	Sterbende α_m	Lebende a_m	D	E
65	10	225	1188,904	0
66	10	215	1027,310	0
67	10	205	883,296	0
68	10	195	755,435	0
69	10	185	642,383	0
70	10	175	542,876	0
71	10	165	455,725	0
72	10	155	379,813	0
73	10	145	314,091	0
74	10	135	257,572	— 1
75	11	125	209,331	+ 1
76	10	114	168,501	— 1
77	11	104	134,270	0
78	11	93	105,825	+ 1
79	10	82	82,456	+ 1
80	9	72	63,451	0
81	9	63	48,146	+ 1
82	8	54	35,963	+ 1
83	7	46	26,409	0
84	7	39	19,021	+ 1
85	6	32	13,408	0
86	6	26	9,241	+ 1
87	5	20	6,215	+ 1
88	4	15	4,080	+ 1
89	3	11	2,605	+ 1
90	2	8	1,605	0
91	2	6	0,941	+ 1
92	1	4	0,511	0
93	1	3	0,250	0
94	1	2	0,098	0
95	1	1	0,024	+ 1

Die Rente, welche wir im Vorigen betrachteten, und welche gezahlt werden soll, so lange eine Verbindung von zwei Personen besteht, könnte man eine Verbindungsrente auf das kürzeste Leben nennen, und diese Bezeichnung auch auf den Fall ausdehnen, wo die Zahl der verbundenen Personen gröfser als zwei ist. Es giebt nun auch Renten auf das längste Leben, Renten, welche gezahlt werden, so lange noch eine der Personen aus der Verbindung am Leben ist. Mit diesen Renten wollen wir uns im Folgenden beschäftigen.

Aufgabe XIII. Zwei Personen vom Alter m und p geniefsen eine Rente auf das längste Leben, so dafs sie am Ende jedes Jahres, welches von beiden, oder von einer von ihnen erreicht wird, die Summe 1 erhalten. Es soll der Werth dieser Rente gefunden werden.

Derselbe ist offenbar, für beide Personen zusammen, gleich der Summe der Leibrenten beider R_m und R_p, weniger der Verbindungsrente $V_{m,p}$, d. h.

$$R_m + R_p - V_{m,p} \ldots\ldots \quad (57)$$

Diefs Resultat ist für sich klar; in so fern, wenn man die beiden Leibrenten addirt, angenommen sein würde, dafs sie jährlich die doppelte Summe oder 2 erhalten, so lange sie verbunden sind. Daher ist der einmalige Betrag der Verbindungsrente für das Paar $[m, p]$, welche wir, statt mit V_m^p wie früher, jetzt mit $V_{m,p}$ bezeichnen werden, in Abzug zu bringen.

Des Folgenden wegen wollen wir diefs Resultat jedoch durch Rechnung ableiten. Es wird die fragliche Rente am Ende des ersten Jahres gezahlt, wenn die $m$jährige Person dann noch lebt, die $p$jährige gestorben ist; oder wenn umgekehrt die $p$jährige lebt, die $m$jährige gestorben ist, oder wenn beide zugleich leben. Es bleibt nur der Fall ausgeschlossen, wenn sie beide todt sind.

Der erste Fall hat die Wahrscheinlichkeit $\frac{a_{m+1}}{a_m}\left\{1-\frac{a_{p+1}}{a_p}\right\}$

der zweite Fall die Wahrscheinlichkeit $\frac{a_{p+1}}{a_p}\left\{1-\frac{a_{m+1}}{a_m}\right\}$.

- dritte - - - - - $\frac{a_{m+1}\cdot a_{p+1}}{a_m\cdot a_p}$

Addirt man diese Wahrscheinlichkeiten, nachdem sie durch den Zinsfufs dividirt worden, so erhält man den Werth der Zahlungen am Ende des ersten Jahres:

$$\frac{a_{m+1}}{a_m r}+\frac{a_{p+1}}{a_p r}-\frac{a_{m+1}\cdot a_{p+1}}{a_m a_p r}$$

Eben so wird derselbe für das Ende des zweiten Jahres

$$\frac{a_{m+2}}{a_m r^2}+\frac{a_{p+2}}{a_p r^2}-\frac{a_{m+2}\cdot a_{p+2}}{a_m a_p r^2}$$

Fasst man alle diese Werthe zusammen, so ergiebt sich

$$R_m+R_p-V_{m,\,p}$$

wie vorher.

Bestände die Verbindung aus drei Personen, m, p, q Jahre alt, so wäre die Verbindungsrente

$$V_{m,p,q}=\frac{1}{a_m a_p a_q}\left\{\frac{a_{m+1}\cdot a_{p+1}\cdot a_{q+1}}{r}+\frac{a_{m+2}\cdot a_{p+2}\cdot a_{q+2}}{r^2}+\ldots\right\}$$

und die Rente für das längste Leben

$$R_m+R_p+R_q-\{V_{m,\,p}+V_{m,\,q}+V_{p,\,q}\}$$
$$+V_{m,p,q}\ldots\ldots \quad (58)$$

In der That findet man den Werth der Rente, wenn einer von ihnen lebt, die beiden anderen gestorben sind:

$$R_m+R_p+R_q-2\{V_{m,p}+V_{m,q}+V_{p,\,q}\}+3V_{m,p,q}\ldots \quad (a)$$

wenn zwei am Leben sind und einer gestorben ist:

$$\{V_{m,p}+V_{m,q}+V_{p,q}\}-3V_{m,p,q}\ldots \quad (b)$$

und wenn alle drei leben sollen: $V_{m,p,q}\ldots$ (c)

Die Rente für das längste Leben ist aber die Summe der drei Werthe (a), (b), (c).

Auf ähnliche Weise ergiebt sich als Werth der Rente auf

das längste Leben unter vier verbundenen Personen vom Alter m, p, q, s:

$$\begin{aligned} & R_m + R_p + R_q + R_s \\ & \quad - \{V_{m,p} + V_{m,q} + V_{m,s} + V_{p,q} + V_{p,s} + V_{q,s}\} \\ & \quad + \{V_{m,p,q} + V_{m,p,s} + V_{m,q,s} + V_{p,q,s}\} \\ & \quad - V_{m,p,q,s} \ldots\ldots \quad (59) \end{aligned}$$

Wäre das Alter der verbundenen Personen ein und dasselbe, und zwar $= m$, dann wäre die Rente für das längste Leben bei 2 Pers. $2R_m - V_{m,m}$

3 - $3R_m - 3V_{m,m} + V_{m,m,m}$

4 - $4R_m - 6V_{m,m} + 4V_{m,m,m} - V_{m,m,m,m}$

Die Zahlencoeffizienten sind hier offenbar die Coeffizienten der Binomialreihe, welches auch nothwendig ist, da die Zahl der möglichen Verbindungen zu 2, 3, 4 u. s. w. durch die zweite, dritte, vierte u. s. w. Combinationsklasse ohne Wiederholungen bestimmt wird. Daher ist der Werth der Rente für das längste Leben unter n verbundenen Personen gleichen Alters:

$$nR_m - \frac{n \cdot n-1}{1 \cdot 2} V_{m,m} + \frac{n \cdot n-1 \cdot n-2}{1 \cdot 2 \cdot 3} V_{m,m,m} \ldots\ldots \quad (60)$$

Aufgabe XIV. Bei einer Verbindungsrente soll für das Jahr der Trennung noch ein proportionaler Theil gezahlt werden, wie diefs bei der einfachen Leibrente und bei der Verbindungsrente auf zwei Personen in den Aufg. IV. u. XII. angenommen worden ist. Wir setzen hier eine Zahl von n verbundenen Personen, sämmtlich des Alters m, voraus.

Wie aus der Lösung von Aufgabe XII. zu ersehen, findet man den Betrag der Zahlung für das erste Jahr

$$\frac{1}{a_m^n}\int_0^1 (a_m - \alpha_m x)^n dx = \frac{1}{a_m^n}\left\{\frac{a_m^{n+1} - a_{m+1}^{n+1}}{(n+1)\alpha_m}\right\}$$

Auf dieselbe Weise beträgt sie für das zweite Jahr

$$\frac{1}{a_m^n}\left\{\frac{a_{m+1}^{n+1} - a_{m+2}^{n+1}}{(n+1)\alpha_{m+1}}\right\} \text{ u. s. f.}$$

Daher wird der Werth der Verbindungsrente unter diesen Umständen:

$$\frac{1}{(n+1)a_m^n}\left\{\frac{a_m^{n+1}-a_{m+1}^{n+1}}{\alpha_m r}+\frac{a_{m+1}^{n+1}-a_{m+2}^{n+1}}{\alpha_{m+1} r^2}+\ldots\right\}\ldots (61)$$

Setzt man hierin zuerst die Zahl der Verbundenen, oder $n = 0$, so erhält man:

$$\frac{a_m - a_{m+1}}{\alpha_m r}+\frac{a_{m+1}-a_{m+2}}{\alpha_{m+1} r^2}+\ldots$$

und da $a_m - a_{m+1} = \alpha_m$

$a_{m+1} - a_{m+2} = \alpha_{m+1}$ u. s. w., so geht der letzte Werth in eine einfache Zeitrente auf die Ergänzung des Alters m zum höchsten Lebensalter über.

Setzt man ferner $n = 1$, so wird (61)

$$\frac{1}{2a_m}\left\{\frac{a_m^2 - a_{m+1}^2}{\alpha_m r}+\frac{a_{m+1}^2-a_{m+2}^2}{\alpha_{m+1} r^2}+\ldots\right\}$$

$$=\frac{1}{2r}+\frac{r+1}{2r}R_m, \text{ wie in Aufgabe IV.}$$

Für $n = 2$ erhält man aus (61) den bereits in Aufgabe XII. ermittelten Werth

$$\frac{1}{2r}+\frac{r+1}{2r}V_{m,m}-\tfrac{1}{6}S_m^m.$$

u. s. w.

Aufgabe XV. Eine Anzahl von Personen geniefst eine Rente 1 auf das längste Leben, so lange also noch eine davon am Leben ist; es soll der Werth derselben für jeden Einzelnen gefunden werden.

Es seien zuerst zwei Personen verbunden, ihr Alter m und p Jahre: so geniefst die erstere, die $m$jährige Person, eine volle Jahreshebung 1, wenn sie am Ende des ersten Jahres am Leben, die mit ihr verbundene Person aber todt ist. Da die Wahrscheinlichkeit dieses Falles $\frac{a_{m+1}}{a_m}\left\{1-\frac{a_{p+1}}{a_p}\right\}$ ist, und der ähnliche im zweiten Jahr eine Wahrscheinlichkeit

$\frac{a_{m+2}}{a_m}\left\{1-\frac{a_{p+2}}{a_p}\right\}$ hat u. s. w., so ist die Summe der Hoffnungen dieser Art: $R_m - V_{m,p}$. Aufserdem hat diese Person die Aussicht, mit der andern zusammen eine Jahreshebung zu theilen, vorausgesetzt, dafs sie am Ende der Jahre beide zusammen am Leben sind. Der Werth dieser Hoffnung ist $\frac{1}{2}V_{m,p}$, und daher die gesammte Hoffnung

$$\left.\begin{array}{ll}\text{der } m\text{jährigen Person} & R_m - \frac{1}{2}V_{m,p} \\ \text{der } p\text{jährigen} \quad - & R_p - \frac{1}{2}V_{m,p}\end{array}\right\} \ldots. \quad (62)$$

Wären drei Personen verbunden, so findet man auf dieselbe Weise die Hoffnung der $m$jährigen:

$$R_m - \tfrac{1}{2}\{V_{m,p} + V_{m,q}\} + \tfrac{1}{3}V_{m,p,q} \ldots.. \quad (63)$$

Sind vier Personen verbunden, so beträgt diese Hoffnung, oder der Antheil der $m$jährigen Person an der Rente des längsten Lebens:

$$R_m - \tfrac{1}{2}\{V_{m,p} + V_{m,q} + V_{m,s}\}$$
$$+ \tfrac{1}{3}\{V_{m,p,q} + V_{m,p,s} + V_{m,q,s}\} - \tfrac{1}{4}V_{m,p,q,s} \ldots \quad (64)$$

Das Gesetz, nach welchem diese Ausdrücke auch für Verbindungen von mehr als vier Personen zu bilden sind, ist klar: es kommen von den Verbindungen zu zweien, dreien u. s. w. stets nur solche vor, wo die Person, deren Antheil man berechnet, als lebend angenommen ist; also in (64) nur Verbindungen, die m enthalten.

Nach diesen Formeln sind Tontinen-Gesellschaften zu berechnen, bei welchen eine bestimmte und gleiche Summe jedes Jahr unter die Ueberlebenden vertheilt wird. In solchen Gesellschaften pflegen meistens die verbundenen Individuen gleichen Alters zu sein, oder sie unterscheiden sich darin so wenig, dafs sie für gleich alt angenommen werden können. In solchem Falle, wo also $m = p = q = s =$ u. s. w., ist auch der Antheil jedes Individuums gleich, und (64) geht z. B. unter diesen Umständen über in

$$R_m - \tfrac{3}{2}V_{m,m} + V_{m,m,m} - \tfrac{1}{4}V_{m,m,m,m}.$$

Ist überhaupt n die Zahl der Verbundenen gleichen Alters, dann ist der Antheil jedes Einzelnen an der Rente des längsten Lebens

$$R_m - \frac{(n-1)}{1 \cdot 2} V_{m,m} + \frac{(n-1)(n-2)}{1 \cdot 2 \cdot 3} V_{m,m,m} - \frac{(n-1)(n-2)(n-3)}{1 \cdot 2 \cdot 3 \cdot 4} V_{m,m,m,m} + \ldots \quad (65)$$

wie sich das unmittelbar ergiebt, wenn man den Gesammtwerth der Rente (60) durch n dividirt.

Bei solchen Gesellschaften ist es daher die Aufgabe, den Ausdruck (60) zu berechnen, und da sie in der Regel aus sehr vielen Mitgliedern bestehen, so scheinen genaue Rechnungen hier fast unausführbar. Denn wenn auch nur 20 oder 30 Theilnehmer angenommen werden, so würde man sämmtliche Verbindungsrenten zu 2, 3 u. s. w. bis 20 oder 30 zu berechnen haben, was nicht wohl zu verlangen ist. Die Autoren, welche sich mit diesem Gegenstande beschäftigten, haben daher Näherungsverfahren angegeben.

Tetens nimmt in dem angeführten Werke pag. 505 an, dafs das Verhältnifs zweier auf einander folgenden Verbindungsrenten gleich alter Personen constant sei, also

$$\frac{R_m}{V_{m,m}} = \frac{V_{m,m}}{V_{m,m,m}} \text{ u. s. w.} = t.$$

Mit dieser Voraussetzung geht der Ausdruck (60) in den einfachen Werth über:

$$tR_m \left\{1 - \left(1 - \frac{1}{t}\right)^n\right\}.$$

Meyer hat jedoch im zweiten Theile seines genannten Werkes p. 299 gezeigt, dafs diese empirische Voraussetzung nicht zutreffe, vielmehr sehr falsche Werthe gebe. Meyer selbst giebt (pag. 295) ein anderes Verfahren zur angenäherten Berechnung an, von dem er jedoch sagt, dafs ihm diejenige Bestimmtheit fehle, welche für die Wissenschaft zu wünschen ist. Auch Florencourt[1]) und Brune haben

[1]) Abhandl. a. d. jurist. u. polit. Rechenkunst. Altenburg 1781. p. 141.

Methoden zur angenäherten Berechnung entwickelt; der letztere in dem angeführten Werke pag. 135. Endlich mag hier noch erwähnt werden, dafs Meyer einige dieser Methoden mit den richtigen, von Brune bis zu sechs Personen berechneten, Tontinenwerthen verglichen hat (pag. 303).

Der Ausdruck (60), den man zu berechnen hat, ist jedoch einer solchen Vereinfachung fähig, dafs, die Zahl der Mitglieder sei so grofs als sie wolle, die Berechnung des genauen Tontinenwerths für ein bestimmtes Alter kaum mühsamer, und in den meisten Fällen sogar ungleich leichter ist, als die Berechnung einer einfachen Leibrente.

Fafst man nemlich die ersten Glieder der einzelnen Renten, aus welchen der Ausdruck (60) besteht, zusammen, also diejenigen, welche in $\frac{1}{r}$ multiplizirt sind, so ergiebt sich

$$\frac{1}{r}\left\{n\frac{a_{m+1}}{a_m}-\frac{n\cdot n-1}{1\cdot 2}\left(\frac{a_{m+1}}{a_m}\right)^2+\frac{n\cdot n-1\cdot n-2}{1\cdot 2\cdot 3}\left(\frac{a_{m+1}}{a_m}\right)^3-\ldots\right\}$$

wofür man nach dem binomischen Satz schreiben kann

$$\frac{1}{r}\left\{1-\left(1-\frac{a_{m+1}}{a_m}\right)^n\right\}$$

$$=\frac{1}{r}\left\{1-\left(\frac{a_m-a_{m+1}}{a_m}\right)^n\right\}$$

Eben so geben die folgenden Glieder, welche in $\frac{1}{r^2}$ multiplizirt sind,

$$\frac{1}{r^2}\left\{1-\left(\frac{a_m-a_{m+2}}{a_m}\right)^n\right\}$$

die in $\frac{1}{r^3}$ geben: $\frac{1}{r^3}\left\{1-\left(\frac{a_m-a_{m+3}}{a_m}\right)^n\right\}$ u. s. w.

Addirt man alle diese Werthe, und setzt

für a_m-a_{m+1} α

für a_m-a_{m+2} $\alpha+\alpha_1$

für a_m-a_{m+3} $\alpha+\alpha_1+\alpha_2$

u. s. w.

so ergiebt sich für den Werth der Rente des längsten Lebens unter n Personen:

$$\frac{1}{r}+\frac{1}{r^2}+\frac{1}{r^3}+\ldots-$$

$$\frac{1}{a_m^n}\left\{\frac{\alpha^n}{r}+\frac{(\alpha+\alpha_1)^n}{r^2}+\frac{(\alpha+\alpha_1+\alpha_2)^n}{r^3}+\ldots\right\}\ldots\ldots (66)$$

Somit setzt sich die zu berechnende Gröfse aus einer Zeitrente und zwar auf $\beta-1$ Jahre (wenn β die Alterserganzung einer $m$jährigen Person bedeutet), zusammen, weniger einen Ausdruck, der leicht genug für jeden Werth von n zu berechnen ist. Ueber diesen letzteren folgende Bemerkungen.

Ist das Alter der Verbundenen $m=30$, so nehme man, ihn zu berechnen, die Zahl der Todten beim Jahre 30, dann die Summe der Todten bei den Jahren 30 und 31, die Summe der Todten bei den Jahren 30, 31 und 32 u. s. w., erhebe sie in die $n$te Potenź, dividire sie respective durch r, r^2, r^3, r^4 u. s. w. bis $r^{\beta-1}$, und multiplizire ihre Summe mit $\left(\frac{1}{a_{30}}\right)^n$. Diese Zahl von der Zeitrente auf $\beta-1$ Jahre abgezogen, giebt den Werth (66).

So z. B. findet man den Werth einer Tontine, wenn der Verein aus zehn 30jährigen besteht, nach Kerseboom's Mortalitätstafel und dem Zinsfufs $4\frac{0}{0}=21{,}8857$ und daher die Hoffnung jedes Einzelnen $=2{,}18857$. Besteht derselbe aus hundert solchen Theilnehmern, so ist der Werth 22,7753, und wenn er aus tausend besteht, 23,0340.

Dabei ist nicht zu übersehen, dafs man diese Rechnungen mit den letzten Gliedern der Reihe anfangen mufs, und so aufwärts bis zu den ersteren fortschreite, und zwar defshalb, weil, wenn die Zahl der Personen oder n nur irgend beträchtlich ist, eine Menge der ersten Glieder, selbst bei einer Berücksichtigung der sechsten Ziffer, gar nicht in Betracht kömmt. Um nun diese, ihrer Kleinheit wegen, verschwindenden Gröfsen nicht unnütz zu berechnen, mufs man mit dem letzten Gliede der Reihe, welches in $\frac{1}{r^{\beta-1}}$ multiplizirt ist, anfangen.

Ist, wie in dem angegebenen Beispiel, die Zahl der 30-jährigen Personen zehn, so kommen von den **65** (**95** — **30**) zu berechnenden Gliedern die ersten **13** gar nicht in Betracht, von den folgenden **10** Gliedern kann man nur die erste oder die zwei ersten Ziffern gebrauchen, und erst von dem Gliede in $\frac{1}{r^{45}}$ multiplizirt erhält man alle sechs Ziffern. Ist die Zahl der Personen **100**, so fallen die ersten **50** Glieder ganz fort, und man hat nur die letzten **15** zu berechnen; für **1000** Personen kann man gar nur die letzten **6** Glieder gebrauchen, immer vorausgesetzt, dafs man bis auf **6** Stellen rechnen wolle, welches eher zu viel als zu wenig ist. Hieraus ist es klar, dafs es keine Schwierigkeit darbietet, den genauen Werth einer Tontine und des Antheils, den jeder Einzelne daran hat, zu bestimmen.

Je gröfser n wird, um desto mehr Glieder fallen, wie gesagt, von dem in Rede stehenden Ausdruck fort; für $n = 1000$ würde auch das letzte nicht mehr berücksichtigt werden können. Denn bei **30** Jahr leben nach Kerseboom $507 = a_m$; im höchsten Lebensalter stirbt davon einer, also ist das letzte und gröfste Glied: $\frac{506}{507}$ in die Potenz **1000** erhoben und in $\frac{1}{r^{65}}$ multiplizirt —, welches nur eine **2** in der zehnten Dezimalstelle giebt. Für $n = \infty$ geht der Werth der Tontine (**66**) in eine einfache Zeitrente auf $\beta - 1$ Jahre über.

Dieses letztere Resultat wollen wir von einer anderen Seite her betrachten.

Wenn man in (**60**) r überall $= 1$ annimmt, so ist es klar, dafs die Rente für das längste Leben in die Dauer des längsten Lebens übergehe, gerade wie unter diesen Umständen die Leibrente in die mittlere Lebensdauer, und eine Verbindungsrente in die mittlere Dauer der Verbindung übergeht. Setzt man also in (**66**) $r = 1$, so erhält man für die Dauer des längsten Lebens unter n Personen des Alters m:

$$(\beta-1)-\left(\frac{1}{a_m}\right)^n\left\{\alpha^n+(\alpha+\alpha_1)^n+(\alpha+\alpha_1+\alpha_2)^n+\ldots\right\}\ldots. \quad (67)$$

Nun aber sollte man meinen, dafs die Dauer des längsten Lebens gleich sein müsse dem höchsten Alter der Mortalitätstafel weniger das Alter, welches die Individuen bereits erreicht haben, d. h. gleich der Altersergänzung, oder (nach der Art, wie wir diese Tafeln bei den Renten gewöhnlich benutzen, indem für das höchste Altersjahr, worin die letzten Personen sterben, nichts gerechnet wird) gleich der Altersergänzung weniger ein Jahr, $=\beta-1$. Nach unserer Sterblichkeitstafel erreicht z. B. von **507** **30**jährigen einer das Jahr **95**, und stirbt in diesem Jahre; also scheint es, die Dauer des längsten Lebens bei **30**jährigen Individuen müfste **65** Jahre sein.

Der letzte Ausdruck (**67**) zeigt, dafs dem nicht so sei, dafs diese Dauer nur dann $\beta-1$ Jahre betrage, wenn die Zahl der verbundenen Personen unendlich grofs ist, in welchem Falle allein die Reihe, in $\left(\frac{1}{a_m}\right)^n$ multiplizirt, verschwindet. Dafs diefs erst für $n=\infty$ eintritt, heifst, dafs es im Grunde nie eintrete, und doch lehrt die Mortalitätstafel, dafs schon von **507** Individuen eines ins Jahr **95** gelange. Somit scheint der Ausdruck (**67**) und dann auch (**66**) im Widerspruch mit der Mortalitätstafel zu sein.

Tetens hat in seinem Werke pag. **487** diesen Gegenstand zur Sprache gebracht. Er sagt, man dürfe z. B. in unserm Falle die Mortalitätstafel nicht so interpretiren, als behaupte sie, dafs von jedem Verein, welcher aus **507** **30**jährigen besteht, einer das höchste Lebensalter erreichen werde. Wir schlössen zwar, selbst abgesehen von dem höchsten Alter, dafs von zehn **50**jährigen fast die Hälfte im **67**ten Jahre todt sei, weil nach der Tafel von **300** dann noch **152** leben; allein diefs könne nicht von jedem Haufen solcher 50jährigen erwartet werden. Erwartete man diefs, so erwartete man, was man nicht erwarten sollte, was mit grofser Wahrscheinlichkeit nicht erfolgen wird.

Meyer ist mit dieser Ansicht nicht einverstanden, und giebt in dem angeführten Werke pag. 141 Th. II. eine andere Erklärung. Er glaubt, der scheinbare Widerspruch rühre von der Einrichtung der Sterblichkeitstafel her. Nach der von Süfsmilch z. B. lebt zu Anfang des Jahres 95 eine Person, zu Anfang des Jahres 96 aber keine. Wenn zu Anfang 95 auch 100 Personen lebten, so müfsten doch, falls 96 das höchste Alter bleiben soll, diese 100 sämmtlich im Laufe des Jahres 95, folglich vor dem Anfang des Jahres 96 aussterben, und keine von ihnen würde diese Gränze erreichen. Nur wenn man unendlich viele Personen annimmt, wäre der Unterschied unendlich klein, und diejenige Person, welche von ihnen zuletzt stirbt, würde einen unendlich kleinen Zeittheil vor dem Anfang des Jahres 96 sterben, also eigentlich diese Gränze erreichen. Daher nun rühre es, dafs erst für eine unendlich grofse Zahl verbundener Personen eine an die äusserste Gränze des Lebens gelange.

Diese Erklärung von Meyer ist jedoch nicht richtig; denn vorausgesetzt, dafs man für die Verbindungsrenten in dem Jahre, wo die Verbindung aufhört, einen entsprechenden Theil berechne, wie in Aufg. XIV., dafs man ferner demgemäfs die Rente auf das längste Leben oder (66) verändere, und dann $r = 1$ annehme, so erhält man die Dauer des längsten Lebens mit Berücksichtigung des letzten Lebensjahres, d. h. mit Berücksichtigung des Umstandes, dafs zwischen den Jahren 95 und 96 noch einer abstirbt. Man erhält jedoch auch dann noch, für jede endliche Zahl von anfänglich lebenden Personen, nicht die volle Altersergänzung als Dauer des längsten Lebens. Aufserdem können wir hier das letzte Jahr ganz übersehen, wie das in (67) geschehen ist, und haben die Frage zu beantworten, warum es einer unendlichen Anzahl von Individuen bedürfe, damit eines derselben den Anfang des letzten Jahres erreiche, oder $\beta - 1$ Jahre alt werde. Auf diese Frage ist dann Meyer's Erklärung gar nicht anwendbar.

Es leidet keinen Zweifel, dafs die Ansicht von Tetens aus der Natur der Sache geschöpft, und die richtige sei. In der That nehmen wir, ohne die Ausdrücke (66) und (67) zu betrachten, einen Augenblick an, dafs die Rente auf das längste Leben in eine Zeitrente, oder die Dauer des längsten Lebens in die um ein Jahr verminderte Altersergänzung übergehe, für irgend eine Zahl von n verbundenen Personen: so würde das nicht weniger heifsen, als dafs von diesen n Personen eine den Anfang des letzten Jahres mit Gewifsheit erreiche. Denn in dem Endausdruck käme unter solcher Voraussetzung die Zahl der in den verschiedenen Altern Lebenden gar nicht mehr vor; es wäre darin also von Wahrscheinlichkeit keine Rede weiter, die Gewifsheit wäre an deren Stelle getreten. Zu einem solchen Endausdruck kann jedoch die Rechnung hier nie führen, n mag so grofs sein als es wolle, wenn nur nicht unendlich. Ist nemlich das Alter der Individuen m, und sterben in diesem Alter von a_m Individuen im Laufe des ersten Jahres α, so ist die Wahrscheinlichkeit, dafs ein Individuum in diesem Jahre sterbe, $\frac{\alpha}{a_m}$, und im Allgemeinen schon gering. Dafs alle Personen in diesem Jahre sterben, hat die Wahrscheinlichkeit $\left(\frac{\alpha}{a_m}\right)^n$, und ist für einen irgend beträchtlichen Werth von n überaus klein. Nichts desto weniger ist mathematisch genommen diese letztere Wahrscheinlichkeit nicht Null; vielmehr können die n Individuen in dem ersten Jahre aussterben, so gering auch die Wahrscheinlichkeit dafür ist, und dann erreicht gewifs keines von ihnen den Anfang des letzten Lebensjahres. Auf dieselbe Weise können die verbundenen Personen in den zwei, drei u. s. w. ersten Jahren aussterben, und in allen diesen Fällen ist die Erreichung des höchsten Alters sogar ganz ausgeschlossen. Dieses letztere ist also auch für den gröfsten Werth von n mathematisch nicht gewifs, wenn man auch moralisch davon überzeugt sein sollte.

Die Frage, die wir behandeln, kann man übrigens von den höchsten Lebensaltern ganz unabhängig machen, wenn man annimmt, dafs eine Zahl von n verbundenen $m$jährigen Individuen am Ende des folgenden Jahres blofs die einmalige Summe 1 unter der Bedingung erwarte, dafs eines von ihnen dann noch am Leben sei. Wäre diese Bedingung sicher erfüllt, so würde der jetzige Werth dieser Summe $\frac{1}{r}$ sein; allein sie ist es dann nur, wenn sie nicht alle in dem Jahre sterben, welches die Wahrscheinlichkeit $\left(\frac{\alpha}{a_m}\right)^n$ hat. Also ist der Werth dieser Summe in der That nur $\frac{1}{r}\left\{1-\left(\frac{\alpha}{a_m}\right)^n\right\}$, und daher kleiner als $\frac{1}{r}$, n mag so grofs sein als es will, d. h. es ist nicht einmal Gewifsheit vorhanden, dafs auch nur einer dieser $m$jährigen den Anfang des nächsten Jahres erreiche. Dafs diese Individuen im Laufe der beiden ersten Jahre ganz aussterben, hat die Wahrscheinlichkeit $\left(\frac{\alpha+\alpha_1}{a_m}\right)^n$, in so fern in diesen beiden Jahren von a_m Lebenden $\alpha+\alpha_1$ sterben. Erwarteten sie daher nach zwei Jahren die Summe 1, wenn auch nur einer von ihnen dann noch lebte, so ist der Werth dieser Erwartung:

$$\frac{1}{r^2}\left\{1-\left(\frac{\alpha+\alpha_1}{a_m}\right)^n\right\}$$

nach drei Jahren: $\frac{1}{r^3}\left\{1-\left(\frac{\alpha+\alpha_1+\alpha_2}{a_m}\right)^n\right\}$ u. s. w.

Fasst man alle diese Hoffnungen, bis zum höchsten Alter der Tafel berechnet, zusammen, so erhält man

$$\frac{1}{r}\left\{1-\left(\frac{\alpha}{a_m}\right)^n\right\}+\frac{1}{r^2}\left\{1-\left(\frac{\alpha+\alpha_1}{a_m}\right)^n\right\}+$$
$$\frac{1}{r^3}\left\{1-\left(\frac{\alpha+\alpha_1+\alpha_2}{a_m}\right)^n\right\}+\dots$$

Es ist diefs derselbe Ausdruck als (66), und daher ergiebt diese einfache Betrachtung ohne Weiteres den Rentenwerth für das längste Leben in derjenigen Form, die zur Berechnung desselben so überaus vortheilhaft ist.

Wir glauben, dafs nunmehr keine weitere Schwierigkeit der Frage entgegenstehen wird, die wir behandeln. Jede Berechnung von Renten, jede anderweitige Berechnung, die auf einer Mortalitätstafel fufst, mufs natürlich die Angaben der letzteren als richtig annehmen, und kann nicht zu Folgerungen führen, welche diesen Angaben widerstreiten. So setzen dergleichen Rechnungen voraus, dafs von 507 30-jährigen z. B. einer noch zu Anfang des Jahres 95 leben werde. Allein diese und die übrigen Zahlen der Tafel sind Wahrscheinlichkeiten, für jene Rechnungen richtige Wahrscheinlichkeiten, zu deren Wesen es jedoch gehört, lediglich den mittleren Fall anzugeben, einen solchen, welcher erst unter unzählig vielen Fällen ähnlicher Art sich als der wirkliche darstellen wird. Dafs also in unserm Beispiel der 507te Theil der 30jährigen ins Jahr 95 trete, ist ein Ereignifs, welches in dieser absoluten Schärfe für keine endliche Zahl beobachteter Fälle erwartet werden darf.

Gedruckt bei den Gebr. Unger

Fig. 1.

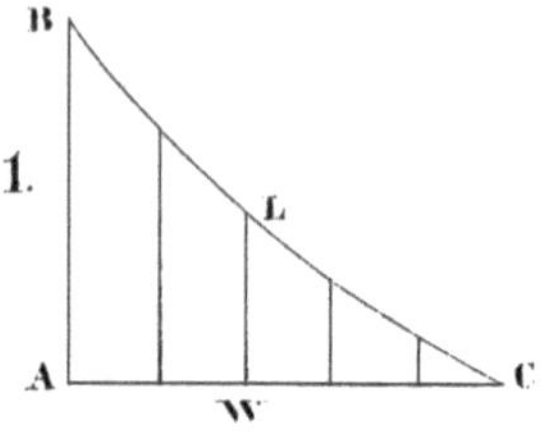

Fig. 2.

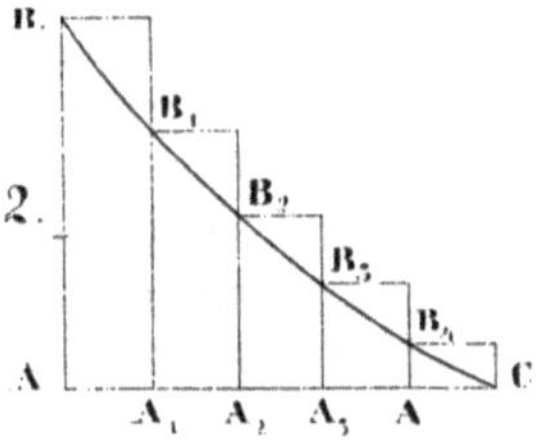

Fig. 3.

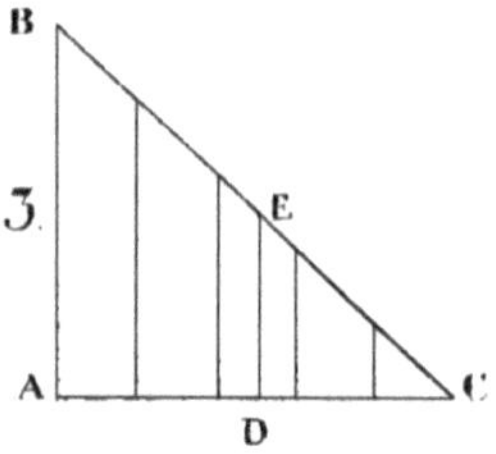

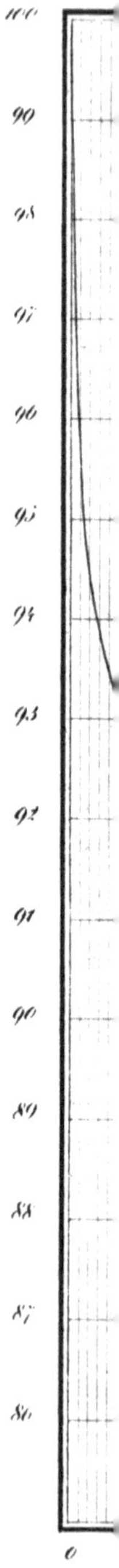

Fig. 4.

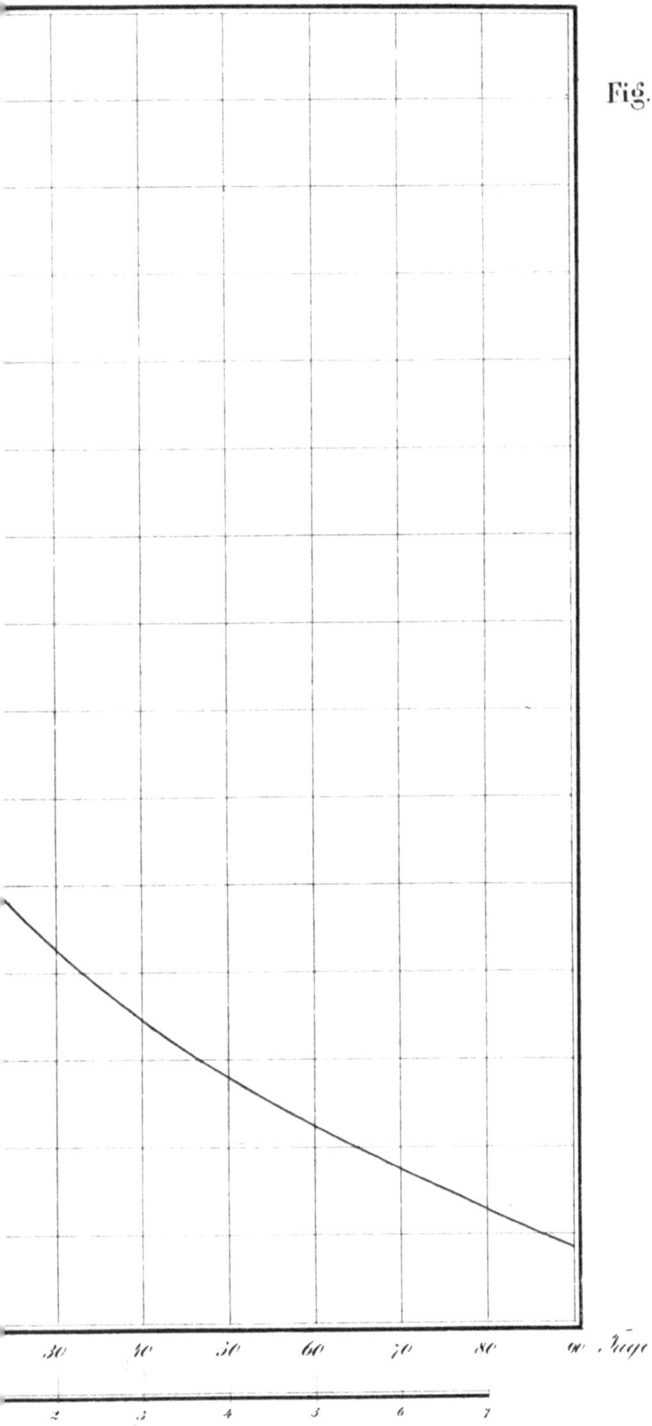

eit der Kinder im ersten Vierteljahr.

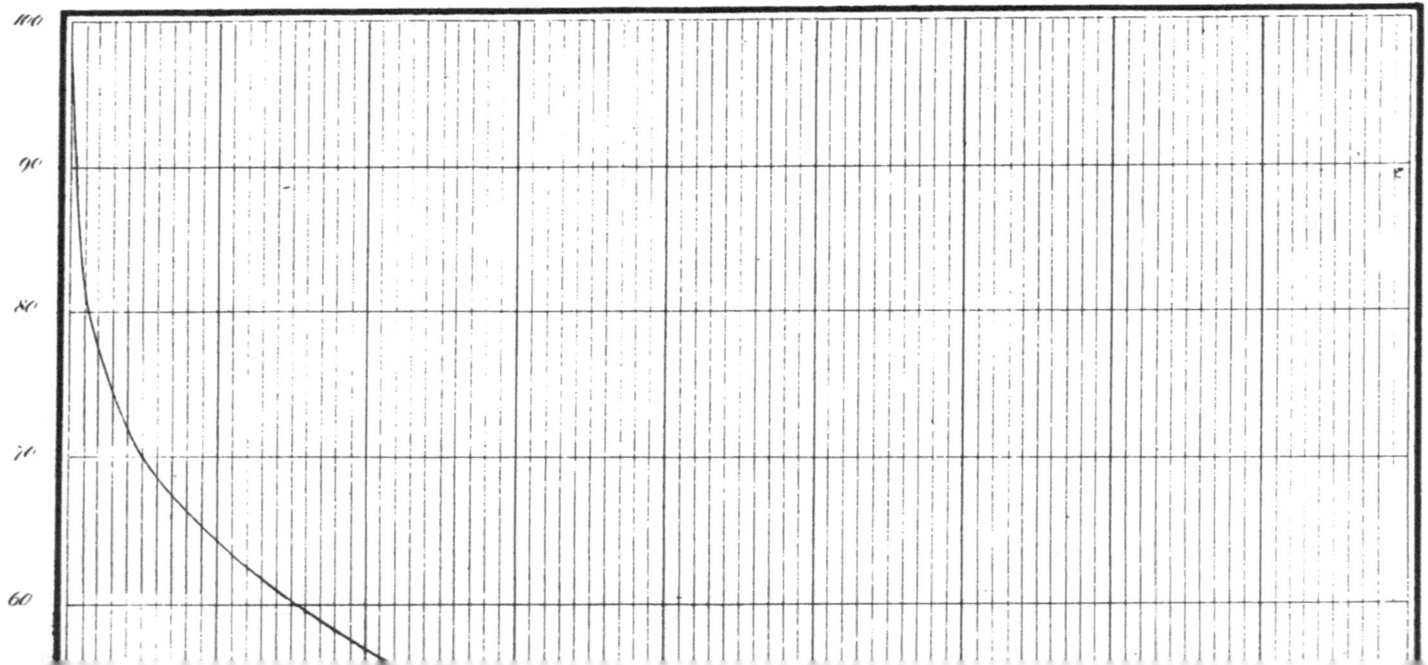

Fig. 5.

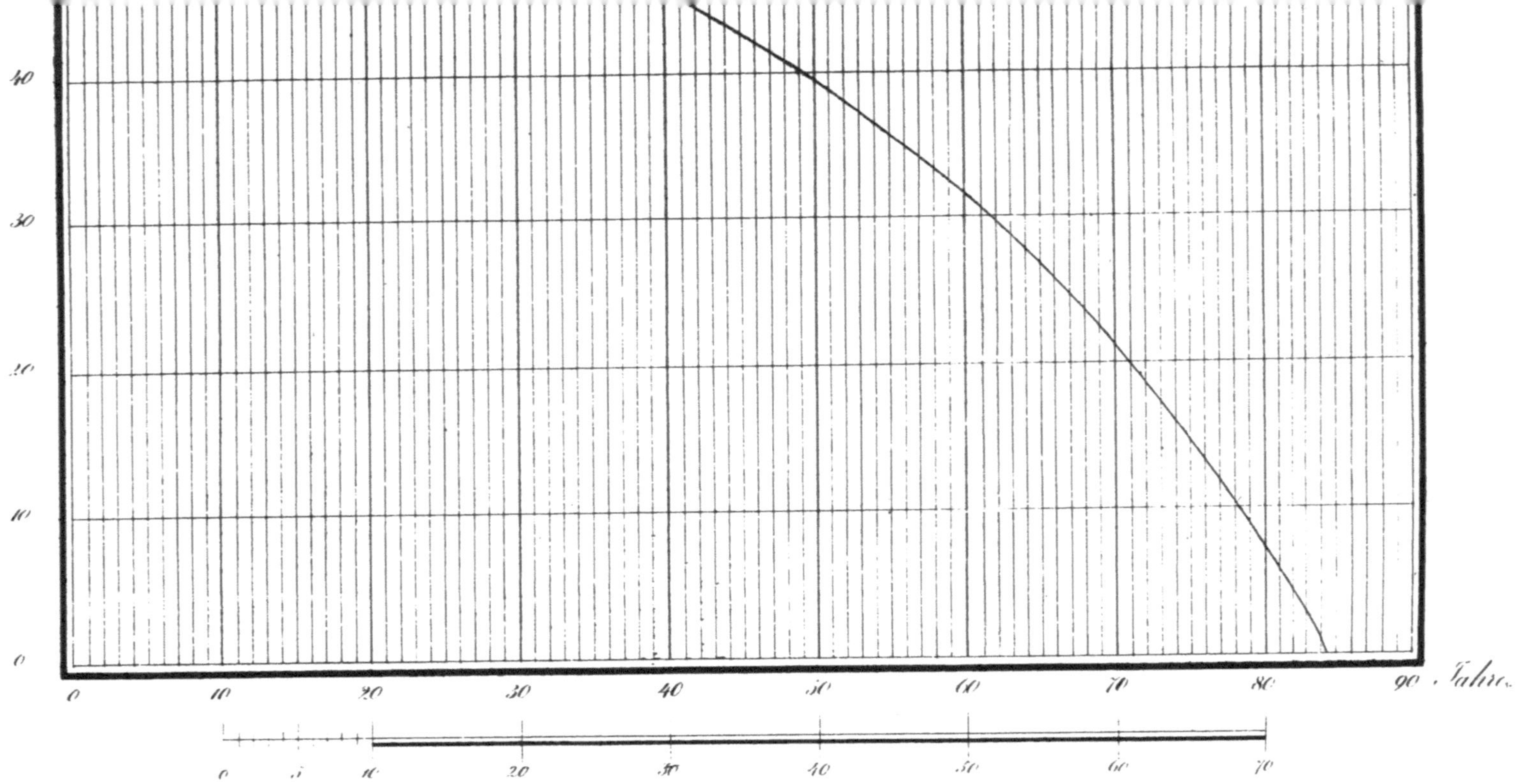

Curve der Lebenden.

FSC
www.fsc.org
MIX
Papier | Fördert gute Waldnutzung
FSC® C083411

Kolibri 360 GmbH
Ferdinand-Jühlke-Straße 7
99095 Erfurt, Deutschland
produktsicherheit@kolibri360.de